PROMOÇÃO DA SAÚDE NA INTEGRALIDADE DO CUIDADO

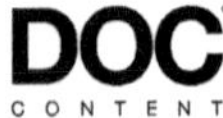

RJ Estrada do Bananal, 56 - Freguesia/Jacarepaguá - CEP: 22745-012 - (21) 2425-8878
SP Av. Santa Catarina, 1.521 - Sala 308 - Vila Mascote - CEP: 04378-300 - (11) 2539-8878
USA 4929 Corto Drive - Orlando - FL - 32837 - 1 (321) 746-4046
www.doccontent.com.br | contato@editoradoc.com.br

Diretor
Renato Gregório

Gerente editorial
Bruno Aires

Coordenadora editorial
Thaís Novais (MTB: 35.650/RJ)

Gerente comercial
Karina Maganhini

Gerente do programa PróDOC
Valeska Vidal

Editor
Vinícius Corrêa

Coordenadora de relações médicas
Priscila Fonseca

Coordenador técnico-científico
Guilherme Sargentelli (CRM: 541480-RJ)

Coordenador de revisão
Leonardo de Paula

Coordenadora de design gráfico
Danielle V. Cardoso

Designers gráficos
Douglas Almeida, Monica Mendes e
Tatiana Couto

Gerentes de relacionamento
Beatriz Piva, Sâmya Nascimento, Selma
Brandespim e Thiago Garcia

Assistentes comerciais
Heryka Nascimento, Jessica Feliciano e
Katia Martinez

Coordenador de varejo e marketing
Sandro Costa

Coordenadora administrativa
Cintia Vasconcelos

Produção gráfica
Pedro Henrique Soares e Tiago Silvestre

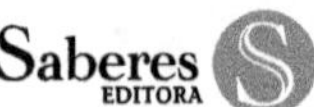

Rua José Antônio Marinho, 430 - Barão Geraldo - Campinas - CEP: 13084-783
(19) 99762-1655 | www.sabereseditora.com.br

Coordenadores editoriais
Lenir Santos
Luiz Odorico Monteiro de Andrade

Frota, Mirna A.; Silva, Raimunda M. (orgs.)

Promoção da Saúde na integralidade do cuidado. Mirna Albuquerque Frota & Raimunda Magalhães da Silva (orgs.). Rio de Janeiro: DOC Saberes, 2016. 1ª edição - 324 p.

ISBN 978-85-8400-062-3

1. Promoção da Saúde na integralidade do cuidado. I. Frota, Mirna A. II. Silva, Raimunda M.

CDD: 614

PROMOÇÃO DA SAÚDE NA INTEGRALIDADE DO CUIDADO

Organizadoras

Mirna Albuquerque Frota

Raimunda Magalhães da Silva

Rio de Janeiro - 1ª edição - 2016

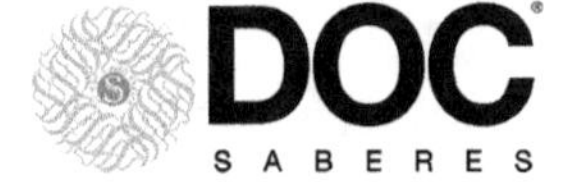

Sobre os autores

Adonisa Aires Barroso

Pedagoga; assessora técnica da Saúde do Adolescente e do Programa de Saúde na Escola da Célula de Atenção Primária à Saúde da Secretaria Municipal da Saúde de Fortaleza.

Adroaldo Belens

Filósofo; mestre em História da Universidade Federal da Bahia (UFBA); pesquisador colaborador do Instituto de Saúde Coletiva da UFBA (ISC-UFBA).

Aline Veras Morais Brilhante

Médica; doutora em Saúde Coletiva pela associação ampla entre a Universidade Estadual do Ceará (Uece), a Universidade Federal do Ceará (UFC) e a Universidade de Fortaleza (Unifor); docente do Curso de Graduação em Medicina da Universidade de Fortaleza (Unifor).

Aluísio Gomes da Silva Júnior

Médico; professor da pós-graduação em Saúde Coletiva da UFF - Linha de Pesquisa Cuidado em Saúde: Teoria e Práxis.

Ana Cléa Veras Camurça Vieira

Terapeuta ocupacional e fisioterapeuta; doutoranda em Saúde Coletiva pela associação ampla entre Uece/UFC/Unifor; docente da Graduação em Terapia Ocupacional e Fisioterapia da Universidade de Fortaleza (Unifor).

Ana Maria Fontenelle Catrib

Pedagoga; pós-doutora em Saúde Coletiva pela Universidade Estadual de Campinas (Unicamp); professora titular do curso de Enfermagem e do programa de pós-graduação em Saúde Coletiva da Universidade de Fortaleza (Unifor) e do Doutorado em Saúde Coletiva pela associação ampla entre Uece/UFC/Unifor.

Antônia Karoline Araújo

Enfermeira; mestre em Saúde Coletiva pela Universidade de Fortaleza (Unifor).

Carina Cavalcanti Nogueira Lopez

Psicóloga; mestre em Saúde Coletiva pela Universidade de Fortaleza (Unifor).

Carla Almeida Alves

Psicóloga; mestranda da Pós-Graduação em Pesquisa Clínica do IPEC-Fiocruz.

Carlon Washington Pinheiro

Discente do curso de Enfermagem pela Universidade de Fortaleza (Unifor); voluntário do Programa Anjos da Enfermagem Núcleo Ceará.

Carlos dos Santos Silva

Médico; doutor em Saúde Pública pela Escola Nacional de Saúde Pública Sérgio Arouca (ENSP - Fiocruz); secretário executivo da Associação Brasileira de Saúde Coletiva (Abrasco).

Carmem Cintra de Oliveira Tavares

Enfermeira; bolsista do Programa de Valorização da Atenção Básica (Provab).

Caroline Soares Nobre

Enfermeira; doutoranda em Saúde Coletiva pelo Instituto de Saúde Coletiva da Universidade Federal da Bahia (UFBA); membro do Núcleo de Pesquisa e Estudo em Saúde da Criança - Nupesc.

Ceci Vilar Noronha

Socióloga; professora associada I do Instituto de Saúde Coletiva da Universidade Federal da Bahia, com participação na pós-graduação em Saúde Coletiva do Instituto de Saúde Coletiva da UFBA (ISC-UFBA); líder do grupo de pesquisa Violência Urbana e Saúde.

Cecilia Simonetti

Socióloga; mestre em Saúde Comunitária e doutoranda pelo ISC-UFBA.

Christina Cesar Praça Brasil

Fonoaudióloga; doutora em Saúde Coletiva pela associação ampla entre Uece/UFC/Unifor; docente do Programa de Pós-Graduação em Saúde Coletiva da Universidade de Fortaleza.

Cleoneide Paulo Oliveira Pinheiro

Fisioterapeuta; doutoranda em Saúde Coletiva pela associação ampla entre Uece/UFC/Unifor; fisioterapeuta da Irmandade Beneficente Santa Casa da Misericórdia de Fortaleza; docente do Centro Universitário Estácio do Ceará.

Débora Macedo Cabral

Fisioterapeuta; mestre em Saúde Coletiva pela Universidade de Fortaleza (Unifor).

Denis Lucas

Sociólogo; diretor cultural do CHU – Hopitaux de Rouen, França; membro do Ministério da Saúde da França.

Eduardo Vidal de Melo

Fisioterapeuta; mestre em Saúde Coletiva pela Universidade de Fortaleza (Unifor).

Erotilde Honório Silva

Médica; doutora em Sociologia pela Universidade Federal do Ceará (UFC); docente da Universidade de Fortaleza (Unifor).

Fátima Luna Pinheiro Landim

Enfermeira; pós-doutora em Saúde Coletiva pelo ISC-UFBA; docente do Centro Universitário Estácio do Ceará.

Francisco Antônio da Cruz Mendonça

Enfermeiro; doutorando em Saúde Coletiva pela associação ampla entre Uece/UFC/ Unifor; coordenador local do Programa Anjos da Enfermagem Núcleo Ceará; docente do curso de Graduação em Enfermagem da Faculdade Nordeste e do Centro Universitário Estácio do Ceará.

Gabriela Lamego

Psicóloga; doutora em Saúde Pública e pesquisadora colaboradora pelo ISC-UFBA.

Geraldo Bezerra da Silva Junior

Professor adjunto do curso de Medicina e coordenador do Programa de Pós-Graduação em Saúde Coletiva da Universidade de Fortaleza; pós-doutor em Saúde Coletiva pela Universidade Federal da Bahia; doutor em Ciências Médicas pela Universidade Federal do Ceará.

Geridice Lorna Andrade de Moraes

Enfermeira; doutora em Enfermagem pela UFC; professora de pós-graduação da Faculdade Ateneu e da Uece; articuladora da Célula de Atenção Primária à Saúde da Secretaria Municipal da Saúde de Fortaleza.

Gracyelle Alves Remigio Moreira

Enfermeira; doutoranda em Saúde Coletiva pela associação ampla entre Uece/UFC/Unifor; membro efetivo e pesquisadora do grupo de pesquisa (CNPq) Violência e Repercussões na Saúde Individual e Coletiva.

Hervé Moizan

Cirugião dentista. Departamento de Odontologia do Centro Hospitalar da Universidade de Rouen (CHU), França

Jakeline Sheilla Duarte Pereira

Enfermeira; coordenadora nacional e fundadora do Programa Anjos da Enfermagem.

Jane Mary Guimarães

Licenciatura em Ciências pela Universidade Federal da Bahia (UFBA); doutora em Saúde Pública e pesquisadora pelo ISC-UFBA.

Jarlideire Soares Freitas

Assistente social; enfermeira; aluna do Mestrado em Saúde Coletiva da Universidade Estadual do Ceará (UECE).

Jéssica Cardoso Bastos

Aluna do curso de Enfermagem da Universidade de Fortaleza; bolsista da Fundação Cearense de Apoio ao Desenvolvimento Científico e Tecnológico (Funcap).

João Bosco Feitosa dos Santos

Economista; doutor em Sociologia pela Universidade Federal do Ceará (UFC); professor permanente do Mestrado Acadêmico em Políticas Públicas e Sociedade (Mapps) da Universidade Estadual do Ceará (Uece); coordenador do grupo de pesquisa Gestão Pública e Desenvolvimento Urbano (GPDU) e da Estação Observatório de Recursos Humanos em Saúde do Centro de Treinamento e Desenvolvimento (Cetrede) da UFC/Uece.

José Eurico Vasconcelos Filho

Doutor em Ciências da Computação (IHC) pela Pontifícia Universidade Católica do Rio de Janeiro – PUC-Rio (2010); coordenador do Laboratório de Inovação em TI e professor da Universidade de Fortaleza (Unifor); coordenador de Popularização da Ciência pela Coordenadoria de Ciência Tecnologia e Inovação da Prefeitura de Fortaleza.

July Grassiely de Oliveira Branco

Enfermeira; doutoranda em Saúde Coletiva pela Universidade de Fortaleza (Unifor).

Karla Maria Carneiro Rolim

Enfermeira; pós-doutora pela Universidade de Rouen/França (CHU-Rouen); docente do curso de graduação em Enfermagem; docente titular do Mestrado em Saúde Coletiva da Universidade de Fortaleza e Coordenadora do Mestrado Profissional de Tecnologia e Inovação em Enfermagem (Unifor).

Karyne Barreto Gonçalves Marques

Cirurgiã dentista; especialista em Saúde da Família.

Larissa Matias Monteiro

Discente do curso de Enfermagem da Faculdade Nordeste (Fanor); voluntária do Programa Anjos da Enfermagem Núcleo Ceará.

Letícia Maria Araujo Oliveira Nunes

Acadêmica de Medicina e Bolsista de Extensão Universitária da Universidade Federal Fluminense (UFF).

Luiza Jane Eyre de Souza Vieira

Enfermeira; pós-doutora em Saúde Coletiva pelo ISC-UFBA; professora titular do curso de Enfermagem e do programa de pós-graduação em Saúde Coletiva da Universidade de Fortaleza (Unifor) e do doutorado em Saúde Coletiva pela associação ampla entre UECE-UFC-Unifor.

Márcia Guimarães de Mello Alves

Graduada em Ciências Médicas pela UFF e professora da pós-graduação em Saúde Coletiva da mesma instituição - Linha de Pesquisa Cuidado em Saúde: Teoria e Práxis.

Marco Akerman

Médico; professor titular do Departamento de Prática em Saúde Pública da Faculdade de Saúde Pública da Universidade de São Paulo (USP); coordenador do GT de Promoção da Saúde e Desenvolvimento Sustentável da Associação Brasileira em Saúde Coletiva (Abrasco); vice-presidente regional para América Latina da União Internacional de Promoção e Educação para a Saúde.

Maria do Perpétuo Socorro Martins Breckenfeld

Médica; secretária municipal da Saúde de Fortaleza; especialista em Gestão Hospitalar e Serviços de Saúde pela Uece; professora do curso do Curso de Medicina da UFC.

Maria Ligia Rangel

Médica; doutora em Saúde Pública e professora associada pelo ISC-UFBA.

Maria Lúcia Magalhães Bosi

Graduada em Nutrição e Psicologia; mestre em Ciências Sociais e doutora em Saúde Pública pela Fundação Oswaldo Cruz; pós-doutorado no Center for Critical Qualitative Health Research da Universidade de Toronto, no Canadá

Maria Vieira de Lima Saintrain

Cirurgiã dentista; pós-doutora em Saúde Coletiva pela Unicamp; professora titular do curso de Odontologia e do programa de pós-graduação em Saúde Coletiva da Unifor.

Marina Frota Lopes

Enfermeira; mestre em Saúde Coletiva pela Unifor; integrante do Grupo de Pesquisa e Estudo em Saúde da Criança – Nupesc/CNPq/Unifor.

Mirian Barroso de Albuquerque

Fonoaudióloga; especialista em Fonoaudiologia Hospitalar pela Universidade de Fortaleza (Unifor).

Mirna Albuquerque Frota

Enfermeira; pós-doutora pela Universidade Federal da Bahia / Instituto de Saúde Coletiva (ISC) e pela Universidade de Rouen/França (CHU-Rouen); professora titular da graduação em Enfermagem, do Programa de Pós-Graduação em Saúde Coletiva da Universidade de Fortaleza e do Mestrado Profissional de Tecnologia e Inovação em Enfermagem (Unifor).

Patrícia Moreira Costa Collares

Fisioterapeuta; doutora em Saúde Coletiva pela associação ampla entre Uece/UFC/Unifor; professora assistente do Curso de Fisioterapia da UFC.

Paulo Leonardo Ponte Marques

Cirurgião dentista; doutorando em Saúde Coletiva pela Unifor; Secretaria de Saúde do Estado do Ceará - Centro de Especialidades Odontológicas (CEO) Baturité; professor do curso de Odontologia da Unifor.

Raimunda Magalhães da Silva

Enfermeira; pós-doutora em Saúde Coletiva pela Unicamp; professora titular do curso de Enfermagem e do programa de pós-graduação em Saúde Coletiva da Unifor; coordenadora adjunta do doutorado em Saúde Coletiva da associação ampla entre Uece/UFC/Unifor.

Regina Heloisa Maciel

Psicóloga; doutora em Psicologia Experimental pela USP; coordenadora do Núcleo de Estudos sobre o Trabalho e o Laboratório de Estudos sobre o Trabalho (LET) do programa de pós-graduação em Psicologia da Unifor.

Ricardo Heber Pinto Lima

Médico; mestrando da pós-graduação em Saúde Coletiva da UFF.

Rosendo Freitas de Amorim

Filósofo; doutor em Sociologia pela UFC; professor titular do programa de pós-graduação em Saúde Coletiva da Unifor; assessor técnico da Secretaria de Educação do Estado do Ceará (Seduc).

Tassianny Ferreira Nobre

Enfermeira; especialista em Enfermagem em Terapia de Intensiva pela Unifor.

Viola Timm

Doutora em Comparative Literature pela University of California Santa Barbara, Estados Unidos; professora visitante na Unifor.

PREFÁCIO
A SEMPRE COMPLEXA TAREFA DE PROMOVER SAÚDE: PARA ALÉM DA OBJETIVAÇÃO

Maria Lúcia Magalhães Bosi

Conceito polissêmico, complexo, multidimensional, a integralidade do cuidado, que inspirou o Movimento Sanitarista, na década de 1980, princípio doutrinário e diretriz do Sistema Único de Saúde brasileiro (SUS), segue como um desafio monumental a ser materializado no cenário atual. Não obstante os avanços inegáveis na construção do SUS no Brasil, a integralidade ainda não se concretizou plenamente no cotidiano dos programas, serviços de saúde e ações em saúde, persistindo como um devir.

Ao aludirmos à integralidade como desafio, queremos assinalar certas distâncias e contradições com que nos deparamos na tentativa de construir a integralidade em ato, sendo umas das principais fazê-la deslizar da ordem do discurso para a práxis na saúde (coletiva). Isso porque a integralidade convoca e interpela não somente a dimensão técnica, mas a dimensão ético-política do cuidado, e suscita o embate de muitas vozes sociais. Demanda revisões no modelo formador de profissionais em compasso com a construção de modelos de atenção que conjuguem essas dimensões. A integralidade é elemento essencial nessa reconstrução. A reorientação do modelo assistencial pretendido no SUS consoante o princípio da integralidade impõe um confronto incisivo à racionalidade hegemônica no sistema. Racionalidade que diminui a complexidade dos processos a dimensões pretensamente objetivas, excluindo os atores e a intersubjetividade própria da saúde como fenômeno humano.

A integralidade na prática, ou seja, como manifestação do cuidado, refere-se à necessidade de respostas ao sofrimento, não se reduzindo estas a ações técnicas de combate à doença, excluindo a intersubjetividade fundamental na negociação e definição dos projetos terapêuticos. Dito de outro modo, a inserção da integralidade na produção de cuidado significa, principalmente, compreendê-la a partir de encontros intersubjetivos. Impõem-se, assim, rupturas epistemológicas, mediante as quais os conceitos de homem, saúde, cura e doença, entre outros, são reconfigurados. Somente a assunção do homem como um ser integral pode levar à compreensão plena de um cuidado com base em um sistema integrado, no qual não somente o combate à doença, mas a produção de vida ganhe força.

Para tanto, a promoção da saúde é um paradigma que merece ser convocado, não obstante sua operacionalização ainda demandar aportes conceituais e experimentações na diversidade, objetiva e subjetiva, dos contextos sanitários brasileiros. É nessa interface que se inscreve o livro *A promoção da saúde na integralidade do cuidado*, cuja publicação é, mais do que nunca, oportuna. Digo "mais do que nunca", haja vista o cenário presente nesta hipermodernidade: sem termos dado conta de mazelas sanitárias já presentes em outras épocas, e que ora reemergem, nos deparamos com novas configurações mórbidas ao que se somam questões de alta complexidade, englobando e transcendendo a esfera da saúde, desafiando a sustentabilidade da vida, em escala planetária, e, conforme assevera Morin, ante as quais nosso estoque de conhecimentos e habilidades mostra-se precário.

Para fazer frente a esse quadro inquietante, precisamos renovar nossos marcos de referência, refinar conceitos, construir mediações capazes de dialogar e se incorporar dialeticamente com macronarrativas, outrora instituintes, mas hoje insuficientes para a compreensão necessária à transformação do que se coloca na esfera da saúde. Impõe-se resgatar e recompor ideias-força presentes em conceitos como integralidade, inter-transdisciplinaridade, intersetorialidade. Daí a importância do debate travado neste livro.

É inquietante constatar que, a despeito do que vimos resgatando nestas breves linhas, indo ao encontro do que os autores evidenciam nesta obra, a racionalidade hegemônica segue anulando a presença dos processos subjetivos, desdobrando-se na exclusão de dimensões inerentes à saúde como fenômeno humano. Esse cenário sombrio que se expande em vários domínios, mesmo naqueles com tradição contra-hegemônica, atualiza a necessidade de reflexão acerca dos nossos referenciais, seu potencial critico e transformador e sobre o nosso papel social na contemporaneidade. Mais que isso, reativa a centralidade de resgatar, em novas bases, os princípios nucleares do sistema de saúde que defendemos – dentre elas a integralidade – e os suportes aos modelos de cuidado – plano em que a promoção da saúde tem muito a nos dizer. Desse modo, um texto voltado ao diálogo entre esses dois conceitos, abordando-os nos planos conceitual e empírico, é algo a ser celebrado.

Percorrendo a vastidão da obra, e ante a impossibilidade de esgotar seus aportes a esse campo de debate necessário e urgente, cabe-nos, ao menos, ressaltar algumas das valiosas contribuições que o leitor nela encontrará. Para tanto, optamos por não singularizar as contribuições, citando seus respectivos autores, até porque a ideias se entrelaçam no conjunto. Ademais, pesaria na construção textual aqui ensaiada. Optamos, sem a pretensão de sermos exaustivos, por destacar momentos que nos impactaram no decorrer da leitura e confluem para preocupações que, há muito, transversalizam nossas reflexões e avançam o estado da arte nesse domínio especifico.

A obra inicia com um instigante capítulo concernente ao que o autor intitula "trilhas" que ajudam a demarcar os conceitos de integralidade e promoção da saúde, tomadas em recursão, conforme recomenda um pensar complexo. Complexidade esta indispensável para reconhecer conexões e entrelaçamentos, ou seja, fomentar um diálogo entre conceitos. Nesse caminho, ganham relevo dimensões como escuta, respeito à alteridade — fundamental para um modo ético-político de cuidado — e o olhar para a diversidade sem perder de vista o princípio hologramático, segundo o qual, parte e todo se integram. Trata-se de um construto fundado em cinco dimensões "criticas e necessárias" para inserir a promoção no contexto da integralidade, princípio, como é sabido, de alta abstração e que ganha textura e tangibilidade com esse exercício de redução semântica, logo de início apresentado ao leitor.

Retoma-se, assim, a dimensão ontológica muitas vezes perdida no uso cotidiano de definições complexas, como escuta, necessidades, acolhimento e diálogo, redimensionando-as. Interrogar a natureza desses fenômenos, ou, se preferirmos, momentos de um cuidado integral, conforme fica claro, é ainda uma tarefa necessária para que se efetive uma reflexividade capaz de devolver o potencial transformador e emancipatório, resgatando o sujeito como potência e vocalizando a experiência da doença, que nunca pode ser quantificada ou generalizada. Igualmente, o fazer coletivo precisa ser palavra viva, materializada nas linhas de cuidado, afastando-se de considerações, por vezes, apressadas sobre o que significa interprofissional e interdisciplinar.

Em outro momento do livro, desenvolve-se, no mesmo plano ontológico, o exame do que significa ética, palavra desgastada em vários debates, não obstante seu caráter decisivo para a construção da promoção da saúde na integralidade do cuidado. A distinção, sempre necessária de outros termos correlatos, como deontologia, moral e direito, confere densidade ao exercício pretendido nesta obra. Mais que isso, ilumina o debate e as tensões entre as dimensões técnica e humana da saúde, convocando a compreensão e conjugação da arte de cuidar com a ciência das patologias, conforme apontado em obras de referência, a exemplo das proposições de filósofos como Gadamer e Canguilhem, ainda muito oportunas às análises de dilemas com que hoje nos deparamos na produção do cuidado. Embora focalizado no exame da ética em pesquisa, os aportes são muito valiosos para se pensar o modo ético-político de cuidado a que vimos aludindo.

Nessa mesma linha, de uma reflexão ética, nunca dissociada do político, em outro momento, examina-se a complexa negociação de saberes em processo na saúde, configurando uma economia em que variados discursos e respectivos interesses, grosso modo mediados pela comunicação e suas tecnologias, disputam hegemonia. Em uma época de intensa circulação de saberes, fluxo frenético de informação, falta de espaços de "contraproblematização", a esfera da comunicação ganha centralidade como veículo promotor de saúde e também como obstáculo a esse projeto. Da mesma forma, os processos comunicativos, como bem ilustram os autores, estendendo-se em dimensões como estigma e gênero, dentre outras, incidem de forma tênue, mas eficaz, no âmbito das relações sociais, sendo a comunicação um componente central na construção de saberes. Discute-se ainda interfaces entre ciência e saúde, na qual se destaca a mediação, por vezes muito sutil, dos processos comunicativos. Tal discussão é retomada e ilustrada em outro capítulo, voltado à análise do discurso veiculado em um site, evidenciando o poder da ação comunicativa.

Nos demais capítulos desta rica coletânea, desfilam exemplos que destacam: tecnologias de gestão e desafios encontrados nesse plano durante a implantação e execução de programas focalizados, como o *Saúde na Escola*; estratégias inovadoras na promoção da saúde fundadas em aplicativos direcionados a grupos específicos; e analisam-se ambientes educacionais, valorizando o diálogo entre saberes e o conhecimento popular, com vistas à promoção da saúde em linha com o suporte à autonomia de sujeitos e grupos sociais.

Inscreve-se também nesta obra a conexão da integralidade com a humanização do cuidado, tão valorizada na perspectiva de um cuidado promotor de saúde, expressando-se em análises no âmbito da Oncologia; do cuidado pré-natal; da saúde bucal; da atenção aos adolescentes, entre outros exemplos. Analisam-se ainda, sob o prisma da promoção da saúde na integralidade do cuidado, uma diversidade de questões que configuram temas dentre os mais desafiadores, como a construção de uma cultura de paz, em contexto de altos índices de violência, bem como a questão das condições de trabalho, reconhecendo-se o processo de trabalho em Saúde como pilar fundamental na construção de linhas de cuidado inspiradas pela integralidade. Essa vastidão percorrida nesta coletânea evidencia sua riqueza, em compasso com nossos desafios contemporâneos.

Finalizo esta breve e sumária apresentação, para uma obra que considero de leitura obrigatória para estudantes, profissionais e gestores, recuperando um excerto de Edgar Morin, no qual ele nos adverte: "Há inadequação cada vez mais ampla, profunda e grave entre os saberes separados, fragmentados, [...] e, por outro lado, realidades ou problemas cada vez mais polidisciplinares, transversais, multidimensionais, transnacionais, globais, planetários".

Nesse cenário inquietante, contribuições como esta coletânea representam um subsídio fundamental à construção de pontes que possibilitem a superação desse abismo.

Fortaleza, julho de 2016

APRESENTAÇÃO

Geraldo Bezerra da Silva Junior

A promoção da saúde vem sendo discutida há vários anos, com o intuito básico de melhorar a vida das pessoas, em vários aspectos. A saúde dos brasileiros, de maneira geral, vem apresentando melhoras significativas, podendo-se destacar a redução dramática da mortalidade infantil e das doenças infecciosas como causa de mortalidade. A transição epidemiológica observada nas últimas décadas vem tendo sua importância ressignificada pelas doenças crônicas não transmissíveis e a morbimortalidade decorrente da violência, passíveis de prevenção e controle frente a uma boa gestão, demonstrando a importância crescente que a promoção da saúde tem na atualidade. Políticas públicas voltadas para a melhora das condições de vida dos indivíduos têm sido elaboradas em nosso país. Há exatamente uma década foi publicada a Política Nacional de Promoção da Saúde, com o objetivo de expandir e incrementar a qualidade das ações de promoção da saúde no âmbito do Sistema Único de Saúde (SUS). Tal política vem ao encontro do pensamento comum entre os profissionais da saúde (seja na assistência, na gestão ou no campo da pesquisa) de que o aspecto mais importante relacionado à saúde é a prevenção, por meio da qual se pode evitar, ou pelo menos reduzir, os principais agravos à saúde e, consequentemente, propiciar uma vida saudável às pessoas.

Nos últimos anos, o Brasil tem passado por importantes transformações, com maior conscientização das pessoas em relação aos cuidados em saúde, levando a uma exigência maior da efetivação do direito constitucional à saúde e ao advento do fenômeno da judicialização da área. Novos e velhos agravos continuam presentes, como a hanseníase (patologia descrita desde os tempos bíblicos e que, ainda hoje, se pode considerar como endêmica em nosso país), a dengue (responsável por epidemias há décadas) e a zika (a mais nova "sensação" da Saúde Pública brasileira, que vem assolando os brasileiros e desafiando os gestores quanto ao controle dessa epidemia). Faz-se necessária, cada vez mais, a integração de vários setores da sociedade para que se alcance a efetiva redução da incidência e prevalência das doenças mais comuns e para que se possa implementar, de fato, o que se preconiza nas políticas de promoção da saúde. Nesse sentido atua a Saúde Coletiva, área do conhecimento interdisciplinar por excelência e que em muito tem contribuído para a promoção da saúde no Brasil.

Dentro desse contexto, o livro *Promoção da saúde na diversidade do cuidado*, organizado pelas professoras Mirna Albuquerque Frota e Raimunda Magalhães da Silva, reúne uma série de trabalhos de pesquisadores de várias áreas do conhecimento, abordando temas significativos e alguns ainda pouco discutidos no meio acadêmico. Esta coletânea ilustra bem a integração de pesquisadores do Programa de Pós-Graduação em Saúde Coletiva da Universidade de Fortaleza com importantes pesquisadores da área no Brasil e no exterior. A presente obra conta com a contribuição de renomados pesquisadores brasileiros e estrangeiros, refletindo a abrangência dos temas, com alguns tendo, inclusive, interesse internacional.

O trabalho inicialmente apresentado, de autoria do Prof. Dr. Marco Akerman, da Faculdade de Saúde Pública da Universidade de São Paulo, traz a importante discussão sobre a promoção da saúde na integralidade do cuidado. Destacam-se, ademais, o trabalho do Prof. Hervé Moizam, da Universidade de Rouen (França), sobre ética na pesquisa, que extrapola o campo da Saúde Coletiva, uma vez que esse é um tema de interesse para todas as áreas do conhecimento; o trabalho do Prof. Denis Lucas, também da França, sobre um projeto de humanização do cuidado em um hospital universitário, assunto presente, também, no trabalho sobre os "Anjos da Enfermagem", belo projeto voltado para a humanização do cuidado às crianças portadoras de câncer no Estado do Ceará; e o trabalho da Profa. Viola Timm, da Universidade da Califórnia (Estados Unidos), sobre a questão dos "ex-votos", ilustrando a interface entre religiosidade e promoção da saúde, tema presente no cotidiano de parcela da população brasileira. Não menos significativos e interessantes são os temas que vão desde a comunicação em saúde, discutida no contexto do ebola (epidemia causadora de pânico na sociedade), até a precarização do trabalho no contexto do SUS. Destaca-se ainda o uso de novas tecnologias em saúde, ilustradas pela elaboração de um aplicativo voltado para as gestantes, representando a preocupação que os pesquisadores da Saúde Coletiva têm de estar "antenados" às demandas da sociedade contemporânea, cada vez mais "tecnológica". O artigo sobre a promoção da saúde na cidade de Fortaleza, elaborado pela secretária municipal de Saúde Dra. Maria do Socorro Breckenfeld, é plausível de elogio, uma vez que traz a visão do principal gestor local da saúde, abordando questões peculiares de nossa terra alencarina. Finalmente, os demais trabalhos ilustram bem a expressão "sistema de saúde", cujo significado, conforme o professor Jairnilson Paim, ultrapassa a noção de serviços de saúde, alcançando seu objetivo por meio da "mídia, escolas, financiadores, indústrias de equipamentos e de medicamentos, universidades, institutos de pesquisa etc." e do conjunto orquestrado de suas agências e agentes, propósito desenhado, sobretudo, pela publicação da presente obra. "O todo é maior que a soma das partes".

Indubitavelmente, o livro *Promoção da Saúde na diversidade do cuidado* traz contribuições significativas à Saúde Coletiva, reafirmando o compromisso dessa área em produzir conhecimentos que transponham os muros da universidade e fornecendo subsídios para o planejamento de políticas públicas para a promoção da saúde.

SUMÁRIO

Considerações introdutórias
Promoção da saúde na integralidade do cuidado:
prêt-à-porter ou sob medida? ... 25
Marco Akerman

1. Desafios do Programa Saúde na Escola - PSE ... 39
Adonisa Aires Barroso e Geridice Lorna Andrade de Moraes

2. Ethique de la Recherche en Santé Vème - Séminaire de Promotion de la Santé ... 58
Hervé Moizan

3. Promoção da saúde de gestantes a partir de uma tecnologia centrada na usuária ... 72
Patrícia Moreira Costa Collares, José Eurico Vasconcelos Filho e Raimunda Magalhães da Silva

4. Saberes em saúde, ciência e comunicação: contribuições para a promoção da saúde ... 88
Maria Ligia Rangel, Jane Mary Guimarães, Adroaldo Belens, Gabriela Lamego e Cecilia Simonetti

5. Promoção da saúde na integralidade do cuidado: ambientes educacionais e saúde ... 108
Carlos dos Santos Silva

6. Le projet culturel et artistique du CHU-Hôpitaux de Rouen ... 128
Denis Lucas

7. Sympathy for the symptom: creatio ex voto and health promotion ... 142
Viola Timm

8. Promoção da saúde e cultura de paz no combate à violência escolar ... 159
Mirna Albuquerque Frota, Marina Frota Lopes, Caroline Soares Nobre, Ceci Vilar Noronha e Luiza Jane Eyre de Souza Vieira

9. Cultura, arte e comunicação na promoção da saúde: estudo de caso da abordagem jornalística sobre o vírus ebola no site R7 — 166
Erotilde Honório Silva

10. Etnografia na perspectiva da promoção da saúde — 185
Antônia Karoline Araújo, Carina Cavalcanti Nogueira Lopez, Débora Macedo Cabral, Eduardo Vidal Melo, Ana Maria Fontenelle Catrib e Rosendo Freitas de Amorim

11. Promoção da saúde na cidade de Fortaleza — 197
Maria do Perpétuo Socorro Martins Breckenfeld

12. Precarização e condições de trabalho do Sistema Único de Saúde do estado do Ceará — 202
Regina Heloísa Maciel e João Bosco Feitosa dos Santos

13. Programa Anjos da Enfermagem e o protagonismo na humanização do cuidado à criança portadora de câncer — 233
Francisco Antônio da Cruz Mendonça, Carlon Washington Pinheiro, Denis Lucas, Karla Maria Carneiro Rolim, Mirna Albuquerque Frota, Larissa Matias Monteiro e Jakeline Sheilla Duarte Pereira

14. Tecnologias de gestão do cuidado em saúde: refletindo conceitos e usos contemporâneos — 248
Aluísio Gomes da Silva Júnior, Carla Almeida Alves, Letícia Maria Araújo Oliveira Nunes, Márcia Guimarães de Mello Alves e Ricardo Heber Pinto Lima

15. Orientações sobre sexualidade e métodos contraceptivos no contexto sociofamiliar: percepções de adolescentes grávidas — 273
Gracyelle Alves Remigio Moreira, Tassianny Ferreira Nobre, Aline Veras Morais Brilhante, Ana Cléa Veras Camurça Vieira, Cleoneide Paulo Oliveira Pinheiro, Luiza Jane Eyre de Souza Vieira e Raimunda Magalhães da Silva

16. Educação em saúde bucal: desenvolvendo capacidades ou veiculando ideologia dominante? — 289
Paulo Leonardo Ponte Marques, Maria Vieira de Lima Saintrain, July Grassiely de Oliveira Branco, Karyne Barreto Gonçalves Marques, Mirna Albuquerque Frota e Fátima Luna Pinheiro Landim

17. Alterações vocais e as repercussões na vida pessoal e profissional das professoras do ensino fundamental — 304
Christina Cesar Praça Brasil, Carmem Cintra de Oliveira Tavares, Jéssica Cardoso Bastos, Jarlideire Soares Freitas, Mirian Barroso de Albuquerque e Raimunda Magalhães da Silva

CONSIDERAÇÕES INTRODUTÓRIAS

PROMOÇÃO DA SAÚDE NA INTEGRALIDADE DO CUIDADO: PRÊT-À-PORTER OU SOB MEDIDA?

Marco Akerman

Introduzindo a conversa: do que trata este capítulo?

Do que trata este capítulo? Certamente não de roupas, apontando tendências da moda para o próximo verão ou inverno, como poderia o leitor inferir pelo título. Apenas uso dois termos desse âmbito comercial, *prêt-à-porter* e sob medida, como um mote para dizer que tanto a prática da promoção da saúde quanto o exercício da integralidade do cuidado precisam levar em conta necessidades singulares de sujeitos e territórios ("moda sob medida"), e não se valer, sempre, de estilos e pacotes previamente produzidos e aplicados indiscriminadamente a qualquer um que busque uma resposta para seu problema e que encontre algo pronto para levar ("moda *prêt-à-porter*").

Com isso, para que o designer de promoção da saúde, na integralidade do cuidado, possa desencadear olhares que percebam as singularidades dos sujeitos, algumas trilhas precisam ser exploradas:

1. Ele ou ela "tem que escutar", mas precisamos conversar sobre qual escuta é essa.

2. Há que se admitir que o "outro não é uma extensão nossa, pois o outro também tem desejos".

3. Entender que "integralidade não é o todo, muito antes pelo contrário" e que singularizar pressupõe visibilizar, desocultar diferenças.

4. Saber que "uma andorinha só não faz verão, mas há que se buscar modos de juntar todas para voar".

5. Que "promover saúde é também uma apreensão ampliada e prudente das necessidades e desejos de sujeitos e comunidades e que medidas certas não funcionam".

Este capítulo trata, então, dessas cinco condições necessárias e críticas que impulsionam e tensionam a possibilidade de promover a saúde como um dos constituintes da integralidade do cuidado.

Qual escuta?

Emerson Merhy usa uma expressão muito curiosa para nos provocar. Diz que nós, profissionais de saúde, temos "um agir torturador", pois fazemos "um esforço imenso para que os usuários nos digam aquilo que queremos ouvir". Ouvir é um esforço auditivo, enquanto escutar, um esforço afetivo.

A anamnese tradicional conduziria o usuário por um caminho que o profissional conhece e, talvez, para uma possível resposta dentro do escopo de habilidades que o profissional detém, reproduzindo muito mais um mecanismo mercantil de demanda e oferta do que foco em necessidades.

Esforços na formação vêm sendo feitos em algumas universidades para aumentar o repertório de relacionamento futuro dos profissionais, e a introdução de técnicas de narrativas tem sido um deles, em que o estudante, no início de seu curso, exercita sua escuta ao estimular que pessoas, de maneira não dirigida, contem suas histórias/estórias e, ao final das visitas, recebam um "livro de sua vida".

Padre Júlio Lancelloti – diretor da Casa Vida, instituição que cuida de crianças com aids e defensor das pessoas em situação de rua na cidade de São Paulo – nos conta que, certa vez, uma criança, que brincava com um gato doente, perguntou-lhe: "Padre, médico de gato é gato ou é gente?", e ele respondeu: "É gente". E a criança: "E como é que ele entende o que o gato tem?"

Em outras palavras, como é que o "médico de gato" decodifica, então, desejos e necessidades do gato, se ele não fala a mesma língua de seu paciente?

O desejo do outro!

E nesse sentido, se continuarmos tentando fazer essa decodificação baseada somente em nossas próprias lentes e referências, é provável que a representação da figura 1, a seguir, que retrata uma tirinha de autoria do cartunista Laerte, siga sendo uma constante nos serviços de saúde.

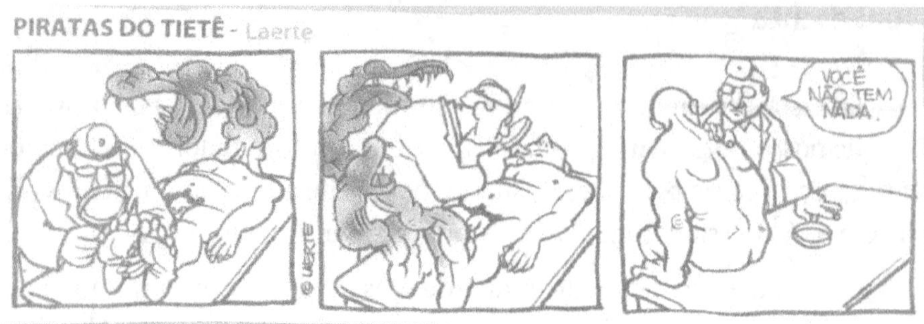

Figura 1: a tensão entre nossas lentes e o desejo do outro

Um bom jeito para inverter a posição das lentes é, talvez, exercitar constantemente a reflexão e o agir permanente com a percepção aguçada de que "o outro não é uma extensão nossa! Surpresa: o outro também tem desejos!". E aí, neste exercício ético-político e radical de alteridade, escutar, acolher, dialogar e aprender com o direito que o outro tem de dizer: "não quero! Não concordo! Não posso! Não sei! Não gosto!".

Integralidade não é o todo, muito antes pelo contrário!

Creio que a maioria de nós, quando menciona um dos princípios do SUS, a integralidade, pensa na junção entre o curativo e o preventivo como lógica integrada de cuidado, ou mesmo com o rechaço de uma cesta básica, dizendo que o SUS se compromete com cuidados primários, secundários e terciários.

Mattos (2004) mostra que essa compreensão é correta e atribui dois sentidos, citados abaixo, ao princípio da integralidade, mas agrega um terceiro, que, para a tese deste capítulo, que deseja propugnar a "singularidade do olhar e da ação", é bastante operacional:

• Primeiro sentido – Preventivo e curativo.

• Segundo sentido – Acesso a tecnologias hierarquizadas.

28

• Terceiro sentido – Apreensão ampliada e prudente das necessidades em saúde.

E nesse (terceiro) sentido, integralidade não é tudo, muito antes pelo contrário, demanda uma compreensão complexa da situação em questão, além de uma resposta aguda que alcance a raiz da experiência de adoecimento ou de potência do sujeito.

O artigo de Rozemberg e Minayo (2001), "A experiência complexa e os olhares reducionistas", é um ótimo dispositivo para a reflexão sobre como uma "apreensão ampliada e prudente" de uma situação poderia alcançar a raiz de um problema e ser eficaz quando menciona que:

"[...] A experiência relatada permite entrever seus significados existencial, social, cultural, psicológico, biológico e simbólico tanto para a paciente quanto para sua comunidade e na relação com esta última. A expectativa inicial de diagnóstico e intervenção puramente biológicos foi modificada através de um único atendimento que teve a função terapêutica de ampliar a compreensão da experiência para fora dos limites de uma "objetivação científica" e o processo de cura acabou tendo seu ponto de resolução no nível jurídico [...]" (Rozemberg e Minayo, 2001).

Sugiro um dispositivo e uma flexibilização para lidar com regras e protocolos para que esta "apreensão ampliada e prudente das necessidades" seja endereçada sem simplificações:

1. O dispositivo passa pela possibilidade de identificar iniquidades que são diferenças relevantes, sistemáticas, injustas e evitáveis (Whitehead, Dahlgreen, 2006), desocultando, visibilizando e explicitando diferenças entre sujeitos e/ou territórios. A singularização passa pelo reconhecimento e respeito às diferenças. Estaremos apreendendo, de maneira ampliada, as necessidades de sujeitos e territórios se nenhum sujeito e problema permanecerem invisíveis. A tirinha de autoria do cartunista Adão Iturrusgarai, mostrada na figura 2, representa este apelo pela não invisibilidade de sujeitos e problemas.

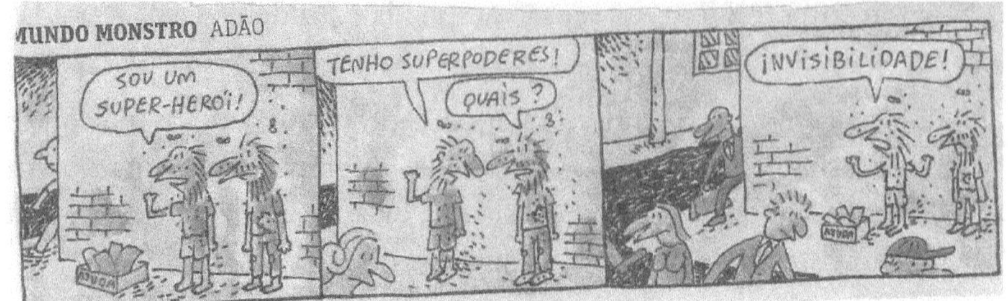

Figura 2: um apelo pela não invisibilidade de sujeitos

No final de 2010, a OMS lançou o livro *Equidade, determinantes sociais e programas de saúde pública* (tradução livre para Português; disponível em: <http://whqlibdoc.who.int/publications/2010/9789241563970_eng.pdf>), que apresenta um símbolo conceitual baseado na "explicitação" de diferenciais de exposição, tratamento e consequências referenciados a contextos de posições sociais distintas.

A organização faz essa análise para 13 condições de saúde, permitindo a construção de projetos terapêuticos singulares: (1) uso abusivo do álcool; (2) doenças cardiovasculares; (3) saúde e nutrição das crianças; (4) diabetes; (5) segurança alimentar; (6) doenças mentais; (7) doenças tropicais negligenciadas; (8) saúde oral; (9) gravidez indesejada e resultados de gravidez; (10) tabagismo; (11) tuberculose; (12) violência e (13) lesões não intencionais.

2. Flexibilização de regras e protocolos

Seguir à risca protocolos e regras, como mero respeito às formalidades, e não como instrumento para alcançar eficácia na apreensão ampliada das necessidades em saúde, pode conspirar contra a singularização do olhar para o que o outro realmente precisa.

A tirinha do cartunista Fernando Gonsales, representada na figura 3, retrata a dissonância entre uma regra que parece ser consagrada e sensata, mas que exclui a possibilidade de atender à necessidade do sujeito que se apresenta com um problema concreto.

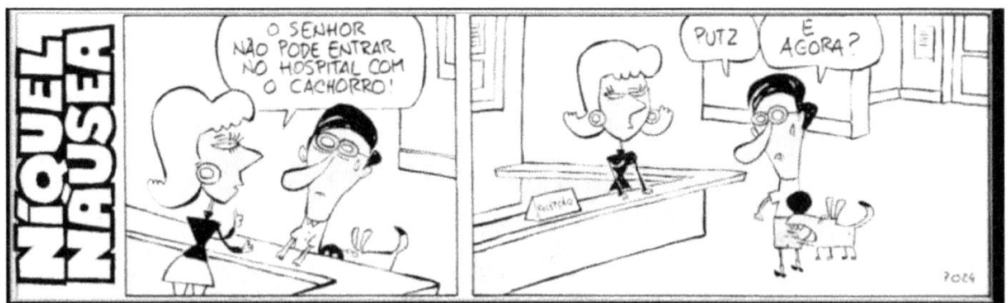

Figura 3: pela desobediência civil em prol da necessidade do outro

Uma andorinha só não faz verão!

O provérbio que dá título a este item quer nos provocar, no sentido de dizer que "você, sozinho, talvez não consiga alcançar aquilo que com outras pessoas faria melhor".

Se em promoção da saúde olhares reducionistas não alcançarão a raiz das causas é imperativo que arranjos coletivos entrem em cena, e a possibilidade de que múltiplos, e até divergentes, olhares consigam melhores resultados, menos reducionistas, pode ser uma expectativa atraente.

Sugiro que esta aglutinação de olhares seja respeitosa às identidades e que o arranjo preserve o limite de cada um.

As "frutas" mergulhadas no liquidificador (figura 4) podem redundar em uma vitamina (figura 5) que não preserve a estrutura identitária de cada fruta, e talvez seja um arranjo que possa ser rejeitado pelas partes, temerosas de perderem seu rosto, gosto, cor e sabor.

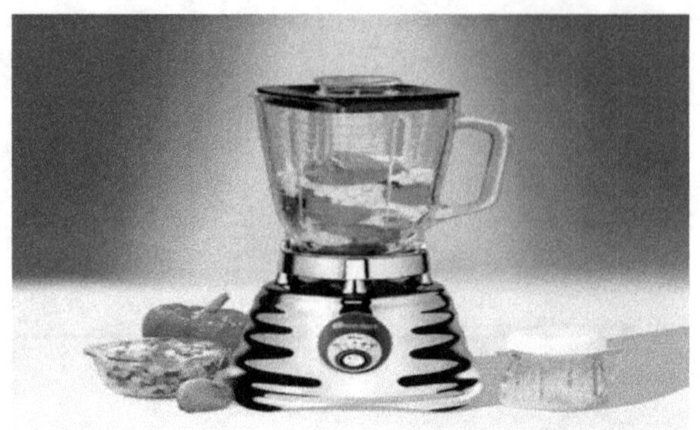

Figura 4: de tudo isso, o que restará de mim?

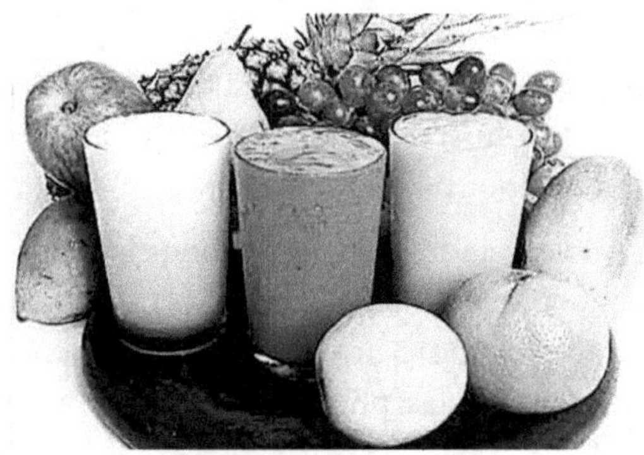

Figura 5: desapareci?

Quem sabe a salada de frutas (figura 6) seja um arranjo mais aceitável para se pensar uma equipe interprofissional (Peduzzi, 2001) ou uma ação intersetorial (Akerman *et al.*, 2014), em que se muda a natureza da articulação, mas as partes não perdem cheiro, sabor e cor e se misturam no caldo, e a retirada de qualquer uma das frutas muda o conjunto do arranjo.

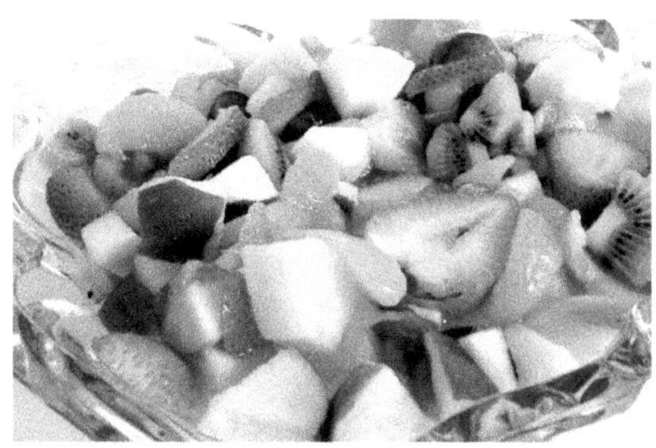

Figura 6: sinto-me parte de um arranjo!

Promoção da saúde?

Promover saúde é, também, uma apreensão ampliada e prudente das necessidades em saúde: "medidas certas" não funcionam!

Promover é mais que prevenir!

Promover a saúde é compartilhar possibilidades para que todos possam viver seus potenciais de forma plena. É perceber a interdependência de indivíduos, organizações e grupos populacionais e os conflitos decorrentes dessa interação. Além disso, é também reconhecer que a cooperação e a solidariedade, como práticas sociais correntes entre sujeitos, precisam ser, urgentemente, resgatadas (Akerman *et al.*, 2004).

A figura 7, a seguir, contrasta didaticamente a "prevenção" e a "promoção".

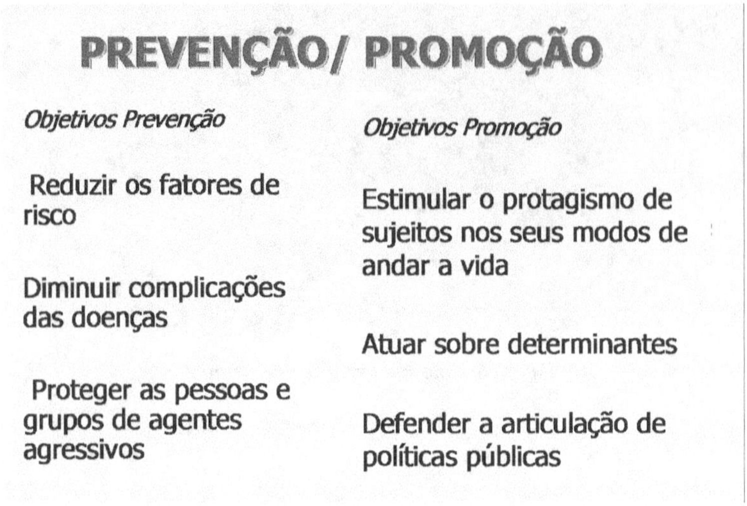

Figura 7: contrastando "prevenção" e "promoção"

A Política Nacional de Promoção da Saúde – PNPS (texto disponível em: <http://bvsms.saude.gov.br/bvs/saudelegis/gm/2014/prt2446_11_11_2014.html>), revisada recentemente com a participação ativa do GT de Promoção da Saúde e Desenvolvimento Sustentável da Abrasco, reforça esses objetivos da promoção e estabelece um conjunto de temas transversais (ver quadro 1, a seguir) que possibilitam a apreensão ampliada das necessidades em saúde, buscando singularizar ações em territórios, de modo que priorizar temas para a ação não seja um exercício em si mesmo, mas algo conectado com valores e princípios da promoção da saúde.

Quadro 1: temas transversais da PNPS, portaria n. 2.446, de 11 de novembro de 2014

Art. 8º: São temas transversais da PNPS, entendidos como referências para a formação de agendas de promoção da saúde, para adoção de estratégias e temas prioritários, operando em consonância com os princípios e valores do SUS e da PNPS:

I – Determinantes Sociais da Saúde (DSS), equidade e respeito à diversidade, que significa identificar as diferenças nas condições e nas oportunidades de vida, buscando alocar recursos e esforços para a redução das desigualdades injustas e evitáveis, por meio do diálogo entre os saberes técnicos e populares;

II – desenvolvimento sustentável, que se refere a dar visibilidade aos modos de consumo e produção relacionados com o tema priorizado, mapeando possibilidades de intervir naqueles que sejam deletérios à saúde e adequando tecnologias e potencialidades de acordo com especificidades locais, sem comprometer as necessidades futuras;

III – produção de saúde e cuidado, que representa a incorporação do tema na lógica de redes que favoreçam práticas de cuidado humanizadas, pautadas nas necessidades locais, que reforcem a ação comunitária, a participação e o controle social e que promovam o reconhecimento e o diálogo entre as diversas formas do saber popular, tradicional e científico, construindo práticas pautadas na integralidade do cuidado e da saúde, significando, também, a vinculação do tema a uma concepção de saúde ampliada, considerando o papel e a organização dos diferentes setores e atores que, de forma integrada e articulada por meio de objetivos comuns, atuem na promoção da saúde;

IV – ambientes e territórios saudáveis, que significa relacionar o tema priorizado com os ambientes e os territórios de vida e de trabalho das pessoas e das coletividades, identificando oportunidades de inclusão da promoção da saúde nas ações e atividades desenvolvidas, de maneira participativa e dialógica;

V – vida no trabalho, que compreende a inter-relação do tema priorizado com o trabalho formal e não formal e com os setores primário, secundário e terciário da economia, considerando os espaços urbano e rural, e identificando oportunidades de operacionalização na lógica da promoção da saúde para ações e atividades desenvolvidas nos distintos locais, de maneira participativa e dialógica; e

VI – cultura da paz e direitos humanos, que consiste em criar oportunidades de convivência, de solidariedade, de respeito à vida e de fortalecimento de vínculos, desenvolvendo tecnologias sociais que favoreçam a mediação de conflitos diante de situações de tensão social, garantindo os direitos humanos e as liberdades fundamentais, reduzindo as violências e construindo práticas solidárias e da cultura de paz.

Para tentar concluir com algo que faça algum sentido

Se estamos diante de um problema simples ou complicado, em que "receitas" ou "fórmulas" já tenham sido usadas antes com algum êxito, e não usamos a moda *prêt-à-porter* (pronta para se levar), na medida certa, talvez estejamos incorrendo em algum grau de incompetência ou negligência.

Entretanto, no caso da integralidade do cuidado e da promoção da saúde, minha tese é a de que estamos diante de "problemas complexos", não no sentido de que não possuam soluções, mas de que precisam ser enfrentados, levando em conta que: não há "medidas certas" e iguais para todos os casos; há contextos sociais e históricos influenciando cada situação em particular; que desejos e subjetividades importam, e muito; há múltiplos atores, com múltiplos interesses divergentes, e se precisa trabalhar de maneira ativa o vislumbre de possíveis horizontes comuns; há múltiplas interfaces que clamam por exercícios interdisciplinares e intersetoriais; nem sempre há evidências teóricas e práticas de como resolver o problema em questão.

Por isso, problemas complexos pedem uma moda "sob medida".

E nesse sentido, para que a produção do cuidado e as políticas (formação, formulação, implementação e avaliação) sejam momentos vivos e que protejam e defendam a vida, há que se atender necessidades de sujeitos e territórios, respeitando diferenças e diversidades, não podendo, portanto, se configurar como "medidas certas", fórmulas, jeitos único de se fazer, mas se configurando como momentos para a "ampliação da nossa capacidade coletiva de cuidar"; como oportunidades para a "liberação criativa de matizes promocionais"; e na singularização radical da nossa ação promocional.

Referências

Akerman M et al. Intersetorialidade? IntersetorialidadeS! Revista Ciência & Saúde Coletiva. 2014;19(11):4291-4300.

Akerman M, Mendes R, Bogus CM. É possível avaliar um imperativo ético? Revista Ciência & Saúde Coletiva. 2004;9(3):605-615.

Brasil. Ministério da Saúde. Portaria nº 2.446, de 11 de novembro de 2014. Acessado em: ago 2015. Disponível em: <http://bvsms.saude.gov.br/bvs/saudelegis/gm/2014/prt2446_11_11_2014.html>.

Mattos RA. A integralidade na prática (ou sobre a prática da integralidade). Cad. Saúde Pública. 2004;20(5):1411-1416.

Peduzzi M. Equipe multiprofissional de saúde: conceito e tipologia. Revista de Saúde Pública. 2001;35(1):103-109.

Rozemberg B, Minayo MCS. A experiência complexa e os olhares reducionistas. Ciência & Saúde Coletiva. 2001;6(1):115-123.

Whitehead M, Dahlgren G. Concepts and principles for tackling social inequities in health: Levelling up part 1. Copenhague: World Health Organization; 2006. 46p.

World Health Organization. Equity, social determinants and public health programmes. Acessado em: ago 2015. Disponível em: <http://whqlibdoc.who.int/publications/2010/9789241563970_eng.pdf>.

1

DESAFIOS DO PROGRAMA SAÚDE NA ESCOLA – PSE

Adonisa Aires Barroso
Geridice Lorna Andrade de Moraes

Introdução

Após adesão ao *Programa Saúde na Escola* (PSE), conforme a portaria interministerial n. 1.413, de 2013, estados, Distrito Federal e municípios passam a dispor de incentivo financeiro para custeio de ações realizadas pelos profissionais de educação e saúde. O PSE é uma estratégia de integração e articulação permanente da Secretaria de Educação e da Secretaria da Saúde, no qual estão envolvidos professores das escolas públicas vinculadas aos profissionais das Equipes de Saúde da Família (ESF) de seu território.

O objetivo deste trabalho é destacar os desafios encontrados pela gestão durante a implantação e todo o decorrer das execuções das ações do *Programa Saúde na Escola*. O público beneficiário do PSE são estudantes da educação básica, gestores e profissionais da educação e saúde, comunidade escolar, atendendo também estudantes da rede federal de educação profissional e tecnológica e da Educação de Jovens e Adultos (EJA).

O *Programa Saúde na Escola* surge com uma visão de gestão intersetorial das redes públicas de saúde e de educação e das demais redes sociais para o desenvolvimento de ações em saúde e prevenção por meio da informação.

Essa articulação implica oferecer serviços de saúde e de educação preventiva em um mesmo território, como também visa à sustentabilidade das ações a partir de acordos e da corresponsabilidade.

Conforme o decreto presidencial de 2007, as ações realizadas pelo PSE têm como objetivo contribuir para a formação integral dos estudantes por meio de ações de prevenção, promoção, atenção à saúde e formação relacionadas à confrontação das instabilidades que comprometem o pleno desenvolvimento de crianças e jovens da rede pública de ensino.

Histórico

O *Programa Saúde e Prevenção nas Escolas* (SPE), de acordo com as diretrizes de implantação do projeto (2006), representa o marco na integração saúde-educação e privilegia a escola como um espaço para a articulação das políticas voltadas para adolescentes e jovens, por meio da participação de estudantes, famílias e profissionais da educação e da saúde. Atualmente, o SPE está inserido no componente II – de promoção da saúde e prevenção do PSE. A integração das iniciativas é indispensável para garantir a sintonia dos planos de trabalho e das ações a serem desenvolvidas nas escolas e nas Unidades de Atenção Primária da Saúde (Uaps) de referência.

Instituído em 2007, o *Programa Saúde na Escola* (PSE) surge para desenvolver a integração dos educandos e de realizar formação ampla para a cidadania e o usufruto pleno dos direitos humanos (BRASIL, 2007). Em 2008, os Ministérios da Saúde e da Educação, por meio da portaria 1.861, formalizam uma parceria, visando à colaboração ativa entre as escolas e as Equipes de Saúde da Família (ESF).

A partir do ano de 2013, foram incluídas no *Programa Saúde na Escola* ações essenciais e optativas. Conforme a portaria 1.413, essas ações buscam atender, de forma integral, a saúde dos escolares e devem ser planejadas a partir do diagnóstico das necessidades de saúde do território onde vivem os educandos.

Além disso, segundo o mesmo documento, as ações essenciais são vinculadas a programas prioritários do Governo Federal, são de pactuação obrigatória e o registro nos sistemas de monitoramento será considerado para o alcance das metas e repasse de recurso financeiro. Essas ações estão vinculadas aos seguintes programas do Governo Federal: *Plano Brasil sem Miséria* e sua ação *Brasil Carinhoso*; *Projeto Olhar Brasil*, *Programa Brasil Sorridente* e *Programa Crack: é possível vencer*.

Nesse mesmo ano, todos os municípios do país se tornaram aptos a participar das atividades do programa, bem como todas as equipes de atenção primária à saúde. As creches e pré-escolas passam a incorporar as ações de avaliação, prevenção e formação. A adesão do PSE/2014 se deu seguindo os critérios preestabelecidos pela portaria interministerial de 2013, com a inclusão de creches e as conveniadas, pré-escolas, ensino fundamental, ensino médio e educação de jovens e adultos.

Com o Termo de Compromisso Municipal ou do Distrito Federal do Programa Saúde na Escola, de 2014 (portaria interministerial nº 1.413/2013, em anexo), celebrado pelas Secretarias Municipais de Educação e de Saúde do município de Fortaleza (CE), conforme a cláusula terceira, que trata das atribuições e responsabilidade da esfera municipal e do Distrito Federal, é competência do PSE: constituir o Grupo de Trabalho Intersetorial Municipal e do Distrito Federal (GTIM), responsável pela gestão do PSE no território; promover a articulação do *Programa Saúde na Escola* (PSE) com os projetos político-pedagógicos das escolas envolvidas no programa; definir as estratégias específicas de cooperação entre estados e municípios para o cuidado dos escolares identificados com necessidades de saúde; e encaminhar o presente Termo de Compromisso Municipal ou do Distrito Federal do Programa Saúde na Escola (PSE) aos Conselhos Municipais de Saúde e de Educação, quando houver, e à Comissão Intergestores Bipartite (CIB) de seu estado para homologação.

Programa Saúde na Escola no Brasil

De acordo o decreto presidencial 6.286, de 2007, o *Programa Saúde na Escola* (PSE), no Brasil, tem sua gestão baseada na garantia de direitos fundamentados em três princípios estabelecidos nas diretrizes do programa (2015): intersetorialidade (desafio da gestão compartilhada, em que os saberes científicos, populares e locais são levados em consideração); territorialidade (respeito às diversidades locais, às linguagens locais, aos alimentos locais, às expressões artísticas); integralidade (encontro de saberes guiado por políticas de garantia da saúde e educação como um direito universal).

Esse tipo de gestão se dá em todas as esferas de governo e é fundamental para construir ações integrais de educação e saúde. É no diálogo entre os representantes dos diferentes setores que é possível aprofundar conhecimentos e constituir práticas que considerem as potencialidades e vulnerabilidades do território, assim como a criação de atividades que promovam atuação compartilhada e fortalecida junto à comunidade, tendo a escola e a unidade de saúde como instituições provocadoras.

Conforme a portaria de 2013, a gestão do PSE é compartilhada e ocorre por meio dos Grupos de Trabalho Intersetoriais (GTI), em uma construção na qual tanto o planejamento quanto a execução, o monitoramento e a avaliação das ações são realizados coletivamente, de forma a atender às necessidades e demandas locais. Por essas razões, os GTIs devem ser compostos por, pelo menos, um representante da Secretaria de Saúde e um da Secretaria de Educação e, facultativamente, por outros parceiros locais representantes de políticas públicas e/ou movimentos sociais (cultura, lazer, esporte, transporte, planejamento urbano, sociedade civil e setor não governamental, entre outros), assim como pelos educandos.

Em nível federal, a coordenação é compartilhada entre os Ministérios da Saúde e da Educação, no âmbito do Departamento de Atenção Básica, da Secretaria de Atenção à Saúde, e do Departamento de Currículos, da Secretaria de Educação Básica (dos Ministérios da Saúde e da Educação, respectivamente). O Grupo de Trabalho Intersetorial Estadual (GTI-E) tem a responsabilidade de realizar apoio institucional e mobilizar os municípios de seu território para a construção de espaços coletivos de trocas e aprendizagens contínuas. O Grupo de Trabalho Intersetorial Municipal (GTI-M) é composto por gestores das Secretarias de Saúde e de Educação, representantes das equipes de saúde da atenção primária e das escolas, estudantes e pessoas da comunidade local. O artigo 8º da portaria 1.413, de 2013, trata de definir as atribuições que competem ao GTI Municipal do PSE.

Seguindo o decreto 6.286, de 2007, que institui o PSE com suas diretrizes, o município de Fortaleza se divide por territórios em seis grupos de trabalhos locais, regionalizados e delimitados pelos territórios de ação, denominados: Grupo de Trabalho Regional (GTR) e o Grupo de Trabalho Local (GTL). Esses grupos são constituídos nas escolas, com a participação de educadores, educandos, pais ou representantes, comunidade e integrantes das equipes de saúde da família.

No planejamento dessas ações do GTL, serão considerados: o contexto escolar e social, o diagnóstico local em saúde do escolar e a capacidade operativa em saúde do escolar.

A escola é a área institucional privilegiada desse encontro da educação e da saúde, ou seja, é um espaço para a convivência social e para o estabelecimento de relações favoráveis à promoção da saúde pelo viés de uma educação integral.

Componentes e ações do PSE

Com o intuito de facilitar a dinâmica de trabalho das equipes de saúde e educação, o PSE trabalha com três componentes, de acordo com a portaria 1.413, sendo: Componente I – Avaliação das condições de saúde; Componente II – Prevenção de doenças e agravos e promoção da saúde; e Componente III – Formação. A concepção desses componentes está focada em três dimensões, que precisam ser desenvolvidas para que possamos construir processos de educação, saúde integral e qualificar a gestão intersetorial. As diversas ações desses componentes, conforme o Manual operacional do Ministério da Saúde, de 2015, são descritas a seguir.

Componente I
Avaliação das condições de saúde

Este componente tem como objetivo avaliar a saúde dos educandos e possibilitar que aqueles que possuem qualquer alteração possam ser encaminhados para atendimento e acompanhamento. Nesse contexto, o PSE prevê a realização de três atividades estratégicas conjuntas: a avaliação clínica e psicossocial; a avaliação nutricional e a avaliação da saúde bucal.

As ações de avaliação das condições de saúde, mostradas na figura 1, precisam ser oportunamente planejadas e agendadas, de forma articulada, entre escola e equipe de saúde.

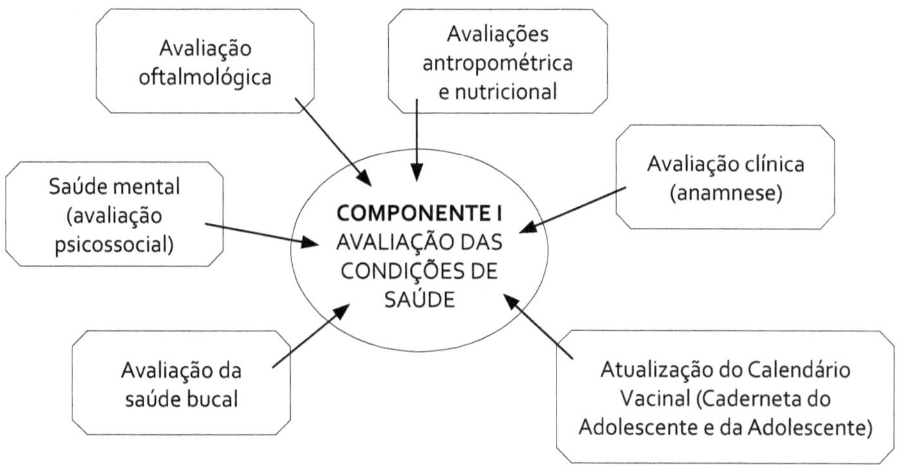

Figura 1: componente I - avaliação das condições de saúde.

Fonte: os autores.

Muitas das avaliações propostas podem ser feitas tanto por profissionais da educação quanto por profissionais da saúde. Não basta avaliar e identificar problemas, é importante ter compromisso com a produção de autonomia e de autocuidado dos escolares.

Saúde ocular – avaliação oftalmológica

As avaliações oftalmológicas são descriminadas como ação essencial, por atender a todos os níveis de ensino: creche, pré-escola, ensino fundamental e médio. Por meio do teste de Snellen ("teste do olhinho"), é realizada uma triagem nos escolares do ensino fundamental e médio (acima de 6 anos de idade). No momento da adesão do PSE, é confirmada também a adesão ao *Projeto Olhar Brasil,* que é regido pelas portarias em vigência: portaria MS/MEC nº 2.299, de 3 de outubro de 2012, e portaria SAS nº 1.229, de 30 de outubro de 2012.

O programa tem parceria com os Ministérios da Saúde e da Educação e seu objetivo é identificar, corrigir problemas visuais relacionados à refração e garantir assistência integral em oftalmologia para os casos em que forem diagnosticadas outras patologias em saúde ocular que necessitem de intervenções. Visa contribuir para a redução das taxas de repetência, evasão escolar e facilitar o acesso da população à consulta oftalmológica.

Saúde mental – avaliação psicossocial

Incluída nas ações dos componentes I e II, a promoção à saúde mental atende a todos os níveis de ensino: creche, pré-escola, ensino fundamental e médio e tem como ação essencial a criação de grupos intersetoriais de discussão de ações de saúde mental no território escolar, em articulação com o Grupo de Trabalho Intersetorial (GTI). Essas ações no contexto escolar devem considerar todos - diretores, educadores, coordenadores, orientadores educacionais, funcionários, famílias, alunos e comunidade - como agentes e alvos desse processo. Toda a equipe de saúde e de educação deve ser promotora de saúde mental.

Saúde bucal – promoção e avaliação da saúde bucal

A avaliação e promoção de saúde bucal são ações essenciais que integram os componentes I e II. A equipe de saúde bucal identifica sinais e sintomas nos educandos. Ações clínicas resolutivas devem ser desenvolvidas e acompanhadas pela equipe responsável pelo território. O uso racional de flúor direcionado para grupos mais vulneráveis, além da prática de escovação supervisionada nas escolas, são estratégias de controle de doenças bucais sustentadas por evidências de efetividade.

Atualização da Caderneta Vacinal

O Ministério da Saúde, por meio do Programa Nacional de Imunizações (PNI), em 2014, ampliou o Calendário Nacional de Vacinação com a introdução da vacina quadrivalente contra o papilomavírus humano (HPV) no Sistema Único de Saúde (SUS). Destaca o câncer do colo do útero como um importante problema de saúde pública, especialmente nos países em desenvolvimento, em virtude da alta incidência e mortalidade.

Caderneta do Adolescente

Com o intuito de ampliar os cuidados aos adolescentes e subsidiar os serviços de saúde na atenção integral à saúde dessa população, foi criada a Caderneta de Saúde do Adolescente, em 2009, cujas capas, individualizadas para os sexos masculino e feminino, são apresentadas na figura 2, abaixo.

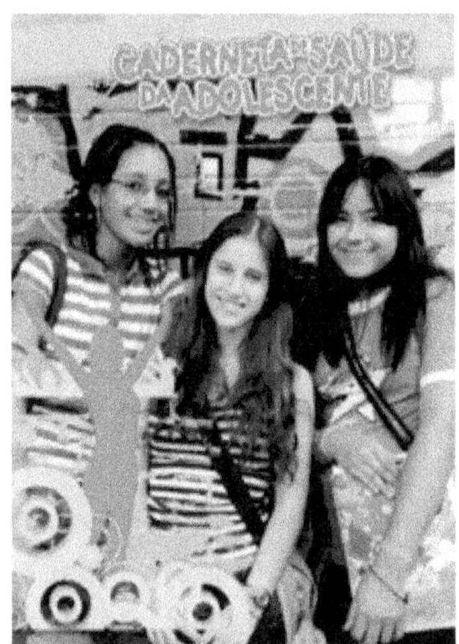
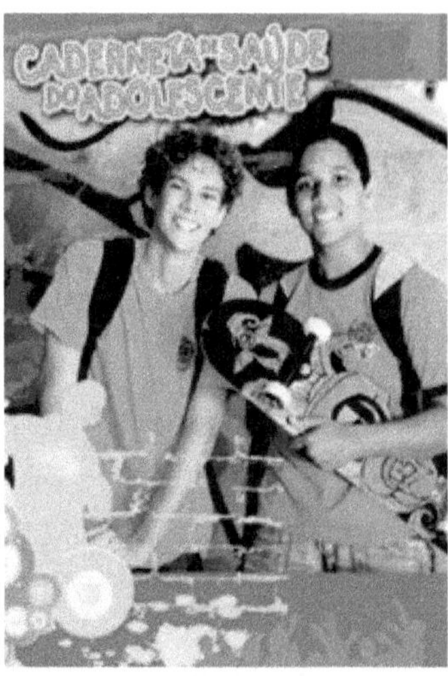

Figura 2: capa das cadernetas dos(as) adolescentes.
Fonte: Ministério da Saúde, 2009

Essa caderneta reúne informações sobre como evitar doenças, mudanças no corpo, saúde sexual, reprodutiva e bucal, alimentação e outros temas.

Avaliação antropométrica e educação alimentar e nutricional

A avaliação do estado nutricional se dá por meio da antropometria e visa obter informações sobre o crescimento e o desenvolvimento dos escolares, destacando-se a avaliação do estado nutricional. Essa avaliação integra um conjunto de atividades rotineiras que perpassa pela observação, coleta e análise de dados e informações que podem descrever as condições alimentares e nutricionais da população, ou seja, a Vigilância Alimentar e Nutricional (VAN), especialmente durante a infância, as interações entre a criança e a família, a escola e outras relações sociais, assim como a influência da mídia e da publicidade de alimentos, irão marcar substancialmente as escolhas alimentares. E estas irão refletir no estado nutricional da criança, perpetuando-se até a fase adulta, em todas as realidades brasileiras.

Componente II
Prevenção de doenças e agravos e promoção da saúde

Esse componente percorre todas as ações do programa e visa garantir oportunidade a todos os educandos de fazerem escolhas mais favoráveis à saúde e de serem, portanto, protagonistas do processo de produção da própria saúde.

DST/aids/hepatites virais – promoção da saúde e prevenção de agravos

Integrada ao programa, essa ação em saúde, saúde (art. 4º do decreto presidencial 6.286, de 2007), constitui-se como a principal estratégia para trabalhar as questões de educação para a saúde sexual e reprodutiva, prevenção das DSTs/aids e de hepatites virais, riscos e danos do uso de álcool, tabaco, crack e outras drogas no cotidiano da escola. A figura 3, a seguir, mostra os temas das ações relacionadas ao componente II.

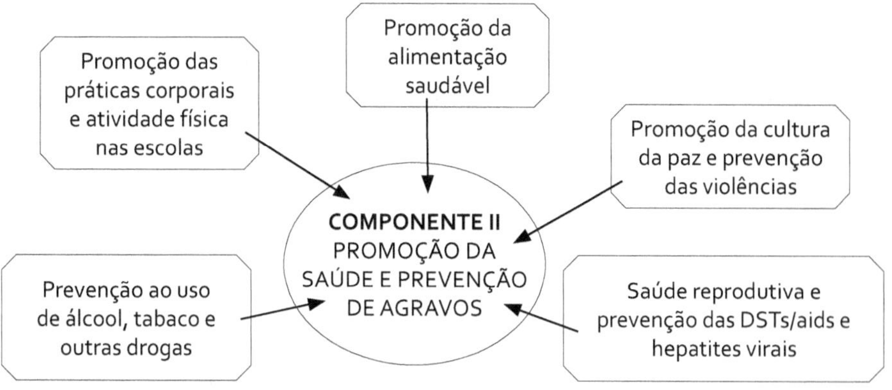

Figura 3: componente II - promoção da saúde e prevenção de agravos.

Fonte: os autores

Nesse componente, os profissionais das áreas da Saúde e da Educação se propõem a planejar, executar e avaliar as ações coletivamente e conseguir trocar saberes sobre as práticas pedagógicas mais interessantes e contundentes para as abordagens anteriormente citadas na figura 3, dos temas de promoção da saúde e prevenção de doenças e agravos.

Componente III

O processo de formação dos gestores e das equipes de educação e de saúde que atuam no *Programa Saúde na Escola* (PSE) é um compromisso firmado entre as três esferas de governo e deve ser trabalhado de maneira contínua e permanente, sendo fundamental no enfrentamento do desafio da prática intersetorial, da produção de educação e de saúde integral.

Nesse componente, é importante prever momentos formais, como cursos, oficinas, participações em congressos e cursos de educação a distância, entre outros, sem esquecer que a formação é um processo permanente e de integração dos Grupos de Trabalho Intersetoriais e das equipes de saúde e educação. Para isso, é necessário escutar as dificuldades e potencialidades dos trabalhos dos profissionais da saúde e educação e pensar em ferramentas para qualificar esse trabalho e promover a troca de saberes. A figura 4 mostra os campos de formação que devem ser trabalhados no componente III.

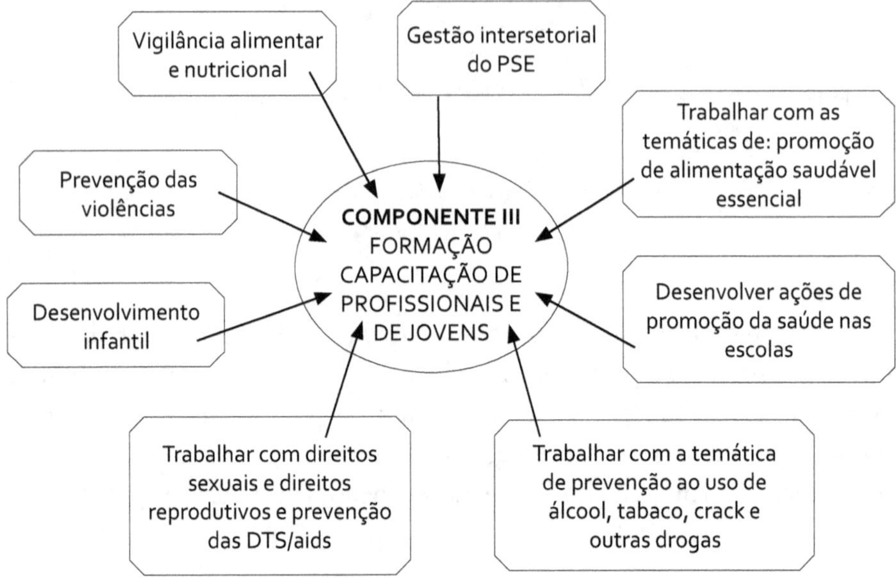

Figura 4: componente III - formação.

Fonte: os autores

Nesse sentido, conforme o manual operacional do Ministério da Saúde (2015), são utilizadas as seguintes estratégias:

• Formação do Grupo de Trabalho Intersetorial (GTI);

• Formação de jovens protagonistas para o PSE/SPE;

• Formação de profissionais da Educação e da Saúde nos temas relativos ao Programa Saúde na Escola;

• Cursos de educação a distância (EaD).

Metodologia do PSE

A metodologia desenvolvida pelo PSE consta de ações específicas na saúde dos alunos da rede pública de ensino: creche, educação infantil, ensino fundamental, ensino médio, Rede Federal de Educação Profissional e Tecnológica, Educação de Jovens e Adultos.

Dentro dessas ações metodológicas, o PSE é constituído pelos três componentes mencionados anteriormente e por mais dois definidos por: Monitoramento e avaliação da saúde dos estudantes; e Monitoramento e avaliação do programa. Cabe ao GTI-M, junto com as equipes de saúde da família e das escolas, organizar e inserir os dados em seus respectivos sistemas. O módulo de monitoramento do Simec (Sistema Integrado de Monitoramento Execução e Controle) é de responsabilidade da Secretaria de Educação, e o sistema de monitoramento e-SUS AB (estratégia do Departamento de Atenção Básica) é de competência da Secretaria da Saúde.

Processos metodológicos do PSE

Mais do que uma estratégia de integração das políticas setoriais, o PSE se propõe a ser um novo desenho da política de educação e saúde. Sua metodologia inclui processos que:

• Tratam a saúde e educação integrais como parte de uma formação ampla para a cidadania e o usufruto pleno dos direitos humanos;

• Permite a progressiva ampliação das ações executadas pelos sistemas de saúde e educação com vistas à atenção integral à saúde de crianças e adolescentes; e

• Promove a articulação de saberes, a participação de estudantes, pais, comunidade escolar e sociedade em geral na construção e controle social da política pública.

Ações dos processos metodológicos no PSE

Com a adesão ao PSE, o município de Fortaleza passou, em 2014, a atender 248 escolas, chegando ao número de 168.135 educandos aptos a atendimentos, vinculados com 260 equipes de saúde da família (ESF) distribuídas nas 93 unidades de atenção primária à saúde (Uaps).

No primeiro semestre de cada ano, com o objetivo de inaugurar as ações do *Programa Saúde na Escola*, ação que acontece nacionalmente, e com desejo de aproximar as equipes de saúde da família dos profissionais das escolas, é realizada a *Semana Saúde na Escola*, que fará parte do cotidiano escolar, em que são pactuadas diversas ações. Em 2014, foram abordadas as práticas corporais, atividades físicas e lazer em uma perspectiva de cultura de paz e direitos humanos.

Com o lançamento da *Campanha Nacional de Hanseníase e Geohelmintíases em Escolares*, Fortaleza teve como meta 213.283 alunos matriculados em 399 escolas a serem avaliados e medicados com o Albendazol.

Em 2014, Fortaleza aderiu ao *Programa NutriSUS*, uma estratégia de fortificação da alimentação infantil com micronutrientes que consiste na adição de um sachê contendo uma mistura de vitaminas e minerais em pó a uma das refeições oferecidas diariamente às 5.399 crianças nas 61 creches do município, com idade de 1 ano a 3 anos, 11 meses e 29 dias.

Com a adesão ao *Programa Olhar Brasil 2014*, foram triados 22.209 alunos de ensino médio e fundamental das escolas públicas de Fortaleza e 714 educandos adultos do *Programa Brasil Alfabetizado* (PBA), gerando, até junho de 2015, um quantitativo de 2.198 consultas oftalmológicas realizadas e 307 encaminhamentos especializados.

Resultados e discussão

As tabelas a seguir têm como foco os dados das ações realizadas no território da Coordenadoria Regional da Saúde VI (Cores VI), do município de Fortaleza, pelas equipes de saúde da família (ESF) e profissionais de educação. As informações foram apresentadas pela equipe técnica do PSE/Saúde, correspondendo às ações realizadas em 58 escolas públicas, no período de março a dezembro de 2014, abrangendo 44.796 educandos, entre crianças, adolescentes, jovens e adultos, distribuídos pelas 20 Uaps vinculadas e as 85 ESF ligadas ao programa no território de abrangência.

A tabela 1, abaixo, mostra o quantitativo de alunos triados, avaliados e encaminhados para consulta oftalmológica. São ações referentes ao *Projeto Olhar Brasil* com adesão no PSE/2014.

Projeto Olhar Brasil 2014 – Cores VI Acuidade visual (teste de Snellen)		Total
Público-alvo	Alunos de 6 a 17 anos – triados	40.612
Estrutura	Escolas vinculadas ao PSE	58
Resultados	Alunos avaliados (9.15%)	3.717
	Alunos encaminhados para consulta oftalmológica (84%)	3.151

Fonte: dados apresentados pela equipe técnica do PSE/Cores VI – 2014

A tabela 2, a seguir, mostra os resultados dos atendimentos realizados pelas equipes de saúde bucal, apresentando um bom desempenho nos atendimentos aos escolares, devido a um número maior de profissionais e sua flexibilidade nos agendamentos nas escolas.

Ações da saúde bucal 2014 – Cores VI		Total
Público-alvo	Todos os alunos	44.521
Estrutura	Escolas vinculadas ao PSE	58
Resultados	Escovação supervisionada	10.750
	Aplicação de flúor	3.951
	Educação em saúde bucal	9.401
	Avaliação bucal	3.801

Fonte: dados apresentados pela equipe técnica do PSE/Cores VI – 2014

Já a tabela 3, abaixo, mostra o resultado da campanha de hanseníase e geohelmintíases de 2014, envolvendo alunos de 5 a 14 anos nas escolas do território da Cores VI. São dois grandes desafios encontrados para o sucesso dessa campanha: a devolução da Ficha de Autoimagem devidamente respondida pelos pais ou responsáveis e o Termo de Recusa, que só requisita a assinatura do pai ou responsável, no caso de recusar a administração do Albendazol em seu filho. Muitos deles assinam, pensando que, assim, estão consentindo no uso do medicamento.

Ações da campanha de hanseníase e geohelmintíases 2014 – Cores VI		Total
Público-alvo	Alunos de 5 a 14 anos	26.844
Estrutura	Escolas vinculadas ao PSE	58
Resultados	Alunos tratados com Albendazol	18.331
	Alunos avaliados na hanseníase	13.577
	Alunos diagnosticados com hanseníase	0

Fonte: dados apresentados pela equipe técnica do PSE/Cores VI – 2014

A tabela 4 mostra o resultado da campanha do HPV com alunas de 11 a 13 anos nas escolas do território da Cores VI 2014. Nessa primeira dose da campanha de vacinação não atingimos a meta de 95% de cobertura vacinal, em razão da baixa adesão dos pais ou responsáveis que, aqui, também não compreendem que o Termo de Recusa só deve ser assinado se eles não consentirem que a filha seja vacinada.

Campanha do HPV/ 2014 – Cores VI		Total
Público-alvo	Alunas de 11 a 13 anos	6.800
Estrutura	Escolas vinculadas	58
Resultados	Alunas vacinadas	4.004

Fonte: dados apresentados pela equipe técnica do PSE/Cores VI – 2014

Desafios do PSE

Um dos grandes desafios do PSE é propiciar a sustentabilidade das ações com base na conformação de redes de corresponsabilidade de articulação intersetorial das redes públicas de saúde e de educação e das demais redes sociais. Incluir o plano de ação em saúde do PSE no projeto político-pedagógico (PPP); fazer da articulação entre escola e rede básica de saúde a base do *Programa Saúde na Escola*; garantir a apropriação das *Cadernetas do Adolescente e da Adolescente* por parte do público-alvo; formar jovens multiplicadores nos temas de sexualidade, promoção da saúde, prevenção das DSTs/HIV/aids e hepatites virais, saúde sexual e saúde reprodutiva para atuarem na perspectiva da educação entre pares; criar grupos intersetoriais de discussão de ações de saúde mental no território escolar, em articulação como Grupo de Trabalho Intersetorial (GTI) do PSE; cadastrar todos os educandos no sistema e-SUS no momento da matrícula na escola, por parte da secretaria escolar vigente; preencher o sistema de monitoramento (Simec), as ações dos componentes II e III realizadas nas escolas e no e-SUS e as ações do componente I realizadas nas escolas pelas equipes de saúde da família, para que o município fique apto a receber os repasses financeiros já definidos para o programa e que esses sistemas possam ter a função de gerenciar as ações de prevenção e promoção de saúde na escola.

Nesse contexto, um dos grandes desafios da gestão vigente do PSE/M é passar a ter subsídios para desenvolver um bom trabalho em monitorar e avaliar as ações do PSE.

Considerações finais

O *Programa Saúde na Escola* (PSE) foi instituído pelo decreto presidencial nº 6.286, de 5 de dezembro de 2007 e regulamentado pela portaria interministerial nº 1.413 de 10 de julho de 2013, que redefine as regras e os critérios desse programa governamental.

Possui como principais estratégias de desenvolvimento o trabalho intersetorial entre os profissionais de saúde da atenção básica e da escola, a articulação de saberes e a participação de estudantes, responsáveis, comunidade escolar e sociedade em geral na construção e acompanhamento de suas ações do programa, ao mesmo tempo em que favorece a participação social nas políticas de educação e saúde locais.

Referências

Brasil. Decreto Presidencial nº 6.286, de 5 de dezembro de 2007. Brasília, DF; 2007.

Brasil. Ministério da Saúde. Ministério da Educação. Caderno do gestor do PSE. Brasília, DF; 2015. 68 p.

______. Ministério da Saúde. SUS. Caderneta de saúde do adolescente. Brasília, DF; 2009.

______. Ministério da Saúde. SUS. Caderneta de saúde da adolescente. Brasília, DF; 2009.

______. Ministério da Saúde. Portaria MS/MEC nº 2.299, de 3 de outubro de 2012. Brasília, DF; 2012.

______. Ministério da Saúde. Portaria SAS nº 1.229, de 30 de outubro de 2012. Brasília, DF, 2012.

______. Ministério da Saúde. Ministério da Educação. Adolescentes e jovens para a educação entre pares. Série B. Textos básicos de saúde. In: Coleção Saúde e prevenção nas escolas. Volume 3. Brasília, DF; 2011.

______. Ministério da Saúde. Portaria Interministerial nº 1.413, de 10 de julho de 2013. Brasília, DF; 2013.

______. Ministério da Saúde. Manual operacional para profissionais de saúde e educação: Orientações gerais sobre diversas ações dos componentes I e II. Brasília, DF; 2015 [acessado em: 15 jan 2015]. Disponível em: <http://dab.saude.gov.br/portaldab/pse.php?conteudo=orientacoes_pse>.

______. Ministério da Saúde. Ministério da Educação. Unesco. Unicef. Diretrizes para implementação do Projeto Saúde e Prevenção nas Escolas. In: Série Manuais - nº 77. Brasília, DF; 2006 [acessado em: 15 jan 2015]. Disponível em: <http://bvsms.saude.gov.br/bvs/publicacoes/diretrizes_prevencao_escolas.pdf>.

2

ETHIQUE DE LA RECHERCHE EN SANTÉ VÈME-SÉMINAIRE DE PROMOTION DE LA SANTÉ

Hervé Moizan

La recherche peut-elle se passer d'éthique ?

L'éthique de la recherche biomédicale a pris un caractère universel. Les principes auxquels elle se réfère se retrouvent dans tous les documents internationaux relatés dans le corps du texte s'intéressant à la recherche en rapport avec les sujets humains.

Il est en recherche biomédicale comme dans toutes les disciplines : elle s'inscrit dans une quête de vérité. Les hommes sont les hommes et la science peut être autre chose qu'une quête de vérité en autre une clef de pouvoir, une source d'argent, un piédestal, une fabuleuse reconnaissance…

La tentation peut être grande de ce fait pour certains chercheurs malintentionnés d'altérer le réel pour en retirer des bénéfices immédiats. C'est pour cette raison que l'éthique occupe une place privilégiée et centrale dans la démarche scientifique afin de dire la vérité et rien que la vérité et de faire bénéficier au plus grand nombre des avancés des travaux scientifiques. Cette éthique de la recherche n'est pas réduite à l'application stricte des règles et de normes mais bien plus en impliquant les chercheurs et les êtres humains à traiter ensemble en partenaires responsables pour les premiers et en participants critiques si possible pour les seconds du développement de l'humanité.

L'éthique doit précéder le projet scientifique et peut fixer des limites. Mais qu'entendons-nous par «éthique» ? Le terme éthique est employé dans des sens fort divers. Au sens ancien éthique et morale étaient indifféremment utilisés. A vrai dire dans l'étymologie l'un vient du grec (éthos) et l'autre vient du latin (mores) et les deux termes renvoient à la notion de mœurs et l'usage récent tend à fortement distinguer «éthique et morale. Ainsi, il est possible de les distinguer si l'on met en exergue ce qui est estimé bon par rapport à ce qui s'impose comme obligatoire. Paul Ricœur (1990), Philosophe Français (1913-2005) avait pour vision éthique «la visée de la vie bonne avec et pour les autres dans des institutions justes». Ce philosophe réserve le terme d'éthique pour la visée d'une vie accomplie sous le signe des actions bonnes et celui de la morale pour le coté obligatoire emprunté de normes et d'interdictions.

Il exprime clairement l'opposition entre deux héritages l'un Kantien où la morale est définie par le caractère obligatoire de la norme à un moment donné et l'autre aristotélicien où l'éthique est caractérisée par sa perspective téléologique (télos = fin). Le terme éthique est aujourd'hui galvaudé ainsi il courant d'entendre parler d'éthique militaire, d'éthique financière, d'éthique du sport, d'éthique de l'entrepris.

L'éthique est confondue à tort avec la morale (théorie du bien et du mal), la déontologie (règles de bonnes conduites et de bonnes pratiques dans une corporation donnée) et le droit (ensemble de principes régissant les rapports et relations entre les individus et établissement de règles juridiques). L'éthique est en fait une démarche d'évaluation et d'éveil des consciences aux problématiques médicales en ce qui nous concerne dans notre champ disciplinaire: la santé. Ce travail d'éveil des consciences ne peut être que transdisciplinaire mêlant les aspects ethnologiques, sociologiques, économiques, philosophiques et médicaux.

Cette transdisciplinarité chère à Claude Levi Strauss (1908-2009) est clairement exprimée au-delà de sa discipline l'anthropologie au travers de son œuvre, la pensée sauvage. L'évolution des technologies médicales avec pour corolaire leur surcoût induit un changement sociologique profond à un moment où les soins atteignent une efficacité à ce jour jamais atteinte (Strauss, 1961). La médecine aujourd'hui n'est pas seulement une affaire de lutte contre la maladie mais devient une composante de santé publique imposant le passage d'une vision hippocratique centrée sur l'individu à une éthique plus collective (Hervé, 2000). Les progrès de la biomédecine, des nanotechnologies sont impressionnants et pourvoyeurs de questions qu'il est légitime d'anticiper afin d'éviter des situations conflictuelles. En Ethique, rien n'est noir ni blanc tout est question de nuances.

Le mouvement Bioéthique lui apparaît au milieu des années 1960 aux Etats unis. Ce mouvement, d'abord sans nom, prend son origine dans une prise de conscience éthique et existentielle de l'impuissance de la morale et de la toute-puissance de la science dans le domaine biomédical, et de l'absence de pont entre ces deux voies. Assez rapidement le mouvement s'amplifie et intègre des philosophes et juristes au milieu des années

1970. C'est la science des devoirs ou ensemble de règles déterminant les rapports des médecins entre eux et envers leurs patients. Elle fait appel à la réflexion et la responsabilité. Les lois de Bioéthique sont variables d'un pays à l'autre en fonction de l'histoire et de leur culture avec des différences significatives en procréation médicale, en fin de vie et en diagnostic génétique anténatal. Les 3 fondements de la bioéthique américaine sont l'autonomie, la bienfaisance et la justice. L'autonomie devient centrale en éthique, on parle aussi de «respect des personnes» où les individus sont traités comme des agents autonomes c'est à dire capable de réfléchir sur leurs propres objectifs personnels et aptes à agir par eux même. Les personnes dont l'autonomie est limitée ont le droit d'être protégés. Ce principe du respect des personnes implique de reconnaitre l'autonomie et de protéger ceux dont l'autonomie est diminuée. Ce concept d'autonomie n'est pas sans poser problème en recherche si l'on analyse les conditions du choix autonome du sujet de recherche. Ainsi le paternalisme des chercheurs est mis en défaut lorsque les sujets de recherche ne sont pas suffisamment informés des modalités de l'étude limitant ainsi leur libre participation à une expérimentation. Ces préoccupations sont centrales lorsque la recherche s'intéresse à des sujets vulnérables en raison de troubles cognitifs, d'incapacités psychiques ou d'immaturités. La bienfaisance appartient à l'histoire de la médecine et est exprimée au travers du Serment d'Hippocrate qui lui accorde une place de premier rang: c'est le fait de ne pas faire de mal et d'augmenter les avantages tout en réduisant autant que faire se peut les inconvénients d'une recherche. La justice se pose au travers de la question suivante: «Qui doit bénéficier de la recherche et en subir les inconvénients?» Le difficile problème de la sélection des sujets de recherche est très largement retrouvé dans l'histoire américaine qui relate amplement le fait que le fardeau de l'expérimentation a incombé aux patients démunis, pauvres et que les privilèges de ces recherches sont allées aux patients plus aisés.

Cette éthique de la recherche est étayée par des textes fondateurs dont il convient de rappeler les trois principaux:

- Le code de Nuremberg (1947) fait suite au jugement de Nuremberg rendu les 19 et 20 aout 1947 pour punir les auteurs de crimes (23 accusés, dont 20 médecins nazis) en relation avec des expérimentations humaines. De ce code est né dix articles ou lois auxquels les médecins sont assujettis s'ils font de la recherche: l'élément central étant la dignité humaine et le consentement du sujet de recherche. Ce code est devenu la référence civique, éthique et politique dans la seconde moitié du XX siècle. La référence au Code de Nuremberg est centrale pour éclairer les enjeux bio-médico-politiques du XXI ème siècle (Bayle, 1950).

- La déclaration d'Helsinki (1964) publiée par l'Association Médicale Mondiale a joué un rôle déterminant dans l'éthique de la recherche. Organisme apolitique crée au lendemain de la guerre, l'Association Médicale Mondiale joue un rôle capital dans l'élaboration de directives internationales d'éthique médicale. La déclaration d'Helsinki a connue plusieurs amendements successifs lors des diverses assemblées à Tokyo en 1975, à Venise en 1983, à HongKong en 1989, à Sommerset West en 1996, à Edimbourg en 2000, à Séoul en 2008 puis à Fortaleza en 2013. Ce texte est un énoncé de principes éthiques dont l'objectif est de fournir des recommandations aux médecins et autres participants à la recherche médicale sur les êtres humains. Celui-ci comprend également les études réalisées sur des données à caractère personnel ou des échantillons biologiques non anonymes (Déclaration d'Helsinki, 1964).

- Le Rapport Belmont publié en 1979 par le Département de Santé de l'Education et des Services Sociaux Américains fixe les grandes lignes de conduite pour la protection des sujets humains dans les recherches. Ce rapport fait suite à l'étude clinique de Tuskegee, Alabama sur la syphilis (1932-1972) effectuée par des médecins américains pour mieux connaître l'évolution de la syphilis lorsqu'elle n'est pas traitée. Les participants sont des métayers afro-américains pauvres qui se sont vu refuser le traitement de cette maladie, pourtant disponible dès 1943 grâce à la pénicilline. Après une trentaine d'années pendant lesquelles les institutions sanitaires ont laissé faire, le scandale éclate dans les années 1970 lorsqu'un médecin en santé publique, nommé Peter Buxtun, révéla à la presse l'existence de celle-ci après avoir vainement tenté d'alerter ses autorités de tutelle. Ce scandale est à l'origine du rapport Belmont qui établit les principes fondamentaux de la bioéthique en ce qui concerne l'expérimentation humaine. À cette occasion fut créé l'Office for Human Research Protections chargé de l'examen des protocoles expérimentaux et du respect des principes éthiques sans consentement de patients vulnérables (Rapport Belmont, 1979).

Spécificités de la recherche médicale

La recherche en santé est une activité humaine dont l'objectif est d'apporter des solutions attendues mais aussi parfois inattendues en relation avec la part d'incertitudes intrinsèques à chaque recherche vis-à-vis d'une problématique importante et insoluble à un moment donné. Cette recherche part d'un corpus de connaissances et va le remettre en cause. Idéalement l'acquisition de nouvelles connaissances doit viser à l'amélioration du bien-être de personnes ou d'un groupe de personnes visés par la recherche (bénéfice espéré pour la société). Le chercheur est de ce fait un créateur de connaissances mais peut être aussi un agitateur de consciences. Les responsabilités éthiques du chercheur sont multiples. Pour illustrer notre propos, nous allons relater les travaux sur la rage de Louis Pasteur (1822-1895) scientifique français et plus précisément sa demande d'autorisation de pouvoir injecter le virus de la rage à quelques prisonniers condamnés à mort dans les geôles brésiliennes en 1884. Il n'y avait plus, désormais qu'un seul pas à franchir pour passer du modèle animal à l'expérimentation humaine, afin d'appliquer une méthode de prophylaxie contre la rage. La lettre qu'adresse Louis Pasteur à Pedro II d'Alcantara, Empereur du Brésil reste très méconnue et peu diffusée par crainte de ternir l'image d'un grand scientifique animé d'une grande rigueur morale. Pasteur se heurte à un obstacle difficile et majeur : le passage du modèle animal à l'expérimentation humaine. Pasteur, ni médecin, ni chirurgien, raisonne en chercheur qui maitrise parfaitement le domaine des sciences fondamentales, s'adapte aux circonstances de l'époque et aux problèmes moraux lorsqu'il propose l'expérimentation humaine.

En France, en 1884, la peine de mort n'existe pas en tant que question métaphysique. Pasteur utilise ce que la société lui offre à savoir le condamné à mort en lui proposant une éventuelle rédemption sociale par la science. Pasteur ne dit rien du sort éventuel du condamné à mort. L'expérimentation en milieu carcéral n'avait rien d'exceptionnel à l'époque ou une forme de courant utilitariste déplace le droit de punir vers la défense de la société. Le condamné est un modèle humain, disponible à tout moment ce qui évite de se poser la question du consentement. La pratique des essais cliniques dans les maladies dégénératives neurologiques (Alzheimer) et autres démences révèle des tensions dans le champ éthique tant la situation de ces patients non autonomes sur le plan des fonctions cognitives pose des interrogations légitimes sur les modalités de recueil de leur consentement, des modalités de retrait de l'essai clinique et des bénéfices de la recherche au plan personnel pour les sujets inclus.

L'éthique individuelle du chercheur est au premier chef et les règles de la société ensuite. L'évolution éthique des mentalités ne permettrait pas aujourd'hui ce qui a été possible à une certaine époque. Le chercheur est directement confronté aux enjeux qu'il suscite dans sa pratique afin de valider une hypothèse de recherche. Le scientifique reste néanmoins l'expert et doit assumer un rôle prépondérant avec une certaine responsabilité directe et se soumettre à la démocratie sociétale puisque la prise de décision finale relève du domaine collectif.

Lettre de Pasteur d'après Raichvarg D. In Ethique de la recherche et éthique clinique. Paris, Editions L'Harmattan, 1998

L'éthique doit précéder le projet scientifique et le chercheur a à ce moment un rôle capital. Le problème récurrent est de se demander si par nature même, toute découverte doit être appliquée. Ainsi en physique nucléaire, lorsque Einstein (1879-1955) développe sa théorie sur la relativité avec sa fameuse loi $E = MC^2$ conduisant quelques décennies plus tard à l'application monstrueuse qu'était la bombe atomique, il assume pleinement sa responsabilité de chercheur dans des conditions politiques difficiles. La première fois, Einstein demande au Président des Etats-Unis de concentrer les efforts des chercheurs en physique nucléaire afin de devancer l'Allemagne nazie en 1942; puis en 1945, il écrivit une nouvelle fois à Roosevelt pour le supplier de renoncer à l'arme atomique. Einstein n'est qu'un individu dans la société et du reste il ne sera pas entendu. La société a-t-elle cette capacité de ne pas appliquer une découverte où la réflexion éthique peut-elle dans certaines conditions conduire à renoncer à une possible découverte ou application qui franchirait les limites du «bien». Jean-Claude Ameisen pense que la démarche du questionnement éthique doit être initié en amont en accompagnant la recherche à tous les stades de développement réduisant ainsi les risques que la science apparaisse comme inconséquente, irresponsable, voire inhumaine et que la société réclame en urgence une expertise dans un contexte fortement émotionnel (Ameisen, 2004).

Les impératifs éthiques en recherche médicale

Justification de la recherche

Le questionnement éthique s'est étendu à l'ensemble des secteurs scientifiques sous l'effet des interrogations légitimes liées à la question de la sécurité et d'environnement (physique nucléaire) tout comme le domaine de la biologie avec l'extension des limites de visibilité (génétique). La recherche sera justifiée si elle satisfait un certain nombre de protocoles qui définissent la scientificité (méthodologie et qualité de la recherche) et c'est en ce sens qu'elle accroit les connaissances. La validité scientifique du projet doit être vérifiée. Le Professeur Jean Bernard, premier Président du Comité Consultatif National d'Ethique en France soutenait que «tout ce qui n'était pas scientifique, n'était pas éthique». Le premier élément à considérer est la validité scientifique du projet de recherche. Le chercheur doit pour cela exprimer clairement l'objectif poursuivi par son étude. L'hypothèse de travail doit être identifiée et exprimée en langage clair. Ensuite le chercheur doit exposer les moyens utilisés pour répondre à son objectif. A ce titre il doit y avoir un équilibre entre la fin et les moyens entrepris (Doucet, 2002). Dans l'hypothèse de moyens extravagants par rapport à la fin poursuivie, nous sommes en mesure de nous demander si la recherche vaut la peine d'être entreprise; De la même façon si les moyens nécessaires à une recherche sont dispendieux et que le but poursuivi a peu d"intérêt scientifique, il est logique de se poser la question de la légitimité de cette recherche. La légitimité d'un projet de recherche est un critère important dans la mesure où celle-ci peut être à un instant donné socialement utile et acceptable d'un point de vue éthique.

Responsabilité du chercheur

Pour certains chercheurs, la recherche relève d'une liberté qui doit rester absolue avec pour seule limite celle imposée par ses pairs. Le principe de précaution ne doit pas devenir un principe d'inaction conduisant à une sclérose scientifique. Le chercheur va au-delà du connu et par conséquent du sûr. Les limites du chercheur dépendent de ce fait du chercheur lui-même mais doivent être discutées, définies et contrôlées par la société elle-même. Le chercheur ne peut plus aujourd'hui se satisfaire d'un plaisir égoïste d'une recherche pour lui-même qui ne serait jamais soumise à l'évaluation de sa pertinence.

Intégrité scientifique

Etymologiquement intégrité signifie intégralité. Ainsi il est souhaitable que le chercheur communique sur la totalité des résultats c'est à dire tous les résultats les positifs comme les négatifs qui très souvent restent méconnus car ces derniers ne valorisent pas le chercheur. Le chercheur à obligation également de ne pas tricher sur ses résultats, de ne pas truquer son expérimentation... Les cas les plus graves d'entorses à l'intégrité scientifique concernent la fraude, la falsification, le plagiat et la rétention de données, cette dernière ayant des conséquences potentiellement considérables dans les essais cliniques. «En dépit de l'attention croissante aux problèmes d'inconduite scientifique, les efforts pour promouvoir l'intégrité en recherche restent inefficaces», reconnaissait en 2010 dans les colonnes de Nature, Sandra Titus (Titus; Bosh, 2010), responsable des sciences de la santé de l'Office of Research Integrity Américain. Pourtant, propositions et initiatives ne manquent pas pour s'attaquer au problème. Pionniers en la matière, les États-Unis avaient créé en 1992, à la suite d'affaires de fraudes retentissantes, l'Office for Research Integrity. Cette organisation examine les rapports d'enquêtes menées dans les laboratoires financées par les puissants National Institutes of Health (NIH), principaux bailleurs de fonds publics de la recherche biomédicale aux États-Unis, en cas de suspicion de manquement à l'intégrité. «Nous savons que 2% des scientifiques reconnaissent avoir au moins une fois eu des comportements relevant de l'inconduite scientifique. Beaucoup tirent de cette observation la conclusion réconfortante qu'il n'y a que peu de brebis galeuses. Cependant, si on extrapole ce résultat aux 400.000 chercheurs financés par des fonds fédéraux, cela signifie que 8.000 d'entre eux ont commis des inconduites scientifiques dans leur carrière et que la majorité des cas restera indétectée», écrivait-elle en juillet 2010 dans Nature. L'affaire dite Hwang du Professeur Hwang Woo Suk, scientifique Coréen travaillant sur le clonage a révélé des failles importantes sur les modalités de publication et des mécanismes de contrôle des expérimentations et a conduit à la démission du chercheur de son Université.

Devoir d'information de ses pairs et de la Société

Le scientifique a le devoir éthique d'informer ses pairs. La publication est de ce fait incontournable car elle constitue un moyen d'évaluation et de validation des travaux scientifiques. Elle permet de surcroit de communiquer et d'échanger les uns avec les autres et est à ce titre un véritable instrument de communication. Néanmoins, les modalités de publication actuelles et de diffusion de l'information font qu'un fossé se creuse entre ceux qui savent et les autres et c'est toute la difficulté de la vulgarisation du savoir auprès du grand public. Cette dernière obligation est actuellement laissée un peu en jachère. Nous avons le sentiment actuellement que cette activité de production scientifique est dévoyée de son rôle essentiel et réduit au diktat de l'impact factor. Les groupes de presse scientifique orientent les domaines en général et certaines niches sont complètement absentes au détriment d'autres. Les conflits d'intérêts sont constants entre ceux qui produisent les nouvelles connaissances et ceux qui décident de la valeur réelle et de l'interprétation, de la signification de celles-ci. Les industriels sont pleinement immiscés dans les activités de recherche et leur pouvoir est devenu majeur. La pratique scandaleuse des compagnies pharmaceutiques ayant recours aux auteurs fantômes: le «ghostwriting», c'est-à-dire le recours à des auteurs fantômes afin de mieux positionner leurs produits sur le marché. Certaines compagnies pharmaceutiques ont mis au point des «plans de publication» visant à publier, entre autres, un maximum d'articles scientifiques vantant les mérites de leurs produits dans revues médicales les plus prestigieuses (New England Journal of Medicine etc.). Pour cela, elles développent des firmes de rédaction médicale qui mettent au point des articles promotionnels, au style tout à fait scientifique. Si certains de ces textes se contentent de mettre en évidence les bienfaits de médicaments testés dans un essai clinique au détriment d'une présentation claire des effets secondaires, d'autres présentent carrément des données falsifiées ou fabriquées. Dans d'autres cas, il s'agit de «revues systématiques», ces synthèses d'articles très lues par les médecins pressés. Les firmes de rédaction médicale contactent ensuite des médecins prestigieux véritable leaders d'opinion et, contre une rémunération parfois très élevée, leur demandent de signer l'article comme auteur unique. Comme ces médecins n'ont pas été payés directement par la compagnie pharmaceutique, ils ne déclarent pas de conflits d'intérêts qui pourraient attirer l'attention des lecteurs. Sur de telles pratiques, des médicaments aux effets douteux et même dangereux (Vioxx®), possiblement onéreux pour le système de santé mais lucratifs pour les compagnies pharmaceutiques, sont prescrits à de nombreux patients.

Le procès du Vioxx® a permis de recenser des dizaines d'articles de ce type vantant ce médicament antiinflammatoire qui fut retiré en 2004 du marché par la FDA. De la même façon, un manuel très utilisé en pédopsychiatrie qui recommandait l'usage de la Ritaline®, avait été rédigé par une écrivaine fantôme, Sally Laden, payée par la compagnie qui fabrique la Ritaline®. Les deux auteurs officiels du livre étaient le Dr. Charles B. Nemeroff, directeur du département de psychiatrie à l'University of Miami Medical School et le Dr. Alan F. Schatzberg, directeur du département de psychiatrie à Stanford University School of Medicine. Ces pratiques mettent en lumière des enjeux éthiques majeurs:

• la falsification d'un texte scientifique dans l'intention de tromper le public;

• le manque de rigueur et d'intégrité des auteurs fantômes, dont la conscience est endormie par l'argent ou des promesses de pouvoir;

• le manque d'esprit critique des revues médicales ou des maisons d'édition qui acceptent trop facilement des articles ou des livres d'auteurs prestigieux;

• l'abus de confiance des médecins qui se fient, pour leur pratique clinique, à la qualité des «données probantes» publiées dans les grandes revues;

• le manque de balises en droit et en éthique pour contrer ce genre de pratique;

• les conséquences désastreuses sur la santé publique de ces «partenariats publics-privés» entre l'industrie et l'Université.

La déclaration de Singapour en juillet 2010 résultant des travaux de la seconde conférence Mondiale sur l'intégrité en recherche énonce quatre principes et quatorze responsabilités que les chercheurs du Monde entier devraient suivre (Déclaration de Singapour).

Inter relation démarches éthiques et démarches scientifiques

La recherche et l'éthique interagissent et s'influencent l'une l'autre. La recherche, activité humaine par excellence, si elle permet d'apporter des solutions à des problèmes non résolus, elle en crée également des nouveaux et en particulier d'ordre éthique. Le questionnement éthique devrait débuter non pas au moment du développement des applications techniques mais le plus en amont possible lors de l'élaboration des projets de recherche. On réduit ainsi le risque que la science apparaisse irresponsable et que la société réclame une expertise éthique dans un contexte fortement émotionnel ou très médiatisé. La démarche éthique est de ce fait très comparable à la démarche scientifique, elle se déploie entre le savoir d'aujourd'hui et celui de demain, en perpétuel devenir et évolution. A chaque avancée de la science correspond des interrogations éthiques nouvelles sur les conséquences de ces avancées et découvertes ainsi que de leurs applications tout comme des représentations nouvelles qu'elles apportent en bousculant nos valeurs et représentations. Paradoxalement, il paraît plus aisé de maitriser les utilisations des applications d'une technique que de maitriser les conséquences humaines et sociales des nouvelles représentations produites par la science. Dans ce contexte de relations complexes entre recherche et éthique, nous percevons toute la place que doit occuper la réflexion et le débat éthique afin que la collectivité toute entière puisse se réapproprier la signification et les implications des grandes avancées scientifiques.

Conclusions

L'éthique de la recherche en santé apparaît comme une entreprise simple et complexe à la fois; cette complexité découle de la pratique scientifique actuelle avec des sources de financement multiples, de possibles conflits d'intérêts, des équipes multicentriques, un contexte légal variable selon les pays, des recherches risquées… Le chercheur va au-delà du connu et par conséquent du sûr et de ce fait ne peut pas contrôler tous ces paramètres de complexité croissante. Il est certain que le projet scientifique prendra une plus-value si le chercheur est familiarisé avec les données de base en éthique de la recherche. L'éthique apparaîtra alors non pas comme un obstacle, une nouvelle censure mais bien une interrogation sur le sens de cette recherche en mettant sans cesse en tension les enjeux contradictoires: intérêt de personnes par rapport à une communauté humaine, notion de liberté par opposition aux contraintes, différences de priorités entre les pays développés et pays émergents à une époque où la recherche scientifique tend à s'organiser comme une activité marchande. En plus des contraintes qui pèsent sur le chercheur, il y a celles de ces valeurs personnelles et intimes réorientant ou en prenant position en cas de nécessité absolue lorsqu'il a le sentiment d'une dérive où que son champ de recherche lui échappe.

Bibliographie

Ameisen JC. Relations entre éthique et recherche. In: La recherche peut-elle se passer d'éthique? 2004.

Bayle F. Croix gammée contre caducée. Les expériences humaines en Allemagne pendant la Deuxième Guerre Mondiale, Neustadt, Commission scientifique des Crimes de guerre. Code de Nuremberg. 1950.

Déclaration de Singapour. Disponible au: <www.cnrs.fr/comets/IMG/pdf/121030-singapour.pdf>.

Déclaration d'Helsinki. 1964. Disponible au: <www.wma.net>.

Doucet H. L'éthique de la recherche. Presses Universitaires de Montréal; 2002.

Hervé C. Ethique, politique et santé. Paris: Editions PUF; 2000.

Rapport Belmont. États-Unis: Département de la Santé, de l'éducation et des services sociaux des États-Unis; 1979.

Ricoeur P. Soi-même comme un autre. Paris: Editions Le seuil; 1990.

Titus S, Bosch X. The funding to research integrity. Nature. 2010;22(466):436-7.

Strauss L. La Pensée Sauvage. Paris: Editions Plon-Julliard; 1916.

3

PROMOÇÃO DA SAÚDE DE GESTANTES A PARTIR DE UMA TECNOLOGIA CENTRADA NA USUÁRIA

Patrícia Moreia Costa Collares
José Eurico Vasconcelos Filho
Raimunda Magalhães da Silva

Introdução

As gestantes encontram na atenção básica o ambiente propício para o pré-natal, promoção da saúde e prevenção de agravos à saúde do binômio mãe e filho, porém ainda pouco resolutivas. Centra-se este texto em uma estratégia de promoção da saúde mediada por um recurso tecnológico, o aplicativo Mamãe dia a dia, para Android, voltado para gestantes e profissionais envolvidos no pré-natal. O aplicativo se mostrou uma ferramenta prática de aprendizagem e monitoramento, com informações contextualizadas, fidedignas e acessíveis, a ser incorporada à rotina da gestante, desde o início do pré-natal.

Os debates acerca da promoção da saúde têm registros nacionais e internacionais que datam do século imediatamente passado. No caso particular do Brasil, encontram-se contemplados na legislação regulamentadora do Sistema Único de Saúde (SUS). Considerando a atenção básica em saúde como a "porta de entrada" no sistema de saúde brasileiro, este é um espaço propício ao desenvolvimento de estratégias de promoção da saúde. Assim, para pensar em promoção da saúde da mulher na atenção básica, é fundamental discutir quais são os recursos financeiros e temporais disponíveis, bem como as necessidades reais das usuárias, que favorecem a implementação de ações concretas e pertinentes à saúde.

Como exemplo de programas que confirmam essa evolução nas políticas voltadas para a atenção à saúde da mulher, pode-se mencionar a Política Nacional de Atenção Integral à Saúde da Mulher (Pnaism), o *Programa de Humanização no Pré-Natal e Nascimento (PHPN)* e o Sistema de Informação em Saúde sobre o *Programa de Humanização no Pré-Natal e Nascimento (Sisprenatal)*, dentre outros, que colaboram para um melhor atendimento nas unidades de saúde, favorecendo o bem-estar, a acolhida e a tentativa de se estabelecer um vínculo de cumplicidade com os profissionais da equipe multidisciplinar dentro dos serviços.

Nessa perspectiva, a implantação do *Programa de Assistência Integral à Saúde da Mulher (Paism)*, na década de 1990, veio estimular o desenvolvimento de atividades tecnológicas educativas, em usuárias da atenção primária e secundária em saúde, por meio de projetos (Shimizu; Lima, 2009). As políticas públicas, em sua gênese, são carregadas de uma visão de senso comum, e o papel dos profissionais de saúde é batalhar para que adotem pontos de vista mais globais, cercados de cientificidade, e menos normativos, sem, no entanto, perderem objetividade e aplicabilidade.

O conhecimento popular deve ser valorizado com estratégias que visem à educação em saúde para autonomia de sujeitos e grupos sociais. O empoderamento dos usuários nos serviços os torna corresponsáveis por sua saúde. Buscou-se ensejar uma ferramenta de apoio contínuo à realização das rotinas do pré-natal que favorecesse o monitoramento, bem como as interações com as grávidas, para que estas dispusessem de um serviço adaptado culturalmente a sua linguagem e suas necessidades.

Os serviços de saúde vivenciam desafios postos pelas mudanças demográficas e epidemiológicas. Nessa perspectiva, inserem-se as inovações em saúde como protagonistas de uma necessidade tangível à expansão do acesso e à adequação do sistema às necessidades da população. Entretanto, há de se dimensionar a complexidade da saúde para uma investigação da potencialidade e dos desafios impostos na implantação de uma dinâmica inovativa para a reestruturação dos serviços (Costa *et al.*, 2012).

As inovações tecnológicas em saúde respondem por uma parcela significativa do esforço em pesquisa e desenvolvimento mundial na sociedade contemporânea do conhecimento (biotecnologia, tecnologia da informação e comunicação, entre outras). No entanto, há de se reconhecer a necessidade de aprofundamento dos conhecimentos em saúde e da implementação de iniciativas que busquem um modelo de desenvolvimento socialmente inclusivo e economicamente competitivo (Gadelha; Costa, 2012).

O Ministério da Saúde (MS), por meio da Secretaria de Ciência, Tecnologia e Insumos Estratégicos (SCTIE), tem estabelecido, no campo institucional, consensos que respaldam a Política Nacional de Ciência, Tecnologia e Inovação em Saúde (PNCTIS) e derivam da Agência Nacional de Prioridades de Pesquisa em Saúde (ANPPS). Essas iniciativas buscam o incentivo no desenvolvimento de tecnologias que visem a ações preventivas dentro da rede de saúde (Albuquerque; Serruya, 2009; Brasil, 2008a).

O panorama das tecnologias em saúde de cunho assistencial foi investigado por meio de uma pesquisa de anterioridade na temática revelando o grau de ineditismo dessa pesquisa. Entre os bancos de dados acessados, destacam-se as bibliotecas virtuais de acesso livre (Ebsco, Bireme, Sociedade Brasileira de Informática em Saúde e Google Acadêmico, entre outras), o site do Instituto Nacional de Propriedade Industrial (Inpi/Patente Online) e a Rede de Bibliotecas e Unidades Cooperantes da Saúde – Brasil (Rede Biblio-SUS). No período de 2004 a 2014, foram selecionadas 86 obras correlacionadas à temática, abordando a gestação, tecnologia da informação e comunicação e sistema especialista em saúde, porém, nenhuma dessas desenvolviam proposta semelhante à pesquisa mencionada neste artigo.

Como produto da pesquisa ora sugerida, será disponibilizado um serviço tecnológico voltado ao empoderamento da gestante acerca do cuidado com o binômio mãe e filho. Este contém informações multimídia sobre as fases do período gestacional, associadas a conteúdos de fácil compreensão sobre saúde, por serem individualizados, contextualizados e culturalmente adequados e acessíveis. Soma-se a isso um inquérito de saúde que servirá para a alimentação de dados sobre o pré-natal, mediante um sistema especialista para gestantes não afeitas à identificação de situações de risco, apoiando o direcionamento de ações de pré-natal.

A perspectiva é de que os profissionais da atenção básica em saúde tenham em mãos uma ferramenta de apoio contínuo à realização de suas atividades de prestação de serviço que favoreça o monitoramento, bem como as interações com as grávidas e que, por sua vez, estas disponham de um serviço adaptado culturalmente a sua linguagem e necessidades.

Evocam Zanetta, Nobre e Lancarotte (2010) a ideia de que o paciente deve estar no centro da tomada de decisão quando se almeja a incorporação de tecnologias. Tal escolha é dependente de investimentos na produção de instrumentos dialógicos que respeitem o ponto de vista do cidadão, da formação solidária dos profissionais de saúde, na criação de sistemas de avaliação da qualidade da informação prestada e, por fim, na comprovação testada da qualidade e efetividade da informação.

É certo que, para se chegar ao modelo tecnológico ideal, faz-se importante percorrer um modelo linear que tem início na conciliação entre os saberes biomédicos e o conhecimento de gestantes, passando pela transformação e adaptação desse conhecimento pela tecnologia e se concretizando com a incorporação dessa tecnologia nos serviços de saúde com seus agentes sociais (profissionais e gestantes). Assim, foi estabelecida como pressuposto a inovação da assistência pré-natal centrada no desenvolvimento de um serviço acessível e contextualizado para usuárias e profissionais de saúde, como modo de aproximação cultural entre estes, atendendo ao objetivo de subsidiar o acesso e a qualidade do cuidado gestacional.

Zanetta, Nobre e Lancarotte (2010) expressaram, ainda, a noção de que a informação disponibilizada ao paciente não pode ser mascarada por um vocabulário hermético e científico, devendo ser prestada de forma clara e compreensível, ou seja, há de se equilibrar o discurso dos envolvidos para uma tomada de decisão mais consciente e participativa, respeitando as relações cognitivas.

Diante do exposto, objetivou-se relatar a fase de implementação em um serviço de atenção primária em saúde com fins de avaliação do aplicativo Mamãe dia a dia direcionado à promoção da saúde de gestantes.

Método

A proposta metodológica para esta pesquisa se apoiou na interface entre a abordagem qualitativa, a tecnologia da informação e comunicação e o arcabouço teórico da assistência pré-natal, servindo para o desenvolvimento de um serviço tecnológico que visa tornar o processo decisório mais seguro e eficiente por parte de seus usuários (profissionais da atenção básica em saúde e as gestantes) favorecendo, assim, uma melhoria no acesso à informação e na qualidade do pré-natal.

A pesquisa ocorreu em três momentos. Na fase exploratória, foram entrevistadas 16 enfermeiras do pré-natal, quatro gestores e 27 gestantes atendidas nas unidades primárias de saúde de vários bairros de Fortaleza. Esses dados fundamentaram a segunda fase: a criação de um aplicativo para Android chamado Mamãe dia a dia. Esse aplicativo permitiu uma visão ampla das demandas, bem como uma sequência cronológica acerca do pré-natal e das necessidades informacionais das gestantes. Na terceira fase, realizou-se uma avaliação preliminar por meio de uma apreciação normativa do aplicativo no serviço de pré-natal, envolvendo 15 gestantes e cinco enfermeiras.

Considerando o estabelecido na resolução nº 466/2012, do Conselho Nacional de Saúde, critérios éticos foram obedecidos e o estudo foi submetido à avaliação e aprovado pelo Comitê de Ética em Pesquisas em Seres Humanos da Unifor.

Resultados e discussão

O produto dessa pesquisa está centrado em um serviço tecnológico acessível e culturalmente adequado ao cuidado com o binômio mãe e filho durante a assistência gestacional na ABS. Este contém informações multimídia sobre: as fases do período gestacional, dicas de alimentação, suplementos, vacinas, exames e orientações diversas sobre o cotidiano em saúde gestacional. Soma-se ao suporte informacional um inquérito de saúde que serve para a alimentação de dados sobre a gestante, por meio de um sistema especialista que apoia na identificação e gerenciamento de situações de risco.

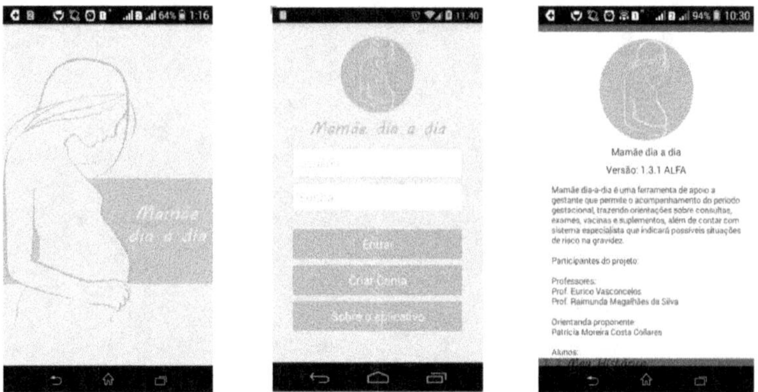

Figura 1: telas ilustrativas do aplicativo Mamãe dia a dia.

Fonte: os autores

Em síntese, o aplicativo conta com uma tela inicial de login, seguida pelo cadastro. A tela principal dispõe de campos divididos em um menu: "Ações da semana" (atividades a serem cumpridas pela gestante considerando a semana gestacional), "Como estou" (inquérito acerca da sintomatologia, para classificação do risco gestacional), "Pendências" (relatórios de ações não realizadas), "Informações para você" (texto sobre: as mudanças no corpo, desenvolvimento do feto, dicas de saúde e rotinas do pré-natal etc.), "Meu histórico" (síntese de todas as ações realizadas por ela), "Minhas recordações" (álbum da gestação) e "Rádio-mamãe" (áudio sobre: a gestação, dicas de saúde, rotinas do pré-natal e o parto).

Para Krippendorff (2000), a criação dos artefatos tecnológicos perpassa a conversação/diálogo entre designers e usuários, sendo uma condição necessária ao design centrado no ser humano. Assim, essa fase de avaliação do aplicativo teve por intuito ensejar adaptações do aplicativo Mamãe dia a dia que viessem a favorecer sua futura reprodutibilidade. A seguir, são apresentadas e descritas as gestantes que participaram dessa fase. Ressalta-se que também participaram do estudo quatro enfermeiros e uma médica.

Tabela 1: caracterização sociodemográfica das gestantes entrevistadas

VARIÁVEL	N
Faixa etária (n = 15)	
18 a 26	12
27 a 36	03
Procedência (n = 15)	
Fortaleza (CE)	14
Outros	01
Estado civil (n = 15)	
Casadas/união estável	11
Solteiras	04
Cor da pele/etnia (autodeclarada) (n = 15)	
Parda	08
Branca	04
Preta	02
Indígena	01
Nível de escolaridade (n = 15)	
Ensino fundamental	07
Ensino médio	07
Ensino superior	01
Renda familiar (n = 15)	
Nenhuma renda	01
Até 1 salário mínimo	09
De 1 a 2 salários mínimos	02
De 2 a 3 salários mínimos	02
Mais de 1 salário mínimo	01
História ocupacional (n = 15)	
Não trabalha	08
Autônomo	02
Auxiliar de consultório ou administrativo	02
Balconista	01
Confecção gráfica	01
Professora	01

Fonte: Dados da pesquisa.

Integraram o estudo 15 mulheres, procedentes de Fortaleza, com faixa etária de 18 a 36 anos. Destas, a maioria estava no intervalo de 18 a 26 anos, sendo 11 casadas ou com união estável e sete delas tendo cursado apenas o ensino fundamental ou médio. Em relação à etnia, um maior número declarou ter a cor da pele parda (oito), seguida por branca (quatro). Quanto à ocupação, oito não trabalham formalmente, e nove têm renda familiar de até um salário-mínimo (tabela 1).

A história gestacional do grupo investigado demonstra que a maioria está na primeira ou segunda gestação (11), sendo três com idade gestacional compatível ao primeiro trimestre de gestação, seis no segundo trimestre e seis no terceiro. O marco inicial do acompanhamento pré-natal foi de dez a 15 semanas (dez gestantes).

Para Silveira e Ribeiro (2005), a adesão ao acompanhamento pré-natal inclui fatores terapêuticos e educativos relacionados às usuárias, envolvendo aspectos vinculados ao reconhecimento. A aceitação das condições de saúde prevê uma adaptação ativa a elas, com a identificação de fatores de risco no estilo de vida, o cultivo de hábitos e atitudes promotores de qualidade de vida e o desenvolvimento da consciência para o autocuidado.

Sobre o número de consultas realizadas até o momento da pesquisa, quatro gestantes fizeram de uma a duas, seis de três a cinco e três de seis a nove consultas de pré-natal. Tais dados evidenciam que o grupo entrevistado tem um perfil satisfatório de adesão à rotina do pré-natal (tabela 2). A gestante que realizou um maior número de consultas (nove) está no final do período gestacional (36 semanas) e apresentou uma alteração em seu estado de saúde no segundo trimestre de gestação.

O pré-natal de risco habitual é realizado com o objetivo de vigiar a saúde das gestantes, visando conter os possíveis riscos. É preciso ter a estrutura ambulatorial apropriada, possibilitando dispor também de referência dos casos de alto risco identificados (Costa; Guilhem; Walter, 2005). Nesses casos, apontam-se, no mínimo, uma consulta no primeiro trimestre de gestação, duas no segundo e três no terceiro. As gestantes devem ser acompanhadas até atingir o trabalho de parto ou ser alcançado o período de risco para pós-maturidade, em torno da 42° semana (Piccinini *et al.*, 2012).

Relativamente à obtenção de informações a respeito de gestação, parto e puerpério, a maioria das gestantes (13) respondeu que havia recebido informações, e as fontes mais citadas da obtenção dessas informações foram a internet (seis), profissionais de saúde (cinco), amigos e familiares (três), livros e revistas (dois). Das 15 gestantes entrevistadas, apenas quatro relataram que a falta de informação não interferia em sua rotina de vida (tabela 2). Etges, Oliveira e Cordova (2011) ressaltam a importância conferida à adequada transmissão de orientações às gestantes, com fornecimento de informações para melhorar a qualidade de vida e minimizar seus anseios.

Tabela 2: caracterização da história gestacional das entrevistadas

VARIÁVEL	N
Número de gestações anteriores (n = 15)	
1 a 2	11
3 a 5	04
Período gestacional atual (n = 15)	
Primeiro trimestre	03
Segundo trimestre	06
Terceiro trimestre	06
Início do pré-natal (n = 15)	
5 a 9 semanas	03
10 a 15 semanas	10
16 a 20 semanas	02
Número de consultas de pré-natal realizadas (n = 15)	
1 a 2	04
3 a 5	08
6 a 9	03
Busca por suporte informativo (n = 15)	
Nenhum tipo de informação	02
Informações com profissionais de saúde	05
Informações com amigos e familiares	03
Informações em livros e revistas	02
Informações na Internet	06
Quanto a gravidez afetou a rotina de vida das gestantes (n = 15)	
Não interfere	04
Interfere pouco	01
Interfere medianamente	02
Interfere muito	08

Fonte: dados da pesquisa

A transformação física e psicológica da gestante é constante, requisitando de sua rede informal (família e amigos) e formal (profissionais de saúde) um olhar integral e resolutivo. Baracho (2012) assinala que, no período gestacional, a mulher se torna mais receptiva às informações e ao aprendizado, seguindo novas rotinas que beneficiem sua saúde, o que torna a gestação um momento favorável para a atuação fisioterapêutica preventiva.

O grupo ora descrito participou, durante o período de um mês, da utilização do aplicativo Mamãe dia a dia em encontros sediados na Uaps de referência. Chama a atenção o baixo nível educacional de algumas gestantes, que expressaram dificuldades no treinamento para uso do aplicativo, sendo necessário um suporte direcionado dos pesquisadores.

Durante o pré-natal, as mulheres desenvolvem habilidades de letramento funcional em saúde (LFS) para tomar decisões sobre as estratégias de prevenção e abordagens terapêuticas. Nesse âmbito, encontra-se a definição de letramento funcional em saúde como sendo a capacidade de obter, processar e compreender informações e serviços para tomar decisões e favorecer a saúde pessoal. Isso inclui a capacidade de se comunicar, acessar a saúde e estar envolvido em cuidados clínicos (Koay *et al.*, 2013). Reportando-se ao grupo das gestantes, estas são, muitas vezes, solicitadas a relatar sua história gestacional atual e pregressa para tomar decisões importantes dentro da rede de serviços de saúde do SUS, seja no atendimento multiprofissional individual ou em grupos das gestantes.

Percebeu-se que um recorte desse grupo encarava a gravidez como algo que não carece de muitas informações. Assim, não demonstraram motivação e/ou curiosidade sobre os conteúdos abordados. O mesmo grupo considerava que a gestação e a falta de informação não afetavam sua rotina de vida (três gestantes multíparas).

Dando seguimento à análise do aplicativo, segue a apreciação normativa do objeto, no caso, a tecnologia que será apresentada de acordo com a fidelidade ao planejado e a qualidade do produto (Champagne *et al.*, 2011).

Fidelidade ao planejado e qualidade do produto

Krippendorff (2000) assinala que quando se colocam os usuários no centro das preocupações, algumas soluções tecnológicas surgem com o objetivo de enfrentar problemas sociais, expandindo suas possibilidades de uso e evolução no processo de remodelagem.

O aplicativo Mamãe dia a dia seguiu com fidelidade o preconizado em sua fase de concepção. Poucos ajustes foram sugeridos pelos usuários do sistema, que apontam um retrato em números da avaliação preliminar deste material, por parte de 15 gestantes e cinco profissionais de saúde (um médico e quatro enfermeiros). As sugestões e comentários desse grupo foram incorporados à versão do aplicativo pós-teste.

Quadro 1: caracterização dos elementos constitutivos do aplicativo Mamãe dia a dia

ELEMENTOS DO APLICATIVO		
HISTÓRICO CLÍNICO → Temas presentes nas árvores de questões		
Hipertensão arterial sistêmica	Doenças pulmonares: pneumonia, tuberculose	Epilepsia
Diabetes *mellitus*	Cardiopatia	História gestacional
Alergia medicamentosa • Dipirona • Plasil • Ácido Acetilsalicílico • Paracetamol • Outros	Tireoidopatia	Realização de exame para confirmar grupo sanguíneo e fator RH
	Doenças mamárias	Realização de exame para confirmar gestação
	Doença renal	Agendamento de consultas
	Sífilis	—
AÇÕES DA SEMANA		
Consultas de pré-natal		
Exames	Glicemia, hemograma, grupo sanguíneo e fator Rh, VDRL, sorologia para toxoplasmose, rubéola, HIV, sumário de urina, exame preventivo de câncer de colo de útero (papanicolau), ultrassonografia	
Suplementos	Ácido fólico, sulfato ferroso, vitamina C, vitamina D, cálcio	
Vacinas	Antitetânica, contra a hepatite tipo B, contra gripe comum e H1N1	
COMO ESTOU → Temas presentes nas árvores de questões		
Dores abdominais e contrações uterinas	Sinais de parto normal, prematuro ou aborto	
Dor de cabeça indicativa de hipertensão arterial	Sinais de fadiga e sonolência	
Tontura associada a hipoglicemia	Dores nas costas	
Náusea associada a vômito persistente e perda de peso	Alteração de equilíbrio com risco de queda	
Aumento da frequência urinária como sinal de alerta para incontinência ou infecção urinária		

Fonte: dados apresentados pela equipe técnica do PSE/Cores VI – 2014

É consenso entre o grupo de profissionais de saúde e gestantes a ideia de que o design das telas é compreensível e também relevante. O conteúdo abordado está disponível em linguagem clara para os níveis distintos de escolaridade, e as informações e os conteúdos disponibilizados também são claros para a maioria do grupo. Ressalva feita à tela de acesso e a ações da semana, quanto à clareza do conteúdo, por parte de uma gestante, e à tela de créditos, quanto à importância de sua presença por parte de um enfermeiro.

Seguindo os pressupostos teóricos do Letramento Funcional em Saúde (LFS), aplicou-se um instrumento para avaliar a qualidade da informação disponibilizada à gestante. De acordo com o instrumento Simple Measure of Gobbledygook (Smog), descrito por McLaughlin, em 1969, voltado para análise do nível de escolaridade requerido para leitura, o grau de dificuldade de leitura, identificado como instrumento, indicou a necessidade de 12 anos de estudo, o equivalente ao final do ensino fundamental e início do ensino médio. O grupo das gestantes envolvido nessa fase da pesquisa contava com, aproximadamente, 50% delas com ensino médio, e a outra metade, com ensino fundamental. Tal fato suscitou a adequação do conteúdo do aplicativo, reduzindo o número de palavras polissílabas por sinônimos de melhor compreensão.

Essa adequação do conteúdo segue os pressupostos do LFS, quando este prevê a adoção de medidas voltadas para o aumento do grau de letramento. Estas devem melhorar as competências das pessoas e dos serviços de saúde, aperfeiçoando a comunicação escrita e/ou oral e satisfazendo as necessidades e habilidades dos usuários. Os autores sugerem, como indicador de adequada compreensão para a comunidade leiga, textos nos quais o nível de letramento seja equivalente a sete ou oito anos de estudo (Passamai *et al.*, 2012).

Considerações finais

No decorrer da presente pesquisa, perceberam-se necessidades concernentes ao desenvolvimento de uma tecnologia com forte componente informacional que viesse a ser uma ferramenta de educação em saúde para favorecer o empoderamento de gestantes. Algumas características foram pensadas como essenciais para serem incorporadas nesse produto, a fim de que: acompanhasse as tendências da vida contemporânea das pessoas (pouco tempo, imediatismo, Internet como fonte de informação, acesso a celulares); tivesse a capacidade de crescimento/ampliação (escalabilidade); fosse de fácil atualização contínua; e, por fim, atendesse ao seu público-alvo de modo personalizado e direcionado ao contexto da gestante.

Admite-se o potencial dessa tecnologia no favorecimento de maior conhecimento e gerência do corpo gravídico pela mulher, com pretensões de melhoria das condições de vida e saúde dos binômios mãe e filho. Mantém-se a consciência de que esse produto tecnológico necessita ser submetido à extensiva validação para ser transferido para os serviços de saúde.

Referências

Albuquerque IO, Serruya SJ. A política de gestão de tecnologias: fortalecimento da regulação do Estado e da função gestora no sistema público de saúde. In: Mandarino ACS, Gomberg E. Leitura de novas tecnologias. Salvador: Edufba; 2009.

Barracho E. Fisioterapia aplicada à saúde da mulher. 5 ed. Rio de Janeiro: Guanabara; 2012.

Brasil. Ministério da Saúde. Secretaria de Ciência, Tecnologia e Insumos Estratégicos. Departamento de Ciência e Tecnologia. Política nacional de ciência, tecnologia e inovação em saúde. 2 ed. Brasília: Ministério da Saúde; 2008a.

________. Ministério da Saúde. Núcleo Técnico da Política Nacional de Humanização. Acolhimento nas práticas de produção de saúde. 2 ed. Brasília: Ministério da Saúde; 2008b.

Champagne F et al. A apreciação normativa. In: Brousselle A et al. Avaliação: conceitos e métodos. Rio de Janeiro: Fiocruz; 2011.

Costa AM, Guilherm D, Walter MIMT. Atendimento a gestantes no Sistema Único de Saúde. Revista Saúde Pública. 2005;39(5):768-74.

Costa LS et al. A dinâmica inovativa para a reestruturação dos serviços de saúde. Revista Saúde Pública. São Paulo. Dez 2012;46(Supl. 1).

Etges MR, Oliveira DLLC, Cordova FP. A atenção pré-natal na ótica de um grupo de mulheres usuárias do subsetor suplementar. Revista Gaúcha Enferm. 2011;32(1):15-22.

Gadelha CAG, Costa LS. Saúde e desenvolvimento no Brasil: avanços e desafios. Revista Saúde Pública. Dez 2012;46(Supl. 1):13-20.

Koay K et al. Suboptimal health literacy in patients with lung cancer or head and neck cancer. Support Care Cancer. 2013;21:2237-2245.

Krippendorff K. Design centrado no ser humano: uma necessidade cultural. Estudos em design. Rio de Janeiro. Set 2000;8(3):87-98.

Passamai MPB et al. Functional health literacy: reflections and concepts on its impact on the interaction among users, professionals and the health system. Interface: Comunicação, Saúde, Educação. Abr-jun 2012;16(41):301-14.

Piccinini CA et al. Percepções e sentimentos de gestantes sobre o pré-natal. Psicologia: teoria e pesquisa. 2012;28(1):27-33.

Shimizu HE, Lima MG. As dimensões do cuidado pré-natal na consulta de enfermagem. Revista Brasileira de Enfermagem. 2009;62(3):387-92.

Silveira LMC, Ribeiro VMB. Compliance with treatment groups: a teaching and learning arena for healthcare professionals and patients, Interface: Comunicação, Saúde, Educação. Set 2004-fev 2005;9(16):91-104.

Zanetta R, Nobre MRC, Lancarotte I. Incorporação de tecnologia centrada no paciente. In: Nita ME et al. Avaliação de tecnologias em saúde: evidência clínica, análise econômica e análise de decisão. Porto Alegre: Artmed; 2010.

4 | SABERES EM SAÚDE, CIÊNCIA E COMUNICAÇÃO: CONTRIBUIÇÕES PARA A PROMOÇÃO DA SAÚDE

Maria Ligia Rangel

Jane Mary Guimarães

Adroaldo Belens

Gabriela Lamego

Cecilia Simonetti

Introdução

Saberes em saúde, ciência e comunicação circunscrevem a interface entre a saúde e a ciência por meio da comunicação. Este texto trata dessa interface, buscando explorar alguns aspectos da relação que se estabelece na sociedade brasileira entre os saberes produzidos sobre saúde e doença nos campos social e científico, considerando a mediação de práticas de comunicação, utilizando ou não meios tecnológicos.

Os processos de produção de saberes ou conhecimentos, científicos ou não, são complexos. Embora se deem em esferas distintas da vida social, no mundo da vida e no mundo das instituições, respectivamente, na literatura acerca dos fenômenos que caracterizam a sociedade contemporânea como sociedade da informação, do conhecimento, dentre outros, há consenso quanto ao entrelaçamento dos modos de conhecer na vida social e na vida profissional, embora o conhecimento seja visto mais como um produto intelectual ou tecnológico do que como uma produção contextual (Cetina, 1999).

A produção de saberes em saúde não escapa dessa condição e é extremamente diversificada em distintos contextos, tanto na vida cotidiana, com base na tradição e nas experiências vividas pelos sujeitos, como nos grandes centros acadêmicos e científicos, a partir de estudos e pesquisas, em laboratórios ou em outros espaços sociais. Entretanto, é o conhecimento científico que goza de legitimidade social e é investido de valor de verdade sobre a saúde e a doença.

Dessa maneira, a comunicação em saúde se torna um campo de circulação de informações e conhecimentos que favorece, mais ou menos, a legitimação de ideologias, definidas como repertórios de conteúdos, opiniões, atitudes ou representações (Pinto, 1999) do real, produzidas por diferentes atores sociais, transmitidas por diversos meios e canais e às quais são atribuídos sentidos por distintos receptores em contextos diversos.

A comunicação em saúde se constitui como um elemento complexo, em razão das especificidades do setor Saúde e das intencionalidades em jogo (Guimarães, 2014). De um lado, há estratégias comunicacionais, via meios massivos, que incentivam o consumo de produtos comercializados (tecnologias diagnósticas e terapêuticas) contribuindo para a hipermedicalização da sociedade. De outro lado, profissionais de saúde, especialmente o médico, mediante a comunicação interpessoal, agem intermediando a relação entre produtores e consumidores das tecnologias, com o foco sobre a doença e o indivíduo.

De modo geral, as fontes de informação para a construção do conteúdo informativo são as mais diversas, de modo que este é produzido nos locais de trabalho, da atenção à saúde, seja em serviços públicos ou privados, de vizinhos, nos sindicatos, na imprensa local, regional, nacional. Esses conteúdos que circulam são trocados e apropriados em contextos diferentes daqueles em que foram produzidos. Contudo, não se pode negligenciar a forte presença midiática do médico como fonte privilegiada da informação em saúde não especializada, tendo em conta que, nessa sociedade, o modelo de atenção à saúde é "medicocêntrico" e a imprensa se move nesse campo orientada pelo senso comum dos jornalistas.

As informações em saúde estruturadas e oferecidas ao público leigo, por meio de revistas, jornais, TV e rádio, são marcadas por intencionalidades dos meios e de seus aliados, para venda de produtos no mercado (Guimarães, 2014). Disso decorre que mediações de ordem sociocultural, e não só tecnológica, participem dos processos de produção, circulação e apropriação dos saberes em saúde. Assim, a comunicação em saúde se torna um campo complexo, em que circulam mensagens que se confrontam, se contradizem, e o processo de atribuição de sentido se constitui em uma atividade diversificada, multidirecional.

Tendo em conta, também, a complexidade do cenário da Saúde, os sistemas, os serviços, as práticas institucionais e comunitárias, os meios e os espaços por onde circulam informações e conhecimento e modificam a configuração e organização das relações sociais nesse campo, admite-se que, quanto mais concentrados os conhecimentos e as informações em um campo social, maiores são as desigualdades e iniquidades sociais.

De fato, a análise dos saberes circulantes em saúde pode evidenciar questões presentes nas relações cotidianas, sejam elas mediadas pelo poder ou por questões ideológicas que estigmatizam, neutralizam, naturalizam, culpabilizam, subordinam ou emancipam sujeitos em interação ou, ainda, possibilitam a concentração do saber em certos atores sociais que tradicionalmente ocupam o lugar de criadores e detentores da verdade, permitindo ou não sua ampla apropriação. Assim, os modos de circulação e apropriação de saberes podem contribuir para transformar ou reafirmar modos de subjetivação, manifestando-se nas ações comuns e na formação de novas redes de comunicação.

Os saberes em saúde se constroem em distintos contextos sociais das casas, das ruas, das igrejas e terreiros, na individualidade e na coletividade de atores, sujeitos imersos na sociedade contemporânea. Nesta, as possibilidades de compartilhar saberes se potencializam cada vez mais por meio de redes telemáticas, transpondo as barreiras do tempo e do espaço em um mundo globalizado. Desse modo, é visível como os modelos hegemônicos de pensamento sobre a saúde, nomeadamente o modelo biomédico, se expandem no tecido social, por meio das redes telemáticas, carregando consigo o conteúdo ideológico de uma promoção da saúde que responsabiliza e culpabiliza o sujeito por sua condição de saúde, em nome da autonomia, do direito de escolha individual (Castiel, 2007).

Diante disso, uma agenda de pesquisa que focalize os saberes em saúde na sociedade deve ter na pauta a disputa de sentidos para as informações e os conhecimentos que circulam nessa sociedade e que contribua para: a) a compreensão dos processos históricos e sociais que produzem a saúde e a doença; b) as formas de controle de doenças e agravos; c) as dinâmicas sociais que favorecem a prevenção das doenças e o acesso ao cuidado nos sistemas e serviços de saúde, tendo no foco a oferta abusiva de meios diagnósticos e terapêuticos potencialmente iatrogênicos; d) as dinâmicas sociais que favorecem a prevenção das doenças, tendo no foco as diversas informações e conhecimentos oriundos de setores vinculados à comercialização de mercadorias, bens e serviços de saúde; e) as dinâmicas sociais que favorecem a promoção da saúde, nomeadamente enquanto possibilidade de ações concretas sobre os determinantes sociais. Desse modo, o papel da ciência, na interface saúde e comunicação é, também, o de construir objetos que problematizem os modos como os saberes circulam e são apropriados.

Pode-se evidenciar uma realidade em que a doença se sobrepõe à vida e o consumo de tecnologias médicas à proteção e promoção da saúde. Todavia, as diferentes concepções que se entrelaçam nas relações sociais e históricas determinam saberes e práticas articuladas ao cuidado de si, de modo a organizar, determinar e orientar formas de viver. Diante disso, problematizar a comunicação é fundamental, pois é nesse terreno que opera toda a dinâmica da produção, circulação, consumo de saberes e a apropriação de informações e conhecimentos que resultarão em percepções e ações (Santos, 1988). Por meio da comunicação, os saberes são mobilizados na sociedade e rotas de circulação são criadas, tornando-os visíveis ou ocultos, dando lugar à disputa simbólica.

Compreender esse fenômeno complexo requer olhares de várias disciplinas, as do campo da saúde, das políticas, da sociologia e da antropologia. Diversas práticas em saúde repousam sobre saberes de culturas e etnias diferentes que não são considerados ou, pelos menos, encontram-se historicamente silenciados pelo saber biomédico. Contribuições importantes emergem das ciências sociais que evidenciam outras racionalidades do cuidado à saúde na prática cotidiana. Contudo, no campo da Saúde, naturalizam-se prescrições de hábitos, cuidados, determinações sobre o viver das pessoas, sem que estas tomem posse desses conhecimentos como sujeitos que podem, de fato, interferir em seu processo de atenção ou de saúde e doença e na própria produção de verdades científicas.

Ademais, a cultura científica pressupõe uma dinâmica que compreende a produção conhecimentos e saberes pelas instituições com seus pesquisadores, o ensino de ciências com seus professores e alunos, as políticas públicas de Ciência e Tecnologia (C&T) que contemplam as tecnologias de informação e comunicação, pelas quais divulgam conhecimento em saúde por meio dos meios de massivos e nas redes sociais.

É necessário compreender a tessitura da sociedade, a partir das redes que se interligam, como elemento inseparável das práticas sociais e das instituições no campo da Saúde. É nesse sentido que articular saberes em saúde, ciência e comunicação contribui para aprofundar a reflexão sobre a interface comunicação e saúde, como categoria de produção e divulgação de saberes e conhecimento, tendo como fio condutor as práticas e saberes nesse campo.

1. Circulação de saberes em saúde e práticas de comunicação

1.1. Sob o signo da tuberculose

Saberes sobre as doenças circulam amplamente na sociedade. Contudo, tomando-se um território de ação das equipes de saúde da família, a cartografia de saberes contribui para identificar quais são esses saberes, como estão distribuídos, quais os significados que podem configurar problemas de comunicação que dificultam a adesão a programas de saúde, e mesmo suas consequências em termos de ações para lidar com as doenças. No texto *Circulação de saberes comunitários sobre a tuberculose em território de saúde da família* (Santos *et al.*, 2014), os autores mapeiam os saberes circulantes sobre a tuberculose no território do Centro Histórico de Salvador, onde se expressam em vozes da comunidade, adultos e jovens, doentes e não doentes por tuberculose, e observam que os saberes presentes fundamentam o estigma da doença.

A pesquisa também mapeou produtos comunicativos que circulavam na sociedade brasileira, em vídeos do YouTube, em filmes, na literatura especializada, ou não, e nos jornais. Muitos são oriundos de campanhas e trazem conteúdos técnicos sobre a sintomatologia e enfatizam a necessidade da busca por serviços de saúde para a realização dos exames necessários ao diagnóstico. Outros são produtos culturais que mostram a doença a partir do ponto de vista da arte, como a poesia, narrativas literárias e fílmicas.

Embora as iniciativas de divulgação de informações técnico-científicas dirigidas a profissionais e à população sejam recorrentes, especialmente por parte do *Programa Nacional de Controle da Tuberculose (PNCT)*, do Ministério da Saúde, estas são centradas em modelos transmissionais da informação em detrimento de práticas dialógicas. Tais iniciativas são, sobretudo, a produção e distribuição de folders, cartazes, cartilhas e vídeos, com o que se espera alcançar um conhecimento maior da sociedade sobre a tuberculose.

As ações de comunicação nos serviços de saúde são pontuais, com o objetivo de sensibilizar a população, porém, desconsideram os complexos processos de atribuição de sentidos às informações veiculadas sobre a doença, o estigma e preconceito que a acompanham, a distância entre os saberes científicos e o senso comum e a historicidade da doença, com toda sua carga simbólica, que percorre centenas de anos ao longo da história, agravando as barreiras situacionais, cognitivas e culturais, às vezes intransponíveis, no país, das ações educomunicativas.

Santos (1988) afirma que, para uma ciência que pretende romper com o paradigma positivista tradicional, todo o conhecimento científico visa se constituir em senso comum, pois é mediante o conhecimento do senso comum – vulgar e prático – que orientamos nossas ações e damos sentido a nossa vida cotidiana. Nesse sentido, a divulgação científica, seja ela feita através de campanhas ou outras estratégias de comunicação, seria uma forma de buscar a "sensocomunização" do conhecimento científico. Isso é o que se poderia esperar em relação ao conhecimento científico acumulado nas últimas décadas sobre a tuberculose.

Os avanços científicos e tecnológicos sobre a doença ocorridos no século XX levaram à identificação do agente etiológico, o bacilo de Koch, e ao desenvolvimento de tecnologias específicas para o tratamento da doença, a antibioticoterapia, mas também vincularam a doença, em sua expressão na coletividade, a questões relacionadas às desigualdades sociais.

Contudo evidencia-se, mediante os estudos sobre as representações sociais, que a tuberculose permanece estigmatizada, aprisionada aos saberes que conformam um mesmo regime de poder e de verdade de um tempo passado, e que tende a se perpetuar, uma vez que se desconsiderem os conhecimentos de outros campos disciplinares, como a Antropologia, a Sociologia, a Epidemiologia e a História, para além do saber biomédico (Santos *et al.*, 2014).

Os saberes circulantes no bairro mais antigo da capital baiana, habitado por moradores de rua – pessoas humildes que vivem em moradias precárias –, marcados pelas profundas desigualdades sociais da cidade, evidenciam a distância entre os conhecimentos do senso comum e o conhecimento científico atual, e as marcas do estigma da tuberculose no imaginário social, oriundas de conhecimentos do passado, e que permeiam também o senso comum douto, aquele de profissionais de nível superior que trabalham no território (Santos *et al.*, 2014).

Constataram-se assimetrias de acesso a informações, que acentuam a diversidade de representações, experiências e práticas sociais e fazem da tuberculose, em pleno século XXI, uma doença quase tão temida quanto nos séculos XIX e XX.

O estigma surge fundamentado na ênfase ao caráter contagioso da doença, embora se desconheça como é transmitida, em detrimento do conhecimento de que é uma patologia curável. Predomina a ideia de que a prevenção se faz, principalmente, com o isolamento do doente, evitando-se o contato com a pessoa e seus utensílios, uma crença do século XIX, quando os mecanismos de transmissão da doença ainda não eram conhecidos.

Diante disso, é necessário intervir não só sobre fatores biomédicos e epidemiológicos, mas também sobre elementos sociais e culturais, expandindo-se as ações para a abordagem da patologia no meio socioambiental (Santos *et al.*, 2014).

Tornam-se evidentes, tanto a inadequação quanto os limites das estratégias de informação e comunicação para reduzir a distância entre saberes científicos e os do senso comum, visto que o controle da doença depende menos do acesso à informação do que da eliminação das condições de sua produção. Do mesmo modo, pode-se considerar os limites das estratégias de educação, posto que os conhecimentos não derivam apenas da dimensão cognitiva, mas, sobretudo, da experiência vivida.

A despeito disso, o estudo se depara com os desafios de buscar estratégias de comunicação e educação que contribuam para desconstruir o estigma e o preconceito em torno da doença. O mapeamento de saberes circulantes evidenciou as aproximações e distanciamentos entre os saberes, contradições e ambiguidades entre conhecimentos e práticas.

Mesmo com todo o aprendizado historicamente acumulado com relação à tuberculose, que conduz à compreensão da tuberculose vinculada aos seus determinantes socais, o saber científico se moderniza no tratamento medicamentoso, enquanto permanecem as condições que oferecem resistência a sua apropriação: a pobreza, o alcoolismo, as más condições de habitação, de alimentação e o drama da vida cotidiana nos grandes centros urbanos, onde os modos de conduzir a vida se tornam, a cada dia, mais complexos e o agente bacteriano também se fortalece em ambientes que lhe são propícios. Tais modos de vida enraízam os antigos saberes e lhes dão potência.

Uma comunicação centrada no modelo informacional não tem se ocupado em deslocar o saber do senso comum, na medida em que não dialoga com a sociedade, para além da esperada adesão ao tratamento, e não toca em aspectos da vida íntima da família com relação à tuberculose, a não ser para orientar que todos devem ir aos serviços de saúde para fazer os exames, no intuito de descobrir se têm ou não a patologia.

Diante disso, este trabalho remete à urgência de ações de informação, comunicação e educação de caráter dialógico, que se voltem para desconstruir os saberes do senso comum, aproximando-os aos saberes técnicos científicos atualizados, de enfrentar o desafio para a intervenção sobre os determinantes sociais, bem como que sejam capazes de incidir sobre as formas de reprodução social de relações interpessoais ao interior dos serviços de saúde, e dos regimes de verdade sobre a tuberculose na sociedade.

1.2. Discursos de adultos em uma universidade pública

A análise dos discursos de adultos trabalhadores de uma universidade pública, guardando as especificidades contextuais, mostra que os saberes e as práticas de saúde evidenciam significados que ganham relevância no cotidiano da vida social dos sujeitos e oferece uma base empírica sobre as ressonâncias sociais dos discursos sobre a saúde do adulto na sociedade brasileira.

Termos e expressões historicamente indexados à saúde acompanham sua construção discursiva ao longo dos anos, como as noções de equilíbrio e harmonia e a metáfora cartesiana do corpo-máquina de Descartes (1596-1650). Outros surgem no século XX, vinculados ao progresso e ao desenvolvimento científico e tecnológico, como qualidade de vida, totalidade, responsabilidade, estilos de vida, riscos, entre outros.

São noções coerentes com o observado por Gadamer (2006), Ayres (2007), Camargo (2007) e Castiel (2007) acerca da saúde na sociedade contemporânea, em que circulam os mais diversos discursos sobre saúde e ofertam-se bens e serviços diversos a ela relacionados, oriundos de várias fontes de informação e conhecimento, de modo que definir saúde permanece um desafio, se não uma impossibilidade. As mídias produzem sentidos para a saúde e difundem um modelo de cuidado centrado na perspectiva biomédica, no autocuidado e no consumo de tecnologia medicamentosa, equipamentos, insumos e serviços (Guimarães, 2014).

Gadamer (2006) considera significativo que a expressão "qualidade de vida" tenha sido inventada na sociedade progressista e técnica dos dias atuais, pois ela descreve o desgaste que sofreu ao longo do tempo, mas ressalta que o tema de como bem conduzir a vida é antigo. A ideia de saúde como equilíbrio remonta à Grécia Antiga e fundamenta inúmeros campos disciplinares que se desenvolveram na modernidade: física, química, biologia, engenharia, psicologia, sociologia, matemática, economia e, dentre outros, a saúde. Para o autor, a saúde é o ritmo da vida: um processo contínuo, no qual o equilíbrio sempre volta a se estabilizar. Todo ser vivo procura manter um estado de equilíbrio (adaptação) com o meio, agindo de forma a superar perturbações na relação que se estabelece com o meio.

De todo modo, são profundas as mudanças nos modos de adoecer e morrer da população brasileira e sua correlata percepção e ação para a proteção da saúde e convivência com seus determinantes geram noções diversas sobre saúde a circular na sociedade.

Neste estudo, tais noções comparecem nas narrativas de adultos no contexto de uma universidade pública, entrelaçadas e aparentemente confusas. São discursos preventivistas, promocionistas, existencialistas, vividos, acomodados, críticos, irreverentes, transgressores, culpados. Revelam ressonâncias de outros discursos sociais correntes em diferentes tempos da história, cumprindo uma função ideológica de cada tempo. Na sociedade capitalista contemporânea, tais discursos ideológicos sustentam os modos de produzir e consumir bens e serviços de saúde. São oriundos de campos disciplinares da ciência e da tecnologia que se enredam àqueles formulados pelos sujeitos com base nas experiências vividas com a saúde e a doença. Assim, diversos contextos são invocados pelos participantes para dar sentido às narrativas sobre saúde: a globalização, o desenvolvimento científico e cultural, os meios de comunicação, a família, o trabalho, o lazer, a vida urbana e o trabalho (Santos; Lamego, 2014).

O destaque das noções de qualidade de vida, equilíbrio e harmonia, analisadas com o predomínio de uma visão funcional da relação corpo e mente, nos discursos de profissionais de nível superior, sugere que estes se encontram dominados pela visão positivista, funcionalista do corpo-máquina, perdendo a perspectiva da historicidade desse corpo social, ainda que biológico.

Dentre profissionais de nível médio, as noções de segurança, qualidade de vida e prevenção aparecem nas narrativas, orientadas pela necessidade de acesso dos sujeitos a bens e serviços de saúde. O cotidiano desse grupo, de menor poder aquisitivo e maior vulnerabilidade social, permite-lhe associar a saúde e a doença às condições de vida e, portanto, aos determinantes sociais e como direito.

No grupo de docentes, a saúde é indexada às noções de movimento e equilíbrio, orientadas por uma visão de totalidade e complexidade da conexão ser e corpo, bem-estar. O discurso parece orientado pela subjetividade, que define o que é a saúde. A despeito dessa compreensão, o grupo se detém a uma visão subjetiva e individual da saúde.

Dentre os profissionais de nível superior da área da Saúde, as noções de estilo de vida, qualidade de vida e condições de trabalho são interconectadas e ligadas ao discurso da prevenção, em que a saúde é limitada pelos fatores de ordem financeira e de tempo, trazendo uma perspectiva de política pública para a saúde.

Ressalta-se, ainda, que o grupo de técnicos de nível superior e o de docentes compartilham uma perspectiva mais individualista e imaterial da saúde, entretanto, para os primeiros há que se seguir regras, enquanto que entre docentes (maioria de mulheres) há que não segui-las, apontando-se para a possibilidade de transgressão ou autonegociação. Entre os docentes, a construção narrativa se mostra coerente com o universo dos pesquisadores que se deparam com a complexidade do tema, remetida à compreensão do *continuum* do processo saúde/doença e a sua dimensão subjetiva. Entre participantes de nível médio, observa-se uma perspectiva menos individualista, em que o trabalho, os direitos trabalhistas e a responsabilidade do Estado ganham um relevo particular, que se expressam em expectativas por assistência médica, espaço de lazer e melhores condições de segurança e trabalho.

Nota-se que o discurso da qualidade de vida perpassa todos os grupos, de várias maneiras, no sentido de um bem viver, como colocado por Ayres (2007), mas que parece distante da experiência cotidiana dos sujeitos da pesquisa, embora sejam vários os relatos de esforços insistentes para alcançá-lo, ainda que reconhecendo seus limites.

Tempo, medo, autoestima, dificuldades relacionadas ao trabalho, ao deslocamento e questões financeiras são temas relacionados à saúde nesse grupo social, que recorre à perspectiva individualista para o enfrentamento dos problemas de saúde, em especial a promoção da saúde e a prevenção de doenças, revelando a hegemonia do pensamento biomédico que subjaz a todos os discursos.

Tais discursos demandam da comunicação ações que propiciem o diálogo acerca das condições produtoras da saúde, da promoção da saúde de uma perspectiva coletiva, convocando à análise das condições estruturais da vida e trabalho na universidade, que afetam a saúde, considerando os fatores de risco e as situações de vulnerabilidade dos trabalhadores. A tarefa que se coloca para a comunicação é a de enfrentar a disputa de sentidos sobre saúde e as formas de enfrentar o adoecimento. Enquanto se atribui ao próprio indivíduo a responsabilidade por sua saúde, enfatizando o autocuidado, o trabalhador se assume como negligente e busca, por si, as formas e os recursos para o "bem viver", ou viver "do jeito que pode", arrefece-se a compreensão da necessidade de lutas sociais por políticas públicas voltadas para o trabalhador da universidade e para sua valorização (Santos; Lamego, 2014).

A pesquisa oferece um conjunto de ideias, saberes, dilemas e práticas que resultam da escuta do trabalhador da universidade e que podem subsidiar ações de comunicação, de modo a contribuir com uma política de comunicação em saúde para ele.

1.3. Sob uma perspectiva de gênero

Dentre as relações de poder que perpassam o campo da comunicação estão aquelas que produzem e reproduzem a assimetria de gênero, em conformidade com a visão dominante que, de acordo com Bourdieu (2003), é "androcêntrica".

A resistência à transformação do ideário dominante relativamente ao gênero nos serviços da atenção básica à saúde foi apontada por Schraiber (2005). De acordo com a autora, os padrões do gênero e da sexualidade hegemônicos na sociedade brasileira se reproduzem nesses serviços, uma vez que, na percepção das(os) profissionais e trabalhadoras(es) das equipes das unidades de saúde da família (USF), a mulher é vista "exclusivamente como mãe, esposa e dona de casa" (Natansohn, 2000; Schraiber, 2005, p. 54). Perry Scott também refere que os serviços de saúde da família dão maior ênfase às necessidades das mulheres em torno do acesso a métodos contraceptivos, do que aquelas relacionadas a infecções sexualmente transmissíveis (Scott, 2005).

No texto *Varais de signos no itinerário do trabalho de Agentes Comunitários de Saúde* (Simonetti; Santos, 2014) analisa-se como se dá a reprodução das desigualdades de gênero nas relações sociais, por meio das práticas discursivas produzidas nas situações de interação das(os) profissionais de equipes de saúde da família com residentes em um bairro onde atua uma unidade de saúde da família no subúrbio ferroviário de Salvador (BA). Nesse contexto, observa-se os esquemas de percepção e de ação das(os) ACS e das(os) usuárias(os), informados por dispositivos do poder simbólico, que tendem a dar continuidade à assimetria de gênero nas relações entre mulheres e homens. Evidencia-se na pesquisa que são poucas(os) residentes e profissionais da saúde da família no bairro que, no plano dos discursos, anunciam uma possível desconstrução da linha que demarca simbolicamente – e valoriza desigualmente – os domínios do feminino e do masculino estabelecidos pela visão androcêntrica dominante.

Para analisar discursivamente a categoria gênero, recorre-se às reflexões de Tannen (1996), que analisa a categoria de estilo conversacional e afirma que "o exame das operações do estilo conversacional na interação pode ajudar a explicar como a dominação se cria realmente na interação" (Tannen, 1996, p. 22) e que, justamente por esse motivo, é importante analisar a interação. Tannen argumenta que as fontes de diferenças de poder relacionadas com o gênero não são apenas linguísticas, considerando que a socialização, ou experiência cultural, é a principal influência formadora dos modelos impregnados de gênero nos modos de falar.

Recorre-se, ainda, a Goffman (1970, 1974, 1976, 1977, 1981, 2007), para aportes teóricos referentes à comunicação interpessoal, por viabilizar a apreensão de componentes expressivos das interações, que permitem analisar expressividades e impressões, relativas a gênero, produzidas no cotidiano de algumas das atividades de uma unidade de saúde da família. Assim, especial ênfase é dada aos conceitos de interação e de *displays* de gênero (Goffman, 1976, p. 9) que sustenta que qualquer cena é uma ocasião para palavras e gestos circunscreverem uma "multiplicidade de 'generismos', 'expressões' de feminilidade (ou masculinidade)". Na opinião do autor, além de exprimir a dominação masculina e a submissão feminina, essas "expressões" de "generismos" nos contam que a função social desses signos consiste em entreter a expectativa de que a assimetria de gênero se assenta na natureza.

Da teoria de Bourdieu (1994, 1996, 2003, 2004), valoriza-se o seu conceito de incorporação de *habitus*. Ambos se referem às expressividades na comunicação: Goffman reconhece nos *displays* de gênero o "peso das estruturas", enquanto Bourdieu fala do trabalho social de construção das posturas e demais dimensões dos *habitus* nos contextos de dominação masculina. Nesse âmbito, os *habitus* encravados nos corpos e nos esquemas de percepção e ação são, neste artigo, vistos como discursos.

Foram realizadas 28 entrevistas, semiestruturadas em profundidade, 17 com residentes do bairro (11 mulheres e seis homens com idades variando entre 20 e 50 anos); oito com agentes comunitárias(os) de saúde, sendo quatro agentes mulheres e quatro homens. Entrevistou-se, ainda, três profissionais responsáveis pela supervisão das(os) ACS. As entrevistas foram gravadas e transcritas, para permitir a sistematização dos dados e a análise das informações produzidas.

Os resultados mostram que, no contexto do bairro, os esquemas de percepção e de ação das(os) ACS e das(os) usuárias(os), informados por dispositivos do poder simbólico, tendem a dar continuidade à assimetria de gênero nas relações entre mulheres e homens. As ações implementadas pela USF na área deixam de aproveitar algumas situações oportunas para problematizar "generismos" (Goffman) e *habitus* de gênero (Bourdieu). Pelo contrário, nos extratos dos discursos produzidos nas interações de ACS e residentes, ou nas entrevistas realizadas pela pesquisadora, se depreendem mais "disposições de gênero" estruturadas no passado do que "disposições de gênero" estruturantes de transformações nessa assimetria.

Considerações finais

A análise das três situações apresentadas, a distância entre conhecimentos do senso comum e o conhecimento científico sobre a tuberculose, a diversidade de significados para a saúde entre adultos trabalhadores de uma universidade pública e as assimetrias de gênero nas práticas de saúde da família, quando relacionadas à promoção da saúde, tal como definida por Buss, a "articulação de saberes técnicos e populares e a mobilização de recursos institucionais e comunitários, públicos e privados, para o enfrentamento e resolução de problemas de saúde e seus determinantes" (Buss, 2000, p. 165), evidencia alguns desafios e contribuições a partir da comunicação.

É um desafio da comunicação contribuir para transformar a cultura científica, reduzindo a distância temporal para o amplo acesso da sociedade ao conhecimento. Há evidências de que é crescente a demanda social por informação sobre ciência e tecnologia, em especial. Torna-se importante destacar que, por meio da Internet, a divulgação de ciência no Brasil adquiriu um meio dinâmico, rápido e barato para disponibilizar assuntos referentes à Ciência e à Saúde. Sites interativos podem assegurar os diálogos necessários a práticas comunicativas. Na rede mundial, notícias de ciência possuem a vantagem de estar livres e abertas, o que torna viável afirmar que as instituições, pesquisadores, jornais e revistas de difusão de ciência podem manter um site sobre ciência a custo baixo.

Marilena Gentile (1999) destaca o aumento dos conhecimentos e difusão da informação conectada com a saúde entre as cinco áreas temáticas relacionadas aos pontos assinalados como princípios fundamentais da promoção da saúde: 1) a promoção da saúde afeta a população em seu conjunto no contexto de sua vida diária e não se centra nas pessoas que correm o risco de sofrer determinadas enfermidades; 2) a promoção da saúde pretende influir nos determinantes ou causas da saúde; 3) a promoção da saúde combina métodos e enfoques distintos, mas complementares; 4) a promoção da saúde se orienta especificamente para conseguir a participação concreta e específica da população; 5) os profissionais da saúde (particularmente no campo da atenção primária) devem desempenhar um papel de grande importância na defesa e facilitação da promoção da saúde. São áreas temáticas: 1) acesso à saúde; 2) desenvolvimento de um entorno facilitador da saúde; 3) reforço de redes e apoios sociais; 4) promoção dos comportamentos positivos para a saúde e das estratégias de enfrentamento adequados, um objetivo essencial para a promoção da saúde; 5) aumento dos conhecimentos e difusão da informação relacionada com a saúde.

Salienta-se, assim, que a Política de Promoção da Saúde (Brasil, 2006) coloca grande ênfase nas ações de comunicação em saúde, entendendo-se a importância da oferta de informações em saúde para influenciar comportamentos saudáveis.

É visível que a sociedade vem manifestando suas demandas e necessidades, almejando a ampliação das interfaces comunicação e saúde, seja no âmbito do SUS, quando, por exemplo, se demanda mais comunicação nos serviços e nas equipes de saúde e a regulamentação das propagandas de medicamentos e substâncias nocivas, seja por meio da Abrasco, um dos mais importantes protagonistas da história da construção do Sistema Único de Saúde, e integrante do Movimento de Reforma Sanitária, que, através de seu Grupo de Trabalho de Comunicação e Saúde, proclama uma comunicação polifônica, considerando-se todo o circuito comunicacional: produção, circulação e apropriação dos sentidos sociais. Pretende-se recompor e valorizar o que os modelos transferenciais fragmentam, descaracterizam ou desconsideram: a fala e a escuta – dimensões vitais; a dicotomia: forma/conteúdo; a concepção da língua – a natureza da língua é o diálogo, é a interação verbal (Bakhtin); polifonia (Bakhtin, 1981) – presença de várias vozes, que manifesta o caráter plural de todo e qualquer discurso.

Reconhece-se também como desafio para a comunicação e educação em saúde na mídia romper com a hipertrofia da produção, em que o polo emissor tem potência para formular, falar, escolher o canal, adaptar a mensagem, viabilizar sua difusão e concentrar o poder de fala, reafirmando as desigualdades quanto às condições de participação das lutas simbólicas e dar, ainda, maior atenção aos processos e espaços de circulação (local onde a produção ganha visibilidade e interage com outros discursos presentes na sociedade) e para a recepção, que deveria ser a finalidade da comunicação.

Torna-se, portanto, necessário aproximar a sociedade dos discursos da proteção e da promoção da saúde, por meio dos profissionais ou dos meios de comunicação; desenvolver competências para a disputa de sentidos sobre a saúde na mídia; conhecer a dinâmica dos meios de comunicação e desenvolver competências para operar com elas.

Aponta-se, por fim, que a capacidade de os discursos institucionais produzirem efeitos é comprometida, tornando-se incapazes de competir com os discursos que veiculam interesses privativistas e reproduzem os modelos dominantes de relações sociais, como os de gênero, em geral reverberados nos discursos institucionais. Assinala-se que a recepção, tida como passiva, ativa ou mesmo resistente, segue desconhecida como produtora de saberes e discursos, porém entendida como ignorante e até culpada por seu desfortúnio, especialmente quando se trata daqueles que vivem na pobreza, a quem são destinadas informações excessivas.

Referências

Ayres JRCM. Uma concepção hermenêutica de saúde. Physis. Abr. 2007;17(1):43-62.

______. Sujeito, intersubjetividade e práticas de saúde. In: O sujeito e a subjetividade na práxis da saúde. Ciência & Saúde Coletiva. 2001;6(1):63-72.

Bakhtin M. The Dialogic Imagination. Discourse in the Novel. University of Texas Press. 1981. p. 259-300.

Bourdieu P. Esboço de uma teoria da prática. In: Ortiz R, Fernandes F (org.). Pierre Bourdieu. São Paulo: Ática; 1994.

______. A dominação masculina. Rio de Janeiro: Bertrand Brasil; 2003.

______. O poder simbólico. Rio de Janeiro: Bertrand Brasil; 2004.

______. Razões práticas: sobre a teoria da ação. Campinas: Papirus; 1996.

Buss PM. Promoção da saúde e qualidade de vida. Ciência & Saúde Coletiva, 5(1), p. 163-177, 2000.

Brasil. A Política Nacional de Promoção da Saúde. Ministério da Saúde; 2006 [acessado em: 27 out 2010]. Disponível em: <http://bvsms.saude.gov.br/bvs/publicacoes/portaria687_2006_anexo1.pdf>.

Camargo KR Jr. As armadilhas da "concepção positiva de saúde". São Paulo: Physis. 2007;76(1):63-76.

Castiel LD, Diaz CAB. A saúde persecutória: os limites da responsabilidade. Rio de Janeiro: Editora Fiocruz; 2007. 136 p.

Cetina KK> Epistemic cultures: how the Scienses make knowledge. Harvard University Press. Cambridge, Massachusetts; London, England; 1999.

Gadamer HG. O caráter oculto da saúde. Petrópolis: Vozes; 2006. 176 p.

Gentile M. Promoção da saúde. Ministério da Saúde. Secretaria de Políticas de Saúde. Brasília; 1999.

Goffman E. Sobre el trabajo de la cara. In: ______. Ritual de la interacción. Buenos Aires: Tiempo Contemporáneo; 1970. p. 11-25.

______. Frame analysis: an essay on the organization of experience. New York: Harper & Row; 1974.

______. Gender Displays. In: ______. Gender advertisements. Cambridge, Mass: Harvard University Press; 1976.

______. The arrangement between the sexes. Theory and Society. 1977;4(3):301-31.

______. Footing. In: Forms of talk. Philadelphia: University of Pennsylvania Press; 1981.

______. A representação do eu na vida cotidiana. Petrópolis: Vozes; 2007.

Guimarães JMM. Paradigmas e trajetórias tecnológicas em saúde: mídia, acesso e cuidado do diabetes. Salvador: Tese apresentada ao Colegiado de Pós-graduação em Saúde Coletiva da Universidade Federal da Bahia, como parte dos requisitos para a obtenção do grau de doutora em Saúde Pública. 2014.

Natansohn LG. Medicina, Gênero e Mídia: o Programa Mulher da TV Globo. Estudos Feministas. 2000;8(1).

Pinto MJ. Comunicação e discurso: introdução à análise de discursos. São Paulo: Hacker Editores; 1999.

Santos MLR, Lamego G. A saúde nos discursos de adultos em uma universidade publica: subsídios para as ações de comunicação. In: Santos MLR, Guimarães JM, Belens A (org.). Saberes em Saúde, Ciência e Comunicação. Salvador, Bahia: Edufba; 2014.

Santos MLR, Serafim JF, Pinto MMA, Cerqueira I. Circulação de saberes comunitários sobre a tuberculose em território de Saúde da Família. In: Santos MLR, Guimarães JM, Belens A (org.). Saberes em Saúde, Ciência e Comunicação. Salvador, Bahia: Edufba; 2014.

Schraiber LB. Equidade de Gênero e Saúde: o cotidiano das práticas no Programa Saúde da Família do Recife. In: Villela W, Monteiro S (org.). Gênero e Saúde: Programa Saúde da Família em Questão. Rio de Janeiro: Associação Brasileira de Pós-Graduação em Saúde Coletiva - Abrasco; Fundo de População das Nações Unidas - UNFPA; 2005.

Scott P. Gênero, Família e Comunidades: Observações e Aportes Teóricos Sobre o Programa Saúde da Família. In: Villela W, Monteiro S (org.). Gênero e Saúde: Programa Saúde da Família em Questão. Rio de Janeiro: Associação Brasileira de Pós-Graduação em Saúde Coletiva - Abrasco; Fundo de População das Nações Unidas - UNFPA; 2005.

Simonetti MCM, Santos MLR. Varais de signos no itinerário do trabalho de agentes comunitários de saúde. In: Santos MLR, Guimarães JM, Belens A (org.). Saberes em Saúde, Ciência e Comunicação. Salvador, Bahia: Edufba; 2014.

Santos BS. Um Discurso sobre as Ciências. Porto, Portugal: Edições Afrontamento; 1988.

Tannen D. D. Género y Discurso. Barcelona; Buenos Aires; México: Ediciones Paidós Ibérica; 1996.

5

PROMOÇÃO DA SAÚDE NA INTEGRALIDADE DO CUIDADO: AMBIENTES EDUCACIONAIS E SAÚDE

Carlos dos Santos Silva

Inicialmente, gostaria de agradecer o convite e a oportunidade de apresentar algumas reflexões sobre esse tema, na tentativa de contribuir com os debates sobre promoção de saúde. Ao mesmo tempo, parabenizo os organizadores pela realização tão cuidadosa deste livro.

Em princípio, embora o título, que se refere a ambientes educacionais, nos remeta a pensar diretamente na tradicional escola de ensino fundamental como um ambiente que educa/ensina, é importante destacar, antes, que o processo de educação e aprendizagem dos sujeitos durante sua vida ocorre em todos os espaços em que ele vive e nos quais convive com outras pessoas. Portanto, a educação não está restrita à escola.

De maneira similar, ao tentar compreender a construção da saúde como um processo educacional, não é possível restringi-lo à escola. É preciso considerar que a saúde das pessoas está relacionada as suas condições de vida e não se restringe e não é aprendida apenas na escola. As condições de saúde são definidas nos mais diferentes espaços e núcleos de convivência dessas pessoas. Ao valorizar o cotidiano da vida de cada cidadão, percebendo sua relação com o território em que ele está ou ao qual pertence, suas condições de saúde estão diretamente implicadas com as condições de vida que são dadas em cada um desses espaços.

Desse modo, com a perspectiva de refletir sobre promoção da saúde como as condições de vida das pessoas que interagem entre si e o meio ambiente nos diferentes espaços, faz-se necessário concordar que a abordagem sobre saúde das pessoas no cotidiano de suas vidas e nos locais e ambientes em que elas vivem exige um olhar sobre o coletivo das inter-relações que se interpõem e se consolidam entre os indivíduos e seus pares, e desses com os espaços e tudo que neles existem. Com isso está posto que, de certo modo, as condições de saúde dependem dos diversos saberes e práticas de cada um e a forma pela qual as formas de ver a vida se estabelecem no dia a dia de cada um e da própria comunidade como um todo. É, pois, com esse olhar que há de se perceber o cotidiano para buscar elementos que permitam dimensionar, analisar e, posteriormente, entender que as condições de vida a que as pessoas estão submetidas são determinantes das suas condições de saúde. É com a avaliação de programas e políticas que estão propostos e com os quais são constituídos os mais diversos ambientes que há de se ter condições, de fato, de compreendê-los como ambientes educacionais e promotores de saúde e de vida com qualidade.

Essas reflexões sobre os ambientes educacionais e a saúde das pessoas, que apresentamos aqui para os debates, estão calcadas nos princípios de Freire (1980), que nos apresenta seus referenciais, como: "o homem é sujeito de sua própria educação" e "não há educador e quem tenha que ser educado". Esse autor defende, portanto, que será na perspectiva dialógica que os homens se educam entre si, mediados pelo mundo em que vivem e convivem.

Tais afirmações nos remetem a refletir sobre como cada um de nós entende a saúde e com que conceito de saúde se trabalha no cotidiano de nossas práticas profissionais nos mais distintos ambientes. Está na dependência de como se concebe ou se percebe a saúde, o modo pelo qual também se entende ou se compreende a vida cotidiana das pessoas em seus territórios para designá-los, ou não, como ambientes promotores de saúde e de uma vida de qualidade. Conceitos arraigados na ideia de que a saúde representa a ausência de doença são insuficientes para uma análise efetiva de cada ambiente e impedem o entendimento da complexidade do processo de construção da saúde. Consequentemente excluem a integralidade do cuidado à saúde porque geram a equivocada relação de que se o indivíduo é doente e não tem saúde é por sua exclusiva culpa. É mister abordar saúde com referenciais mais amplos e, principalmente, elaborar e construir programas de saúde com fundamentos teóricos na perspectiva daqueles definidos como na Carta de Otawa (1986) e no relatório final da VIII Conferência Nacional de Saúde (Brasil, 1986). Compreender a saúde do ponto de vista de sua promoção é entendê-la como qualidade de vida das pessoas e de direito de todos. Além desses, dois relevantes marcos de revisão de conceitos de saúde, como nessas conferências, há, posteriormente, outro marco que tem sido estratégico na forma de pensar a saúde e seus programas apresentados por gestores de forma isolada e/ou construídos com todos os envolvidos com as questões para as quais os programas foram criados para resolver: é o marco dos Determinantes Sociais da Saúde (Buss; Pellegrini, 2007) que contribui de modo incisivo para a mudança de paradigmas dos estudos e das formas pelas quais se concebe o que é saúde. Ao definir que as condições de saúde dependem de vários fatores sociais que determinam a qualidade de vida das pessoas, nota-se que a saúde não está consolidada apenas no modo como as pessoas se expõem e se protegem, ou deixam de se proteger e de seguir os ensinamentos e instrutivos verticais ditados pelos profissionais e/ou autoridades de saúde. Nesse aspecto, as pessoas não estão doentes por culpa própria, mas se encontram em desequilíbrio do processo de saúde/doença por causa de alguns desses fatores, como condições de moradia, de trabalho, de emprego, de educação, de lazer e de acesso ou não aos bens essenciais à vida, chamados de fatores determinantes das condições de saúde. Além de contribuir para um entendimento melhor da complexidade da construção da saúde como um produto social, esses conceitos nos levam, também, a entender que uma pessoa doente pode ter uma vida saudável, como no caso de portadores de doenças crônicas, como câncer e o diabetes, possibilidade que Machado de Assis (1994) já apontava em seu livro *Mémorias Póstumas de Brás Cubas*, quando dizia:

"[...] A segunda pessoa era um parente de Virgília, o Viegas, um cangalho de setenta invernos, chupado e amarelado, que padecia de um reumatismo teimoso, de uma asma não menos teimosa e de uma lesão de coração: era um hospital concentrado. Os olhos porém luziam de muita vida e saúde".

É por meio da perspectiva de saúde como sua promoção que há de se ter maiores chances de compreender a saúde das pessoas nos diversos espaços e territórios em que vivem. É essa concepção que nos dá maior possibilidade de dimensionar, efetivamente, a qualidade de vida dos indivíduos e a dimensão dos espaços educacionais que são capazes de promover a vida com melhor qualidade e por direito desses sujeitos.

Mesmo esses marcos referenciais do conceito de saúde, é significativo retomar conceitos da Educação, como as afirmações de Freire (1980) que fortalecem a condução desses debates em uma concepção ampliada da saúde dentro dos princípios da promoção da saúde que trata do direito de o cidadão exercer seu papel enquanto homem livre sobre todos os aspectos de sua convivência e da liberdade de se expressar, compreender a natureza, seus desejos, conflitos, necessidades e demandas no contexto do território em que ele compartilha a vida com esses outros sujeitos e com os quais se relaciona e convive.

Outro aspecto relevante que precisamos trazer ao debate é o dos referenciais da educação popular em saúde (Valla, 2003), que toma por base que o poder decisório dos sujeitos e da comunidade no controle de suas condições de saúde e de qualidade de vida é essencial ao bem-estar e que permite a compreensão de que conviver em ambientes educacionais propícios às condições do ser humano e de seus direitos faz deles locais promotores de saúde e de qualidade de vida cidadã, com respeito e autonomia desses sujeitos, que, dessa maneira, têm condições de se apoderarem de suas vidas e de suas condições de saúde.

Vasconcelos (2004), ao citar a educação e saúde como uma atividade realizada apenas pelos serviços e ao propor a reorientação da diversidade das práticas existentes nas comunidades, enfatiza que pode ser um instrumento para construir a participação popular nos serviços e programas de saúde com aprofundamento dos diversos saberes na definição da vida no cotidiano dos sujeitos, das famílias e da sociedade.

Pedrosa (2006) utiliza o termo polissitemia para pensar os diferentes significados e as representações das práticas educacionais e das promotoras da saúde ou ambientes de bem-estar aos processos de educação, de saúde e de qualidade de vida dos cidadãos. Nesse sentido, o autor contrapõe os aspectos de objetividade ao da subjetividade dos sujeitos e os aspectos de autoritarismo dominador aos de práticas participativas e interativas de viver a vida. Destaca, também, que a Educação Popular em Saúde contribui para a construção de cenários (como territórios) em que a presença de movimentos sociais pode ser essencial para que as pessoas expressem suas experiências, seus desejos e suas temáticas e questões relativas a suas vidas e condições de saúde.

Como se pode ver, o fato de analisar determinado ambiente como aquele que contribui para um processo educacional promotor de saúde exige uma revisão dos conceitos que se tem de saúde, das questões referentes à vida territorial e a perspectiva de transformações efetivas de práticas determinadas por políticas e/ou programas de saúde. Neste aspecto, vale ressaltar a relevância da avaliação de programas de (promoção da) saúde pensados e implementados por gestores, profissionais de saúde, educadores e outros, que tentam reverter práticas verticalizadas e autoritárias para aquelas que priorizam a participação dos sujeitos e a promoção da saúde. Assim, estudiosos da avaliação, entendida também como um componente da promoção da saúde, como Bodstein (2007), Salazar (2004) e Potvin (2006), expõem suas questões quanto à natureza dos programas que são formulados por técnicos e/ou instituições para determinado grupo de pessoas ou comunidade, com o propósito de "resolver" a questão da saúde dos sujeitos.

Os sujeitos e a comunidade, como um todo, têm, na verdade, suas próprias releituras dos programas que lhes chegam e que são propostos, com base naquilo que entendem, desejam e querem para si. Essas releituras também são chamadas, por essas autoras, de retraduções – o repensar e a forma como cada um entende aquilo que está apresentado ou definido nos programas, nas práticas ou nas políticas, sendo, muito frequentemente, considerado apenas o pensamento no âmbito oficial da gestão da saúde ou dos seus "programadores".

São essas tais (re)leituras que dizem respeito ao modo pelo qual cada sujeito percebe, em seus respectivos territórios, suas reais necessidades e demandas, nem sempre expressas pelos programas propostos às pessoas, que não são construídos com elas. Mais uma vez, retoma-se o imperativo de olhar e analisar como tais programas de saúde são impostos às comunidades e ao coletivo dos atores/sujeitos e se estão, de fato, vindo ao encontro de suas reais necessidades de vida, de saúde e de não adoecimento, sobretudo no coletivo de convivência em comunidade e em dado território. A avaliação em promoção da saúde pode ser decisiva para a exploração da natureza dos programas de saúde, mas esse é um tema à parte, que não temos como explorar melhor aqui neste trabalho.

Cada programa favorece, portanto, determinado tipo de ação/processo educacional – há aquele que submete as pessoas a um processo de treinamento, como se fosse adestrá-las. Nesse caso, o público ao qual se destina o programa teria que aceitá-lo e se resignar a seguir o que está nele proposto e pressuposto como "ensinamentos", sem contestá-los. Programas dessa natureza são bem diferentes daqueles que trazem, em seus pressupostos, práticas educacionais que priorizam e favorecem a libertação dos sujeitos, oportunizando processos de construção social, garantindo que todos possam participar de sua elaboração e, com isso, aprender e revisar seus conceitos e práticas, em um processo dialógico, no qual seus saberes são considerados. Nestes, a construção da saúde implica a garantia do direito à saúde e à vida com qualidade, tendo por base a concepção de saúde como viver bem e com qualidade, sem privações dos bens essenciais à vida.

A relação entre o saber científico e o popular é um aspecto que precisa ser considerado como um processo interativo entre o modo como cada um dos sujeitos do território, da comunidade, dos gestores e dos profissionais têm de perceber e dialogar com suas diferentes compreensões, desejos e necessidades. É dessa interação que se desenvolve a interlocução entre as pessoas envolvidas, garantindo a contribuição de cada um a partir do próprio conhecimento. Assim, cada questão que se apresenta no cotidiano da vida e suas relações com as condições de saúde pode ser analisada e discutida coletivamente em processo dialógico com a escuta de cada um e de todos, técnicos e população para promoção da saúde.

Pensar em ambientes educacionais promotores de saúde implica a condição do que cada um tem a contribuir e, assim, os profissionais (professores e médicos, por exemplo), em vez de se tornarem donos do conhecimento (determinar programas de saúde para a comunidade), permitem e favorecem vínculos entre a ação profissional, o pensar e o fazer no cotidiano da população (Pedrosa, 2006).

Com tais considerações, é possível entender que determinados ambientes, por mais educacionais que sejam, não serão ambientes promotores de saúde, de educação e de qualidade de vida, quando estruturados e organizados na perspectiva autoritária e ditadora de normas: dizer (ou ditar) o que cada pessoa deve fazer para que tenha saúde. Nessa situação, não só os ambientes, mas também os programas e práticas são pautados por mecanismos autoritários, de denominação e, em particular, com base na exploração dos menos favorecidos, negando-lhes, na verdade, condições de obterem o saudável em sua essência. Além de impedir que reflitam que não são responsáveis por "suas supostas mazelas de adoecimento", direcionam-nos a se colocarem como culpados pela falta de saúde.

Os programas, as práticas e a formulação de política de saúde podem, portanto, ser orientados de dois modos: a) como analisado anteriormente, de forma verticalizada, habitualmente autoritária e dominadora, adestradora; b) ou, ao contrário, de forma horizontalizada, que favorece a participação das pessoas, nas diferentes instâncias de elaboração desses programas, valorizando as práticas participativas, que permitem, a cada momento, a revisão e/ou o redesenho do programa proposto inicialmente. Burris *et al.*(2007) descrevem essas duas modalidades programa: os vericalizados e autorizados como *top down*, modelos de programas que vêm de cima para baixo, e os horizontalizados e participativos como *bottom up*, modelos que vêm de baixo para cima.

Uma questão estratégica que se tem a responder é: "Como é possível transformar esses referenciais teóricos, promotores de saúde, no exercício prático da vida cotidiana, permitindo que indivíduos e comunidade sejam capazes de enfrentar os desafios dos determinantes sociais da saúde e dos processos saúde/adoecimento?"

De acordo com os autores, o enfrentamento de mudança de paradigma do conceito de saúde e, consequentemente, a mudança de referencial teórico que permita a transformação de nossas práticas e programas terá, certamente, muito mais chances de ocorrer quando estamos trabalhando com modelos de programas formulados de modo participativo, construídos com o diálogo e o envolvimento de todos nas mais distintas esferas e instituições que convivem nos territórios e que lhes darão melhor governança. São esses modelos que hão de nos oferecer a possibilidade de identificar, mas, sobretudo, de construir ambientes como espaços educacionais, favoráveis à saúde e à vida com qualidade.

Aqui, ao retomar o aspecto de saber quais são os espaços que procuramos dizer que são espaços educacionais e ligados à produção da saúde, reafirmarmos que estes não se restringem ao espaço da escola tradicional. Para isso, é importante buscar outros autores, como Dimeinstein (2015), que nos afirma, pois, que os sujeitos se educam ou são educados em distintos espaços sociais, que, portanto não estão apenas restritos à escola de ensino fundamental e/ou médio.

Anísio Teixeira (2000), expoente da educação, apontava que: "a escola não pode ficar em seu estagnado destino de perpetuadora da vida social presente... ela precisa transformar-se no instrumento consciente, inteligente do aperfeiçoamento social". Outro educador de referência, Dewey (1959), indica, por sua vez, que: "... a educação fora da escola procede quase que inteiramente através da participação social ou comunitária de grupos dos quais somos membros."

Ao abordar reflexões sobre questões ou condições educacionais, deve-se buscar, também, clareza em como as pessoas e os profissionais percebem o conceito e o processo de educar, bem como os caminhos pedagógicos que priorizam construir a aprendizagem relacionada ao desenvolvimento em uma perspectiva multidimensional. Aquela que visa recuperar e integrar múltiplas linguagens ao ato de educar e que, assim, sintonizam todos os envolvidos com o tempo e o contexto em que vivem, considerando aquilo que se quer e se busca transformar (Assis, 1996).

Ao considerar a dimensão humana, técnica e político-social da relação entre desenvolvimento e aprendizagem, é possível, de forma sintética e resumida, identificar distintas concepções de educação (Borba *et al.*, 1993): (a) a concepção mecanicista, que, ao comparar, por metáfora, o aluno a uma máquina, na qual os conteúdos são depositados de forma verticalizada, denota uma relação pedagógica autoritária. Nessa concepção, quando os resultados são negativos, a culpa recai sobre o aluno, que, como máquina, não conseguiu processar o que lhe foi dado; (b) a concepção, individualista, em que o aluno pode ser comparado a uma planta ou árvore, em que cada um tem seu tempo próprio de amadurecimento e crescimento, e, por isso, exige que o aluno amadureça para absorver os conteúdos. Nessa, a concepção concebida por uma relação pedagógica permissiva é passível de que se atribua seus insucessos à falta de amadurecimento de cada aluno, por não conseguir responder ao desenvolvimento e à aprendizagem de forma correta; e (c) contrapondo as anteriores, a concepção histórico-social da educação se baseia em uma relação dialógica que prioriza a interação entre professores e alunos e dá ênfase aos processos, valorizando os conteúdos significativos e em caso de resultados não bem-sucedidos a culpa está longe de ser depositada no aluno, mas exige uma revisão dos processos criados para o desenvolvimento e aprendizagem de todos.

Novamente, ao se trabalhar a concepção de educação, retoma-se a referência de Paulo Freire (1980), que cunhou o termo "Pedagogia do oprimido" e adotou como princípios fundamentais, para o ato político de educar, a valorização do cotidiano do aluno e a construção de uma práxis educativa que estimule, sobretudo, a leitura crítica do mundo em que vive.

Considero, assim, que só a partir desses referenciais poder-se-á compreender e/ou analisar e observar se determinado ambiente é educacional, no sentido de promover a saúde.

Nesse sentido, não menos importante é compreender, também, a concepção de território, como determinado espaço que, para além da definição geográfica, inclui, em suas considerações, as parcerias que ali são construídas, envolvendo diversas e distintas instituições e grupos, como as escolas, as famílias, o poder público, empresas, ONGs, movimentos sociais, clubes etc. A vida no território é intersetorial e, assim, a ação dos diferentes setores da vida (destacando-se a Saúde e a

Educação) precisa interagir no caminho da colaboração intersetorial, pois a saúde e a vida são mais amplas e não podem estar restritas aos setores da educação e da saúde e nem apenas a outro qualquer. Esse é outro componente da promoção da saúde – a intersetorialidade –, pois, a construção da saúde perpassa pela ação interativa de todos os setores com os quais a vida das pessoas e do território se relaciona.

Em relação aos debates sobre as condições de saúde das pessoas e de suas comunidades ou espaços territoriais, é importante ter claro o conceito de saúde a que se referem os debatedores, gestores e profissionais, ou seja, qual concepção de saúde orienta as posições que cada um assume com suas reflexões e a partir de que referenciais teóricos eles implementam e defendem suas práticas em curso.

Como já se fez menção no presente texto, o conceito de saúde como ausência de doença não nos permite compreender as interações das pessoas, contando apenas com seus recursos próprios, na expectativa de que sejam consideradas saudáveis.

A saúde é construída socialmente e considerada, portanto, um produto social, resultante do coletivo e da interação dos sujeitos com o ambiente em seu território. Essa construção das condições de saúde é subjetiva e, por isso, se faz a partir da subjetividade humana e não pode ser normatizada, não se delimita ou se restringe, apenas, no ato de obedecer a regras e normas predeterminadas como condições para se ter saúde.

Saúde é, antes de tudo, direito de todos e dever do Estado (Brasil, 1988) que deve, assim, prover as condições básicas para que seus cidadãos desfrutem do exercício pleno de cidadania, livres de privações. A saúde está relacionada ao desenvolvimento e se organiza como um sistema sustentável de proteção coletiva e cuidado individual integral no Brasil por meio do Sistema Único de Saúde (Brasil, 1990). Conforme a *Carta de Otawa* (1996), saúde é como um recurso para viver a vida com qualidade.

Para ter saúde é preciso levar em conta o enfrentamento de fatores que, por vezes, como determinantes da condição do saudável, impedem que pessoas e comunidades possam ser consideradas como saúde. Não cabe a listagem de normas e regras que, em um viés autoritário e normativo, exigem que as pessoas as sigam corretamente e que, mesmo ambas sendo cumpridas, não garantirão tal condição. Outra observação importante é que, com o tempo, essas regras voltem a se repetir, parecendo modernizadas, mas na verdade insistem no mesmo modelo, verticalizado e autoritário, sem representar mudanças conceituais. Nos estudos sobre saúde na escola, há referências, em 1920, dos chamados Pelotões de Saúde de Carlos de Sá (Silva, 2010), que exigia dos alunos, em troca de obter saúde, que seguissem normas preventivas e morais como:

"Hoje escovei os dentes.

Hoje tomei banho.

Hoje fui à latrina e depois lavei as mãos com sabão.

Ontem me deitei cedo e dormi com as janelas abertas.

De ontem para hoje já bebi mais de 4 copos de água.

Ontem comi ervas ou frutas e bebi leite.

Ontem mastiguei devagar tudo quanto comi.

Ontem e hoje andei sempre limpo.

Ontem e hoje não tive medo.

Ontem e hoje não menti".

É importante observar que, atualmente, são criadas novas regras com uma roupagem contemporânea, que, ainda que pareçam avançadas, não deixam de repetir o "mantra" verticalizado e autoritário de querer impor condições de saúde às pessoas, desde que sigam essas "novas" regras:

"Não fume.

Não beba.

Não use drogas.

Coma frutas, verduras e legumes (pelo menos cinco vezes ao dia).

Evite carne de sol, queijo coalho, manteiga de garrafa, feijoada e acarajé.

Não seja sedentário, agite-se, faça atividade física.

Salte do ônibus um ponto antes de sua casa.

Só tome sol antes das 10 horas e depois das 16 horas.

Use protetor solar.

Não se estresse.

Transe só com camisinha ou não transe".

Para construir saúde na ótica da promoção da saúde, os gestores, os profissionais de saúde, os pesquisadores e a própria população precisam compreender a relevância teórica e prática de seus principais componentes, quais sejam: intersetorialidade, territorialidade, gestão participativa, participação comunitária, desenvolvimento de ações locais sustentáveis, garantia do acesso aos serviços de saúde com qualidade e avaliação, entre outros. Portanto, é indispensável ter a concepção de saúde valorizada em toda a sua amplitude, incluindo crescimento, desenvolvimento e processos pedagógicos de aprendizagens, além da importância da implantação de programas de saúde e de educação, a estratégia de monitoramento e da avaliação desses programas e das propostas políticas de saúde, para que, no conjunto, os atores envolvidos dimensionem, de fato, as condições reais de saúde da população.

Campos (2006) questiona, com base naquilo que aponta como "dilema promocionista", a promoção da saúde considerada apenas no recorte disciplinar, por meio do caráter prescritivo de estilos de vida e da normatização de comportamentos, excluindo da produção da saúde as relações dos sujeitos com a vida. Nesse sentido, a autora mostra que a própria ação clínica poderia representar, hodiernamente, um novo tipo de intervenção para promover a saúde, desde que esse exercício prático de ambulatórios e consultórios não se restringisse apenas à técnica curativa em si, mas que, antes, considerasse a arrogância dos profissionais e técnicos ao prescrever sem negociar e estabelecer uma relação educativa com os usuários desses serviços.

Considero ainda, essencial para esse debate, que se compreenda a educação como um ato de multieducar, que integra múltiplas linguagens e processos de educação que se desenvolvem no contexto das relações humanas ao tempo em que se vive e que se busca transformar. E que se compreenda promoção da saúde como uma produção social da saúde, em que a compreensão dos processos de vida no espaço do território depende do modo pelo qual as pessoas participam, interagem e assumem o poder decisório de suas condições de vida. Percebe-se a diversidade de modelos de programas de saúde que favorecem ou dificultam a perspectiva plena de desenvolvimento, aprendizagem e crescimento, como podemos observar no quadro 1, a seguir, que descreve a matriz de modelos diferentes de saúde na escola por Carlos Silva (2006).

Por isso, apresento outra questão, dentro deste tema de identificar espaços educacionais e promotores de saúde: o Sistema Único de Saúde (SUS) é um desses espaços? Como um sistema descentralizado e regionalizado, o SUS também exige políticas que garantam acesso à melhoria da qualidade das ações de saúde, fomento para a formação e a educação permanente, valorização dos trabalhadores e a democratização das relações de trabalho. Portanto, é estratégico contemplar uma formação qualificada de servidores e atores envolvidos no SUS, inclusive com as características de cada território (na atenção primária à saúde e em outras instâncias) e promover a interação entre as instituições de ensino e de serviço de saúde, a fim de que os trabalhadores em formação incorporem os valores, as atitudes e as competências do modelo de atenção universal fundamentado na qualidade e equidade.

A interação entre os serviços de saúde e as instituições de ensino formadoras pode ocorrer por meio de várias iniciativas, como o *Programa de Profissionalização dos Trabalhadores de Nível Médio da Área da Saúde (Profaps)*, que propõe a formação técnica dos profissionais de nível médio e/ou a complementação para atuar nas equipes de saúde; o *Programa Nacional de Reorientação da Formação Profissional em Saúde (Pró-Saúde)* que propõe cursos de graduação da área de Saúde de Instituições de Educação Superior (IES) em parceria com secretarias municipais ou estaduais de saúde; e o *Programa de Educação pelo Trabalho para a Saúde (Pet-Saúde)*, que se propõe a apoiar e promover a integração ensino-serviço e o processo de ensino-aprendizagem inserido na rede de atenção do SUS, envolvendo estudantes de graduação, docentes e profissionais de saúde do SUS.

Para a promoção da saúde é preciso, pois, compreender que a intersetorialidade demanda a integração de estruturas, recursos e processos organizacionais com responsabilizações múltiplas dos setores envolvidos e que a participação social melhora as relações de poder em cada território, tal como pode ocorrer também na articulação entre os distintos setores. Para debater sobre a intersetorialidade, é muito importante considerar os seguintes referenciais (Burris *et al.*, 2007): a relação que ocorre entre os diferentes setores de uma determinada esfera governamental, quer da saúde, da educação ou de outros; aquela que se amplia para além do espaço estritamente governamental, com outras instâncias públicas e/ou privadas, como universidades, empresas e organizações não governamentais; e a de integração vertical, entre os diferentes níveis de governo: nacional, estadual e municipal.

A partir do conceito de governança desses autores, é possível identificar em cada setor um modelo de como suas estruturas interagem com instâncias superiores do sistema e locais, desde o âmbito do federal ao municipal, considerado como local. Assim, como discutido anteriormente, dependendo do modelo do programa, as instâncias previstas (da federal para a local) como participativas não se fazem presentes quando o modelo do programa de saúde é do tipo *top down*. E, ao contrário, a possibilidade de estimular práticas participativas existe no modelo de programa de saúde que é construído de baixo para cima (da instância local para a federal). É somente nesse modelo que se poderá evidenciar a prática intersetorial e a participação de todos os envolvidos na construção da saúde, da educação e da própria cidadania nos ambientes que assim se apresentam como educacionais e promotores da saúde.

O enfrentamento de desafios para a criação de ambientes educacionais e promotores de saúde, na promoção da saúde, exige o compartilhar de problemas e soluções; a valorização de (res)significar as experiências; a garantia de que os sujeitos se sintam valorizados, acolhidos e respeitados; que eles possam perceber o sentido e significado de suas vidas; que eles possam, ainda, constituir redes sociais de apoio; que tenham reforçadas a autoestima e a confiança, de modo que saiam do isolamento e do vazio existencial e que os gestores em conjunto com todos os atores possam realizar processos avaliativos sistemáticos e regulares dos programas a que se propõem construir, implantar e acompanhar com monitoramento e avaliação.

A construção de programas de saúde na perspectiva de Promoção da Saúde precisa se pautar em políticas e programas que não sejam iniciativas exclusivas do Estado. Esses programas devem ser fruto de interlocução e pactos entre atores sociais, por meio de fóruns participativos que expressem a diversidade, interesses e necessidades dos sujeitos e seus respectivos territórios. Assim, devem garantir que a participação ativa dos atores envolvidos exerça o controle das ações e das atividades propostas e construídas no exercício de empoderamento desses atores e/ou da população organizada como movimentos sociais.

No processo de uma educação comprometida com a realidade e a produção de ambientes educacionais promotores da qualidade de vida, no caso de espaços das escolas, a inserção do tema Saúde em seu projeto político pedagógico, a escola (tradicional de ensino fundamental e médio) passa a promover ações educativas em saúde que levam à reflexão sobre a saúde e seus determinantes sociais. Nessas escolas e/ou em outros ambientes educacionais, a saúde é compreendida em sua concepção significante para cada sujeito envolvido na construção de sua vida.

Uma das iniciativas de programas de saúde na escola do Ministério da Saúde, na gestão de 2003, com a criação da Coordenação de Educação Popular em Saúde, a chamada "A Educação que produz Saúde" (Brasil, 2005), chamava a atenção, em suas diretrizes, para a perspectiva de que a partir do ato de pensar e de fazer educação em saúde, um dos aspectos mais importantes na ação educativa em saúde é o envolvimento de várias pessoas. O ambiente educacional que interage com a comunidade tem maiores chances de encontrar soluções para os problemas. Às vezes, pode ser muito difícil mudar a prática, mas é importante sensibilizar e mobilizar as pessoas e, sobretudo, considerar que todos podem trazer contribuições importantes, com base nos diferentes saberes.

Portanto, se pudermos listar algumas prerrogativas que contribuam para a formulação de ambientes educacionais e promotores de saúde, citaremos:

- Revisão do conceito de saúde que transforme a prática;
- Participação comunitária e empoderamento;
- Valorização da dinâmica do território;
- Ênfase na atenção primária à saúde;
- Sistema Único de Saúde – reorientação dos serviços de saúde;
- Avaliação;
- Formação;
- Práticas educativas participativas;
- Educação em saúde – na ótica "paulofreiriana" de Educação Popular em Saúde;
- Intersetorialidade;
- Redes e vínculos;
- Valores;
- Regionalização e descentralização das ações;
- Programas efetivos que levem à transformação.

Estimular a participação comunitária favorece ações/interações com construção coletiva e a implementação de práticas educativas mais significativas, que tendem a ser mais efetivas, ao mesmo tempo em que proporciona a saúde, como direito de todo cidadão.

Quadro 1: matriz de diferentes modelos teóricos de saúde na escola

Modelos de Programas	Teoria	Articulação entre setores	Principais características
Higienista	Prática para mudar comportamentos, inclusive morais	Autoritária e normativa *(Top Down)*	Preventista - a decisão é central, sem participação dos envolvidos
Biomédico especializado	Prática assistencialista e medicalizadora	A autoridade detém o conhecimento	Medicina especializada – não prioriza a atenção primária à saúde
Uso do espaço da escola para equipamentos e serviços de saúde	Serviços de saúde no espaço físico da escola, mas os setores atuam isolados (na contramão do SUS)	Sem compartilhar meta/objetivo/ recurso/decisões Ação desconectada	Ações são descontextualizadas dos serviços de saúde (na contramão do SUS) Decisão específica de cada setor
Promoção da saúde	Protagonismo do sujeito Ação descentralizada *(Botton up)*	Teoria social com enfoque nas experiências Setores parceiros compartilham objetivos, metas e decisões	Contexto das relações humanas Constrói conhecimento com ênfase no território, rede de saúde e atenção primária à saúde

Fonte: Silva CS, 2010

Referências

Assis M. Memórias póstumas de Brás Cubas. Rio de Janeiro: Nova Aguilar; 1994.

Assis R. Multieducação. Rio de Janeiro: Núcleo Curricular Básico; 1996.

Brasil. Conferência Nacional de Saúde. Relatório final. Brasília: Ministério da Saúde; 1986.

Brasil. Constituição da República Federativa do Brasil: promulgada em 5 de outubro de 1988.

Brasil. Ministério da Saúde. Lei Orgânica da Saúde nº 8.080, de 19 de setembro de 1990, que cria o Sistema Único de Saúde.

Brasil. Ministério da Saúde. A educação que produz saúde: Educar SUS. Série F. Comunicação e Educação em Saúde. Brasília. 2005.

Bodstein RC. The complexity of the discussion on effectiveness and evidence in health promotion practices. Promotion & Education. 2007;1(14):16-20.

Borba A et al. Desenvolvimento e Aprendizagem. In: Silva CS (org.). Programa de saúde do escolar numa perspectiva crítica. 3 ed. Secretaria Municipal de Saúde do Rio de Janeiro. Prefeitura da Cidade do Rio de Janeiro; 1999.

Burris S et al. Emergency strategies for healthy urban governance. Journal of Urban Healthy: bulletin of the New York Academic of Medicine. 2007;84:1.

Buss PM, Pellegrini A. A Saúde e seus determinantes sociais. Physis: Rev. Saúde Coletiva. 2007;17(1):77-93.

Campos RO. A promoção da saúde e a clínica: o dilema promocionista. In: Castro A, Malo M (org.). SUS ressignificando a promoção da saúde. São Paulo: Hucitec; Opas; 2006.

CARTA DE OTAWA. Ministério da Saúde. 1ª Conferência Internacional de Promoção da Saúde, 1986. Promoção da Saúde, 1996.

COMISSÃO NACIONAL SOBRE DETERMINANTES SOCIAIS DA SAÚDE. Escola Nacional de Saúde Pública, Fundação Oswaldo Cruz ENSP-FIOCRUZ.

Dewey J. Democracia e Educação: Introdução à filosofia da Educação. 3 ed. Tradução de Godofredo Rangel e Anísio Teixeira. São Paulo: Companhia Editora Nacional; 1959.

Freire P. Pedagogia do oprimido. 8 ed. Rio de Janeiro: Paz e Terra; 1980.

Pedrosa JI. Promoção da saúde e educação em saúde. In: Castro A, Malo M (org.). SUS: Ressignificando a promoção da saúde. São Paulo: Hucitec; Opas; 2006.

Potvin L et al. Três posturas ontológicas concernentes à natureza dos programas de saúde: implicações para a avaliação. In: Bosi MLG, Mercado FJ (org.). Avaliação qualitativa de programas de saúde: enfoques emergentes. Petrópolis: Vozes; 2006.

Salazar L. La evaluación-sistematización: uma propuesta metodológica para la evaluación en promoción de la salud. Un estudio de caso en Cali, Colombia. Revista Ciência e Saúde Coletiva. Rio de Janeiro. Jul-set 2004;9(3):545-555.

Silva CS. Promoção da Saúde na Escola: modelos teóricos e desafios da intersetorialidade no município do Rio de Janeiro. Tese de doutorado na Escola Nacional de Saúde Pública.

Valla VV et al. Construindo a resposta à proposta de educação e saúde. Mimeo. Rio de Janeiro: ENSP; 2003.

Vasconcelos EM. Educação popular e a atenção à saúde da família. São Paulo: Hucitec; 2001.

Sérgio Arouca da Fundação Oswaldo Cruz (ENSP/FIOCRUZ). Rio de Janeiro. 2010.

6

LE PROJET CULTUREL ET ARTISTIQUE DU CHU-HOPITAUX DE ROUEN

Denis Lucas

L'art est ce qui rend la vie plus intéressante que l'art.
Robert Filliou

Introduction

Le développement culturel et artistique au CHU-Hôpitaux de Rouen: un art contextuel

En 1999, les ministères de la culture et de la santé signaient une convention. Déclinée en région Haute-Normandie depuis 2001 entre l'Agence Régionale de la Santé et la Direction Régionale des Affaires Culturelles, celle-ci vise à développer des projets culturels dans les établissements de santé.

Le CHU-Hôpitaux de Rouen a fait le choix depuis 2002 de développer un projet culturel basé sur l'articulation de l'offre culturelle du territoire régional aux demandes d'ouverture et de pratiques artistiques de certains services de soins.

Des projets ambitieux ont pu ainsi être mis en œuvre dans un nombre important d'unités de médecine.

L'implication du Fonds régional d'art contemporain dans le soutien aux résidences d'artistes dans le service des maladies infectieuses, en soins palliatifs, les interventions des musiciens de l'Opéra régional et du conservatoire régulières depuis cinq années dans les services et dans l'anneau central, celle de différentes compagnie artistiques, mais aussi la coopération fidèle de la Ville de Rouen via la convention de développement culturel, la déclinaison sur le territoire de l'hôpital de différents festivals ont sur créer une véritable dynamique.

Poursuivre le développement de ces actions auprès du plus grand nombre, offrir ces moyens d'expression, ces espaces d'échanges aux différents services de soins partenaires, tel est le sens profond du projet culturel du CHU-Hôpitaux de Rouen.

L'art à l'hôpital comme art contextuel apparaît donc comme un principe actif et ne peut s'envisager que dans des logiques de processus. Le retour à la source étymologique souligne cette idée d'aller vers l'avant (pro «vers l'avant» et cessus, cedere «aller, marcher»). L'art comme moyen d'inventer d'autres systèmes de pensée dans le lieu le plus extrême de vulnérabilité, c'est cette idée que nous souhaitons défendre par la mise en œuvre du projet culturel. Vivre l'art comme une expérience.

Constats

Péréquation projets de soins/présence artistique

Au fil des années, la déclinaison des projet artistiques au sein des unités de soins a permis d'agir, d'interagir sur certains éléments de l'environnement hospitalier et de questionner les problématiques liées aux notions de temps, de lieu, de citoyenneté.

Davantage d'unités sont aujourd'hui concernées par le projet culturel et artistique. Cet élargissement, bien que la démarche soit principalement qualitative, vient renforcer le Sens et la légitimité progressive de la présence artistique au cœur de l'institution de soins. La réussite de ces actions repose à la fois sur le professionnalisme des artistes impliqués au sein de l'institution et sur la contextualisation des projets réfléchis, construits et mis en œuvre avec les équipes soignantes.

Afin d'optimiser la mise en place de ces projets culturels, des temps de concertation ont été organisés dès l'élaboration des actions. Ces rencontres réunissant les équipes artistiques, les structures culturelles et les cadres de santé permettent de tenir compte des spécificités et des contraintes de l'environnement dans lequel les patients évoluent, ceci afin de faire émerger une proposition culturelle ambitieuse et adaptée.

Ces actions sont pensées de manière à s'articuler autour des dimensions thérapeutiques et de prise en charge globale des patients tout en respectant les compétences respectives des équipes professionnelles, soignantes et artistiques.

L'inscription des projets dans la durée a permis d'établir une relation de confiance entre les équipes culturelles et médicales et d'envisager des prolongements.

L'évaluation de ces partenariats auprès des équipes soignantes atteste de leur pertinence dans la mise en place de processus de prise en charge non médicamenteuse: resocialisation pour les personnes âgées, renarcissisation pour les adolescents, ouverture et curiosité pour l'Autre et le monde extérieur.

Le temps

Parmi les enjeux de la présence artistique et culturelle à l'hôpital, notamment dans le cadre des séjours de moyenne ou de longue durée (gériatrie, pédiatrie) mais pas uniquement, il y a la question essentielle entre toutes du temps.

Du côté des personnes hospitalisées, le temps est souvent celui des repas, des familles et surtout le temps de l'attente, celle qui n'en finit pas et qui sépare le soigné du retour à la vie normale.

Du côté des soignants, le temps est un opérateur tangible de la disjonction soignants/soignés. A l'extrême dilatation du temps des soignés répond la forte concentration du temps des soignants. Le nombre et l'importance des tâches à exécuter, leur enchaînement méthodique et rationnel.

L'action culturelle et artistique, dans cette double temporalité contradictoire, interagit en produisant un autre temps qui échappe à la morne succession des jours d'un côté et à leur précipitation anxiogène de l'autre, permettant dès lors à l'acte culturel de prendre tout son sens, révélant par là même sa portée et sa valeur.

L'espace

La culture fait jaillir au sein de l'espace hospitalier si fortement connoté, un espace autre, créant son propre champ de forces, projetant soignants, soignés et familles au cœur d'un ailleurs, territoire redéfini par l'art et réenchanté par lui.

En ce sens l'art et la culture parviennent à créer un territoire propre, sorte de zone franche au sens de zone affranchie de la pesanteur d'une technicité qui sépare les corps (corps des malades versus corps des soignants) et clive les individus en catégories distinctes bien-portants, malades, familles en empathie) se tenant dans cette zone incertaine à la frontière entre santé et maladie.

L'espace dessiné par la culture est donc pour une part celui du dépassement de ces divisions, de la réunion des contraintes et de la construction d'un «être» considéré dans sa dimension globale et d'un «être ensemble».

Dans ce territoire culturel, Qui est malade, qui est bien portant?

Qui est actif, qui spectateur? Qui donne et qui reçoit? Qui crée et qui valorise la création? L'espace de la culture fait émerger une nouvelle mise en scène de la vie quotidienne qui fabrique ses propres rituels et introduit de nouveaux codes de comportements.

Prise de parole et citoyenneté

Le corps est le lieu où s'exerce le pouvoir du soignant sur le soigné. Pouvoir qui ne peut se comprendre qu'à partir du corps.

La culture apparaît par conséquent comme le moyen par lequel les soignés se réapproprient leur corps et le réinscrivent dans le monde social en s'affranchissant de la hiérarchisation des rapports soignants-soignés, de la domination du vocabulaire du soignant. En libérant la parole, la culture réintroduit de la subjectivité et rend sa place à la personne hospitalisée dans une singularité essentielle.

Soigné/soignant

Le corps est le lieu où s'exerce le pouvoir du soignant sur le soigné. Pouvoir qui ne peut se comprendre qu'à partir du corps.

La culture apparaît par conséquent comme le moyen par lequel les soignés se réapproprient leur corps et le réinscrivent dans le monde social en s'affranchissant de la hiérarchisation des rapports soignants-soignés, de la domination du vocabulaire du soignant. En libérant la parole, la culture réintroduit de la subjectivité et rend sa place à la personne hospitalisée dans une singularité essentielle.

Au sein de équipes et différentes instances

L'introduction de cette subjectivité se révèle nécessaire au sein des équipes soignantes, car elle permet à chacun de réaffirmer sa place au-delà de la fonction.

La mise en œuvre de théâtres forum et d'une campagne graphique autour de la problématique du handicap en milieu professionnel viendra questionner le regard que nous portons sur les autres par l'approche de différentes notions: le temps, le savoir-être, les moyens… Il s'agira d'inventer des espaces de paroles pour contribuer à l'amélioration des conditions de travail de chacun. Ces questionnements seront également proposés dans le cadre de formations initiales et/ou continues au personnel médical et paramédical en y associant les divers services concernés quant aux parcours de reclassement.

La coordination du projet culturel avec certains thèmes du groupe éthique contribuera à mettre en exergue des problématiques majeures de prise en charge globale en proposant de faire «le pas de côté» nécessaire pour appréhender autrement les relations de soins, les relations d'humanité.

Objectifs

Fort de ces constats, le projet culturel poursuivra sa contribution au processus d'humanisation de l'institution hospitalière et de prise en charge globale des patients encourageant une approche pluridimensionnelle des individus en se fixant les objectifs suivants.

Contribuer à la réflexion collective sur l'évolution de la relation au patient

L'art et la culture peuvent contribuer à faire de l'hôpital un lieu où l'on prend soin de la personne malade en la reconnaissant comme sujet conscient et sensible et non pas uniquement comme corps, objet unique de traitement. Préoccupation inscrite dans la loi relative aux droits des personnes malades et à la qualité du système de santé du 5 mars 2002.

En effet, l'ouverture des services de soins aux artistes modifie la relation entre les personnes hospitalisées et le monde hospitalier. Parce que l'art questionne les représentations et les comportements, il ouvre une réflexion nécessaire sur la perception actuelle du corps, de la maladie, du handicap, de la vieillesse ou de la mort et insiste sur le respect de la dignité humaine.

Proposer des détours artistiques, c'est accepter que la réalité ne soit pas figée, qu'elle ne se réduise pas à ce que l'on en perçoit de prime abord, qu'elle est espace d'inventions.

Cette relation au patient peut être questionnée par la venue de musiciens, danseurs… mais également par l'investissement de lieux via les commandes artistiques selon différentes procédures.

Pour exemple, la commande passée en unité des soins palliatifs qui a été pensée à partir du projet du service et selon une logique du parcours du patient.

Comment matérialiser dans l'architecture de l'hôpital son ouverture sur le monde et les hommes qui l'entourent. A quoi ressemblerait un hôpital qui dans ses espaces respecte la dignité humaine, dont les murs mêmes prennent soin des hommes et des femmes qu'ils accueillent.

Cette réflexion dans le cadre d'une commande publique a été amorcée collectivement et en association avec des représentants des personnels et des usagers de manière à questionner l'existant, libérer les imaginations de ce qui est connu pour mieux explorer le champ des possibles et permettre un choix éclairé, auquel tous puissent adhérer. Elle sera poursuivie en corrélation avec les différents temporalités de transformation de l'hôpital.

Encourager les croisements et les échanges au sein même de l'hôpital

Services de soins, directions administratives, services techniques, partenaires culturels internes (délégation)

Cette démarche s'appuiera sur les personnels qui y travaillent, pour mettre en place, élaborer et construire des projets artistiques ou culturels.

L'action culturelle à l'hôpital doit inscrire son action en tenant du contexte spécifique de l'institution et des contraintes rencontrées dans les services de soin. Elle doit pour se faire faciliter des rapprochements entre les unités de soins et les équipes artistiques. Les projets ne seront viables que s'ils s'inscrivent dans une logique partenariale.

De la même manière, toutes les strates, tous les domaines, secteurs, services et sites seront associés au sein des projets communs (festivals, expositions, concerts, spectacles), véritables passerelles lancées entre plusieurs «micro-mondes» coexistant sans toujours se connaître à l'hôpital.

Si le projet culturel priorise son intervention en direction des soignants et des patients, il est néanmoins essentiel de rappeler que celui-ci concerne l'ensemble de la communauté quelques soient les fonctions occupées. Les enjeux de la présence artistique à l'hôpital sont à l'attention de tous au regard de ses compétences, de ses désirs de s'approprier cette démarche.

Valoriser les identités particulières des professionnels et l'identité collective du CHU: délégation à la culture, au patrimoine et aux archives

La récente création de la délégation à la culture et au patrimoine devrait permettre de donner une meilleure visibilité à l'histoire hospitalière. Un travail approfondi visera à insérer le présent de l'établissement et son personnel dans une perspective temporelle de long terme. Faire prendre conscience du passé permettra aux personnels d'envisager leur avenir aussi bien en leur qualité de professionnels qu'en tant qu'acteurs d'une institution.

La conservation et la valorisation du patrimoine aussi bien matériel qu'immatériel nécessite de faire appel à diverses compétences spécifiques. Les approches respectives des notions patrimoniales pourront être complémentaires en tenant compte de la nécessité de mobiliser les partenariats de compétences et de moyens externes à l'hôpital afin de rester dans une logique d'ouverture.

Afin de travailler cette notion identitaire, une approche patrimoniale de l'institution pourra être mis en œuvre au sein des établissements de formation (initiale et continue) médicales et paramédicales en coordination avec les collectivités.

Ce travail se déroulera à la fois sur les plans éthique, sociologique et historique.

Ouverture de l'hôpital: Nouer de véritables liens avec la cité et sa population

Revaloriser l'image de l'institution hospitalière

L'hôpital est souvent perçu comme un lieu clos, coupé du monde. Permettre des échanges avec la direction des affaires culturelles de la Ville, le conservatoire national de région, le service du patrimoine, les bibliothèques, avec l'école des beaux-art, avec les musées et lieux de création artistique, ouvrir l'hôpital à l'organisation d'évènements culturels, voilà autant d'initiatives qui font de l'hôpital un lieu de la cité, un lieu de vie.

Les coopérations autour de projets communs avec différents lieux de culture (artistique, historique, scientifique) de la ville et plus largement du territoire seront développées (ex: projet d'exposition commune en 2013: espace culturel, Musée de la médecine, muséum d'histoire naturelle).

Afin de coordonner dans les meilleures conditions la mise en place de ses projets culturels, le CHU-Hôpitaux de Rouen développera les projets de partenariats en autres avec la ville de Rouen et la Communauté d'Agglomération Rouennaise.

L'ouverture de l'hôpital passe par une logique d'aller-retour entre la cité et l'institution. Faire entrer dans l'hôpital les productions externes et extraire du cœur de l'institution des problématiques remise au cœur de la cité par le biais artistique.

Inscrire le CHU-Hôpitaux de Rouen dans une dynamique de réseau régional et national.

Le CHU par l'implication de son responsable culturel dans la mise en œuvre du programme régional culture à l'hôpital impulsera des projets inter-établissements. Véritable tête de pont du dispositif, il veillera à mettre en réseau les expériences et mutualiser les énergies.

Impliqué au sein de la commission des conférences des directeurs généraux des CHU, il contribuera à initier des rapprochements avec les autres d'établissements et développera des projets intersites.

Mise en œuvre du projet culturel: une logique partenariale, transversale

Garant de la cohérence globale du projet culturel, l'attaché culturel coordonnera l'ensemble des actions culturelles. Si dans un premier temps, il lui revient d'élaborer, en étroite collaboration avec la direction générale du CHU, une politique culturelle, il en adaptera régulièrement les termes, au cours des cinq années à venir.

Au cœur même du projet culturel, le médiateur joue le rôle de passeur. Il fera se rejoindre les besoins d'un service de soins et la sensibilité d'une équipe artistique. Ainsi, son rôle sera dans un premier temps de faire connaître les expériences menées ailleurs, d'ouvrir le champ des possibles, d'éveiller les imaginations. Il donnera ensuite des outils, suscitera les rencontres qui amèneront la réalisation des projets.

Comme la convention de 1999 l'y encourage, les partenaires et intervenants sollicités pour ces actions seront des professionnels dont les compétences spécifiques et la créativité sont reconnues. Toute primordiale que soit cette exigence, nous serons également très attentifs aux qualités d'écoute et de dialogue des intervenants potentiels: curiosité et ouverture d'esprit face à un monde inconnu, nous semblent des vertus essentielles à l'accomplissement du sens même de l'art et de la culture à l'hôpital.

Les actions engagées seront initiées et réalisées en étroite collaboration avec les institutions culturelles et artistiques compétentes de Rouen et de sa région. Elles pourront être sollicitées en tant que partenaires, dans le cadre de jumelages, mais aussi sur des missions d'expertises et de formation.

La mise en œuvre concrète du projet culturel se décline selon diverses modalités.

Ces réflexions autour des questions identitaires (des personnels, des patients, de la communauté hospitalière) peuvent combiner différentes approches.

La résidence d'artistes

Inviter les artistes en résidence c'est leur laisser le temps de s'imprégner de l'environnement dans lequel ils se trouvent, c'est également offrir à la communauté hospitalière la possibilité d'ouvrir les murs.

Studio de danse Boucicaut – Espace dédié au spectacle vivant

La résidence de la compagnie Sylvain Groud sur le site de Boucicaut a permis par exemple de revaloriser l'image de l'institution hospitalière en offrant l'opportunité aux personnes âgées de s'exprimer. C'est aussi l'opportunité pour les équipes soignantes et de direction de bénéficier de nouveaux espaces d'échanges autour de leurs pratiques (exemple : Chambre 209 : création d'une journée débat/participation au colloque éthique "Des soins dans la dignité). Ces actions étant amenées à se renouveler.

Ce lieu dédié à l'accueil d'artistes en résidence permet également d'ouvrir l'hôpital à des circulations inédites entre les différentes strates de la ville.

Théâtre forum – handicap et culture – FIPH

La mise en œuvre de théâtres forum et d'une campagne graphique autour de la problématique du handicap en milieu professionnel viendra questionner le regard que nous portons sur les autres par l'approche de différentes notions: le temps, le savoir-être, les moyens... Il s'agira d'inventer des espaces de paroles pour contribuer à l'amélioration des conditions de travail de chacun. Ces questionnements seront également proposés dans le cadre de formations initiales et/ou continues au personnel médical et paramédical en y associant les divers services concernés quant aux parcours de reclassement.

Le projet culturel tente de prendre en compte les diverses problématiques de l'hôpital en proposant des outils de réflexion et de concertation adaptés. Ainsi, la résidence de la Cie un train en cache un autre et du graphiste Grégoire Landais durant trois ans devra favoriser la réflexion sur la question du handicap en milieu professionnel et aboutir à une reformulation des méthodes en cours. L'association de diverses instances dans la mise en œuvre du projet (DRH, technique, médecine du travail, personnels... et étudiants) devrait assurer sa perspicacité.

Commande artistique

Penser la relation au patient au-delà du soin corporel peut trouver des réponses par le biais de commandes artistiques au sein des unités de soins. Matérialiser la notion d'espace d'accueillant au sein des murs mêmes n'est-il pas déjà une forme de prise en charge, de prendre soin. La commande artistique passée pour l'unité des soins palliatifs témoigne de cette attention particulière portée à ce qui se joue «ici et maintenant». L'unicité de chaque œuvre, faite à la main, témoigne de cette suggestion d'individualisation. C'est également un marqueur temporel de la préoccupation d'une époque. Une forme de mise en patrimoine.

Espace culturel et éthique – Porte 10

Au cœur du site principal, l'espace culturel et éthique a vocation à donner une visibilité à l'ensemble du programme culture à l'hôpital. Il est l'espace visible de nombre d'actions qui se jouent dans l'intimité des services.

Espace essentiel matérialisant la présence artistique à l'hôpital, il a vocation à accueillir régulièrement des expositions, présentation de performances, lectures.

La coordination du projet culturel avec certains thèmes du groupe éthique contribuera à mettre en exergue des problématiques majeures de prise en charge globale en proposant de faire «le pas de côté» nécessaire pour appréhender autrement les relations de soins, les relations d'humanité.

Temps forts événementiels (festivals, journées européennes du patrimoine)

Au-delà des résidences avec des temporalités assez longues, tout un ensemble de partenariats permet de créer des événements, des temps forts dans une dynamique régionale et nationale.

Ainsi le partenariat avec la CREA et l'accueil des Transeuropéennes témoigne du dynamisme et de l'ouverture l'hôpital, la mise en œuvre d'expositions et d'une programmation spectacle dans le cadre des Journées du patrimoine participent de cette même impulsion.

Le financement de la politique culturelle

Financements publics

L'Etat (Direction Régionale des Affaires Culturelles et Agence Régionale de Santé) ainsi que les collectivités territoriales (villes, département, région) s'engagent au côté du CHU pour accompagner ses projets artistiques et culturels. La contractualisation de conventions sur des durées variant de 1 à

3 ans permet d'assurer une mise en perspective des projets.

Par le biais de ces compagnonnages, les structures culturelles de la ville de Rouen et de l'agglomération accompagnent ce programme dans le cadre de leur mission de service public. Il s'agira de poursuivre cette démarche partenariale.

Financements privés

Parallèlement aux soutiens publics ce sont des mécènes qui accompagnent différents projets. La dynamique impulsée par le programme régional, via un «cercle de partenaires» permet d'orienter au mieux l'accompagnement des projets. Par ailleurs certains mécènes ont choisi de passer des conventions de partenariat spécifiquement avec le CHU-Hôpitaux sur une durée triennale à destination de certains services.

La complémentarité de ces financements s'avère essentiel à l'ancrage et au développement du projet.

Conclusion

A travers ces projets de patrimoine, d'actions culturelles et artistiques nous souhaitons approfondir l'idée d'un lieu largement ouvert aux nombreuses interactions culturelles, d'un hôpital dans la cité et de la cité dans l'hôpital qui valoriserait les identités particulières des professionnels et l'identité collective du CHU. Nous espérons poursuivre en interaction avec les équipes soignantes et participer à rendre toujours plus humain le séjour des personnes hospitalisées. Pour la mise en œuvre de ces projets, une véritable médiation au sein du CHU apparaît indispensable pour leurs bons fonctionnements et pour faire émerger la sensibilité artistique de tous (logistique, formation, communication, finances). Il importe donc de ménager des espaces et des temps d'échanges, par-delà les frontières symboliques, culturelles ou sociales qui y existent pour que la culture ne soit pas l'affaire de quelques-uns mais le projet culturel de tous.

7 SYMPATHY FOR THE SYMPTOM: CREATIO EX VOTO AND HEALTH PROMOTION

Viola Timm

Marked by a radical absence, unaccountable by ontological analysis, as Martin Heidegger intended it, nor by historical phenomenology, as G. W. Hegel prescribed, creatio ex voto constitutes the representation of a promise and a contract involving an object of exchange. The personal ex voto and the public ex voto represent different, though related, categories of contractual relations with an absence that is inherent in all power structures. In the only empathetic branch of psychology, psychoanalysis, relations with absence begin early in the development of the human psyche and are known as mourning processes. A key element in the construction of the concept "healthy individual" is the representation of power, which involves both the entire administrative apparatus and its, propaganda art notwithstanding, often unconscious and unreflected aesthetics, and the mourning rituals attending the relationship of the group to its ruling body. It is not by chance that language has recorded the relationship between health and power - inversely illness and weakness, helplessness, and inability or disability - in the word infirmity, which means both weakness, lack of power, and sickness. Insofar as every form of power receives its license from a radical absence created ex voto, that is, as a promise and a vow of obedience, it must form a practicable relationship to the object of mourning and to the state of sickness.

The mass practice of ex voto devotionals in the Northeast of Brazil poses a puzzle and a challenge to the philosophy and practice of the scientific process, which is the ultimate reference point for both, medical intervention and government administration. Instrumental methods of disease prevention and medical intervention have not eliminated the psychic need for faith-based performative acts and signification practices. Though an ex voto offering can be contracted to entreat benevolence on behalf of a number of difficulties, deficiencies and predicaments, including economic, social, and political infirmity, in this specific manifestation of the practice it is largely requested in the aid of battling disease and severe medical conditions. The very existence of older religious sacraments on such a grand scale may appear anomalous and anachronistic, but its psycho-historical analysis proves a valuable source of self-reflexivity about instrumental practices. The construction of the ex voto object, like every instrumental practice, is a form of scientifically informed repetition that not only puts technical means of representation and reproduction to work, but also spurs their development. All forms of scientific, technical, and cultural knowledge participate in the construction of an ex voto. It is surprising that it has remained largely unknown, unseen and under-researched in the arts, sciences, and humanities. As a special hybrid between scientific-technological thought, faith, and culture, this incubator of invention also represents a medium of discursive self-referentiality.

French postwar artist Weitemeier (1995) personal ex voto from 1961, constructed out of a transparent container, pink and blue paint powder, gold, and black ink on paper, is technically a self-referential object. Dedicated to his baptismal saint, Rita of Cascia, the saint of lost causes, the devotional object represents a personal symptom, identity mark, and artistic signature. Unlike representations of diseased body parts, suffering, lost objects or objects bearing some kind of stigma, this work of art performs simultaneously as an aesthetic article and as a votive offering. It represents the chosen medium of artistic production and the artist's main obsession: the ego conceived as the immaterial, elusive pictorial imagination itself, inventing phantasms and objects that are otherwise not available to existing processes of ontologization. The mind observes itself and reproduces its own image. It reflects itself working and produces a pure, self-referential image that is not a direct representation of any part of the created world, the bearer of the symptom of selfhood. Like the symptom, this form of organizing existing material and signification in aberrant shapes, is what I term creatio ex voto.

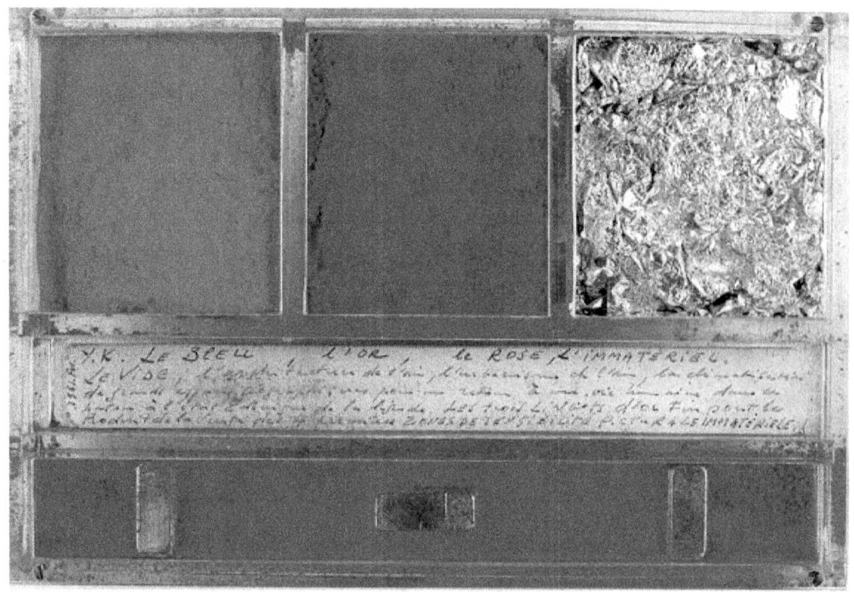

Figure 1: Klein Y. Ex-voto. 1961

In the words of the artist, "the pictorial sensibility of the immaterial" is represented by the four elements: rose, blue, gold, and the ethereal. The ex nihilo materiality of science and technology ontologizes the place of radical absence. In creatio ex nihilo the ethereal phantasm materializes as being and presence for the multitudes. It enframes the nothingness of a kind of inverted vow, an abysmal void, in which all pain and suffering promise to disappear. In creatio ex voto, on the other hand, as Yves Klein's record attests, the object that emerges refers to nothing other than the self engaged in a continuous act of dedication and reconstruction of the created world. The individual life is dedicated - given, promised as an ex voto - from the moment of the commitment, to the imperishable remains of a saint, which has no applicable function in the world beyond self-reference (Creatio, 1996). The ex voto to St. Rita represents the artist's individual signature as creator, but also reconstructs the remains of the saint, to whom his life was dedicated, and whose component elements consist of the immortal,

145

the immaterial, and the pictorial. Even the text portion of the ex voto is subordinated to the pictorial as it qualifies, modifies, and stabilizes its meaning. One of the primary signifying functions of the primitive ex voto object was the stabilization of meaning. The Greek pinakes were originally used as contracts to record debt, the meaning of which is unequivocal. As ex votos, however, they fulfilled a different function (Lokrischen, 1968). As the recording tools of the Greeks grew more sophisticated, they were converted to sacred coulisse for the lavish spectacle of Greek tragic ritual.

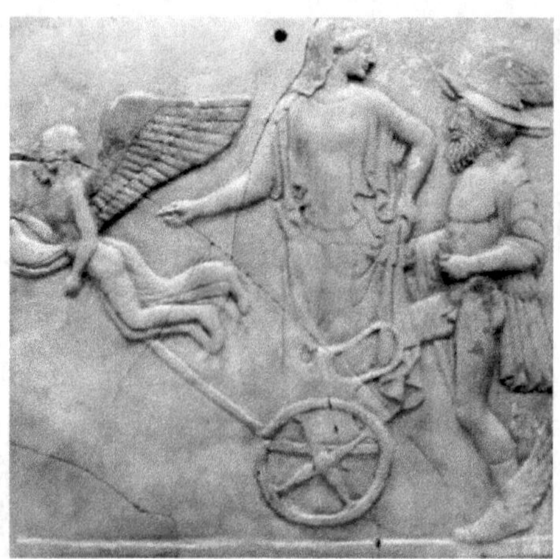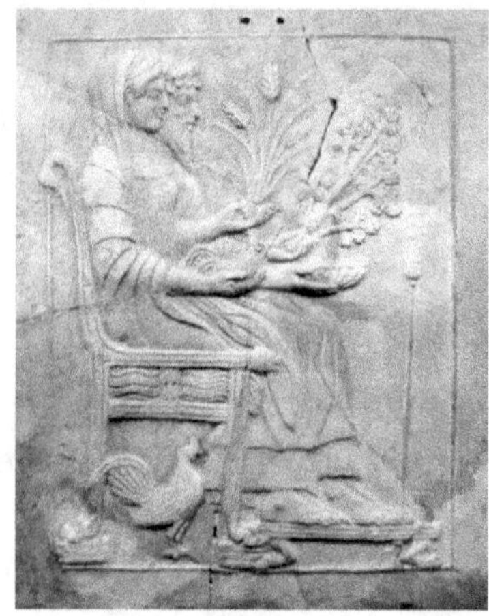

Figure 2: Locri pinax *of Persephone and Hades; figure 3:* Locri pinax *of Aphrodite and Hades*

Unlike scientific and medical instrumentality, which intervenes in order to hold back an abyss of suffering, pain, death, and loss, the ex voto objectifies it, gives it an expression and material means of manifesting its unique being, a symptom become thing.

The history of the symptom overlaps with the history of art at the intersection represented by the ex voto object. The material techniques at the disposal of artists supported by wealthy patrons and of artisans in charge of ex voto objects are the same. The means of reproduction and representation may not be developed for a single purpose and may serve many different functions of social and familial communication, but the common technical base also bespeaks common psychic processes, which are equally constrained by the limits imposed by material, ontological circumstance. The main form of knowledge production modern art introduced in the history of art is self-reflection. In modern psychoanalysis self-knowledge, which is not of the fantasmatic type produced by the permanent psychic construction known as the Lacanian mirror phase, is predicated on the painful experience of separation, loss, and the bodily localization of sickness, discomfort, and suffering. The symptom is equally present in the production process of modern art and in the production process of the ex voto object, which implies that the history of the symptom and the history of art are both co-extensive and co-native in the experience of the human body.

Art has two main ontological points of reference, variants, and determinants: the human body in its physical surroundings and state-of-the art technique. Julius von Schlosser's history of portraiture in wax, Schlosser (1911) a medium whose history is intimately related to the production techniques of ex voto objects, begins with a contemplation of the relationship between high art and pure technique. Art must exceed and contain state-of-the-art technique, whereas the material evolution of technique is predicated on developments in art. The individual art object always carries the stamp of an individual identity and destiny, but above all, it represents a symptom. Once art reaches the status of standard, however, it becomes technique. The "immaterial" dimension Yves Klein's changing and evolving technique strove to approximate and channel with material, ontological means is nothing other than the difference from the healthy standard. The mortal remains of the saints contained in material relics are hybrids, pure materiality and pure symptom, pure individuality. The immanence of the saint is contained in the difference between the two. It is "present" in the silence and inarticulateness of the symptom. In order to be successful in its undertaking modern medicine does not orient itself toward symptom elimination, but rather toward the eradication of clinical illnesses, especially epidemic illness and injury.

Often the difference between medical knowledge and health care and promotion is wrongly presumed to lie in the different methods involved in treating a symptom and treating a known, clinically verifiable illness. The effectiveness of health promotion is measured by mass policies that presumably work and as such it is a natural interdisciplinary object between the distinct instrumentalities of government administration, medicine, and aesthetics/communication media. Health care and promotion are not mere handmaidens to medical science, but another organized system that assists living with symptoms. The cultural, artistic, and religious conjugations of the symptom form the main object of the science of health promotion.

The misconception that medicine and health care and promotion eradicate symptoms in order to promote healthy individuals, groups, nations, and now a global community, has only led to an inadvertent repression in modern consciousness of the basic Christian beliefs that founded many of the institutions that care for the sick, elderly, and disabled today, Risse (2014); Carruthers (2005) with disastrous consequences for mass politics and mass culture in the twentieth century as examples ranging from the Holocaust to the impoverishment of ex voto practitioners in the Northeast of Brazil attest. We need to re-conceptualize our notions of medicine and health care, remembering the origin of their instrumental ontological base and the purpose for their development, which was never a symptom-free, "healthy" physis, but rather assistance, care, and sophistication of the means of manipulation in the fields of medicine and caritas.

Christian experience is predicated on a culture of enduring and valorizing the symptom, as Ives Klein's natal saint, Rita of Cassia's near-worship of the infamous wound on her forehead exemplifies marvelously. Of course, a belief such as St. Rita maintained throughout her life, does not mean abandoning medical knowledge and instrumentality, which has implemented very efficient means of disease-control and treatment. This would be a very primitive interpretation of the valorization of the symptom that organizes St. Rita's hagiography. The more diseases and symptoms are effectively brought under medical control, the greater the need for valorizing the infinity of symptoms confronting humanity, if we don't wish human existence to be defined and shackled by the enormous need created by the presence of death and disease. Medical science and religion are not competing systems, as contemporary health policies often wrongly and naively assume. The modern medical institutions originated in their first employment, the daily practice of Catholic sacraments, among which is the care for the sick, the infirm, the disabled, and the dying (Risse, 2014). Without medical knowledge this sacrament would remain meaningless and impossible to perform, yet medical knowledge has to be positioned and understood in the larger context of the religious-cultural matrix and not as a superior master discursive power dictating the scientific law of human existence.

Art has assisted humanity in the processing of loss and trauma at least since the time of the earliest cave drawings, clear records of the psychic need to represent an absent but needed and feared object (Freeman, 1950). But art is a transient phenomenon. And so is technology. The symptom-bearing individuality is likewise transient. These a priori verities find expression in the Biblical notion of the created world. The creature or a piece of creation is finite, transient, and limited in its material manifestation. Only the point at which the "pictorial" and the "immaterial" cross and overlap, to borrow Yves Klein's language, escapes historical finitude. Much like a stowaway, this illegitimate hybrid formation is not liable to the laws of transience and decay. In a sense, only the remainder of the equation measuring the equal value of art and technique guarantees the historic survival of art.

The genre of portraiture in wax, which is the object of von Schlosser's study, may appear historically outdated and finite in its immediate application and technical specifics, but it is in fact still circulating in two currencies, Mme Tussaud's wax figures, which have been a staple of cultural identity since the French revolution, and contemporary ex votos, still produced in remote corners.

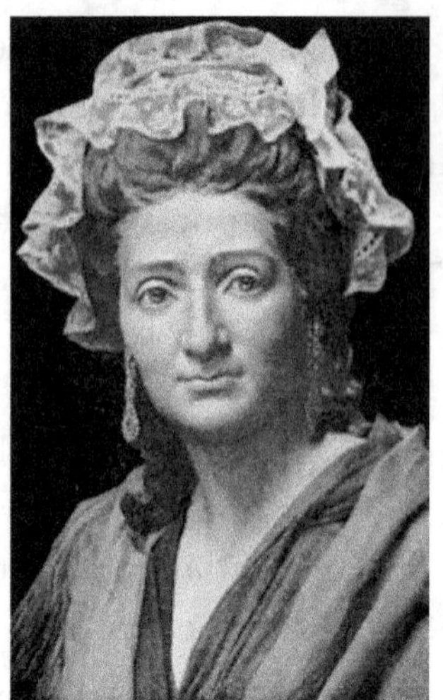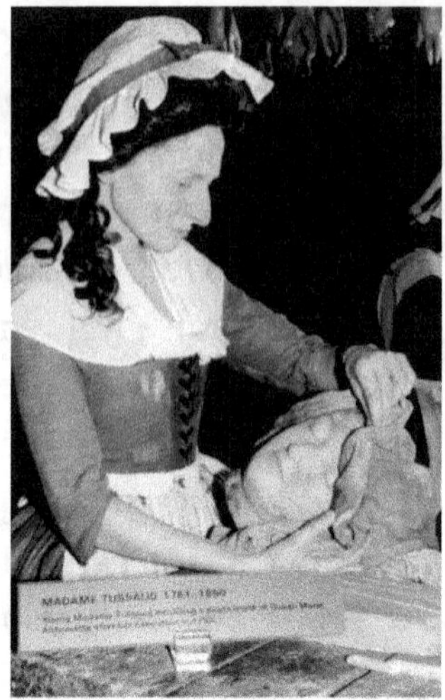

Figure 3: Tussaud JT. Sculpture of Marie Tussaud. 1921; figure 4: Mme Tussaud molding the death mask of Marie Antoinette (in Mme Tussaud's London)

The psychic currency of valuation supporting the circulation of wax objects is cultural and religious. It employs a mechanism of identification that is fundamental to the functioning of the human psyche. Besides behavioral psychology, which has the limitation of non-empathic observation that imitates medical tools, but is inadequate in measuring subjectivity and interior processes, only psychoanalysis has addressed the question of identity mechanisms systematically through sustained contemplation aided by experiment and practice. Psychoanalytically what Ives Klein sees as the crossover between the pictorial and the immaterial is nothing other than the early relation of the child to the mother through transitional objects, among which is the infamous mirror Lacan used for the theorization of what he called the mirror phase as the foundation of the imaginary realm. The transitional object becomes transient and passes from existence only after it has been devalued in the process of Oedipalization, that is, submission to the law of the father, but in its ontological essence it remains topographically internal and temporally eternal.

Though not stated, the association of monstrous worldly power with creatio ex voto is implicit in von Schlosser's history of wax portraiture. Creatio ex voto dedicates life and reign, in all their deformed, dysfunctional, aberrant or diseased 'glory', to the immaterial, transcendent presence of the subject--object dyad of faith, a dyad that mirrors the psychological structure of the mother-child dyad very closely. Left to its devices the creature of pure natality - pure blood lineage feeding the circulation systems of modern administrative bureaucracies - engages the world as its transitional object, Winnicott (1958) but within the mother-child dyad it learns to give up pleasure and immediate gratification for the return of her love, which is how the child establishes a responsible relationship to the world. The material object of the effigy, prepared as an apotropaic object that both inducts the mourning ritual and wards off transience, and the material object of creatio ex voto are above all images of death and disease, death mask and prosthesis. The point at which the two converge is the ex voto contract, which safeguards the continuity and functionality of the identity of the sanctified being, made sacred through the reproduction and dedication of its death mask or prosthesis.

Since the nobility represent an integral part of a country's identity, the royal remains were paramount to the preservation of the identity of the subjects, even before this identity was reformatted by mass media (Santner, 2011). It is not the body of the king that is central to the identity of a Christian political entity, as Kantorowitz has argued in his groundbreaking postwar study "The King's Two Bodies," Kantorowitz (1957) but rather the effigy of the king, that is, the material ex voto object that replicates or reproduces the body in its final mortal hour before it passes to eternity or in Kantorowitz's terms, to the immortal spiritual body. The royal remains are to the body of the subjects as the symptom deposited in the ex voto is to its owner. The royal effigy is the symptom of the body of the people and as such it carries the stigma of its individual identity. This is why the royal figure on stage is either tragic, morally deformed, or otherwise stigmatized (Shakespeare's body of work represents probably the most complete textual archive of royal symptoms). Creatio ex voto guarantees the preservation of an identity. It is not so much a body or a nation, but a symptom and a dysfunction. The stigma carried by the royal body is above all a symptom.

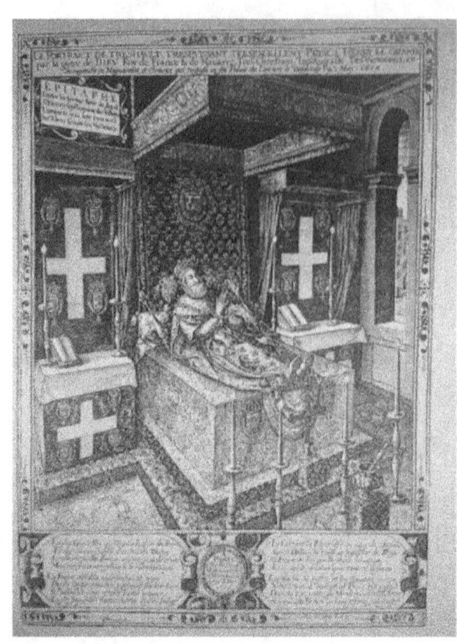

Figure 6: death chamber of Henry IV. In: Von Shlosser, ibid., p. 26

The ex voto is not ahistorical, as Georges Didi-Huberman argues (Huberman, 2007). Its highly evolved practice in Europe spurred the evolution of the representational media in the renaissance, when their gradual disassociation from their religious origin began to take place. It was the need to represent the group body that catapulted three-dimensional wax imaging into a state-of-the-art technique practiced by every major Renaissance master. The reproduction of the royal corpse has the most advanced techniques and means of representation at its disposal. The entire domestic "industry," all technological devices and means of manipulating the environment and the population were focused on the production of the royal corpse. The modern age repressed the religious foundation of technical know-how, which forced the process into latency. The secular world basked in the splendor of the high arts and new technologies, but pushed the underlying religious practices that brought them into existence as creatio ex voto deep into the unconscious fabric of modern experience. With their ontological basis submerged and invisible, religious practices survived modernity only in the form of the return-of-the-repressed, which, however, is structured by the repressing agency, namely the process of secularization of group life, which is why so much of our understanding of the middle ages is in fact rooted in knowledge about the modern state.

Existing scholarship on the role of European ex votos in the history of art and science is very limited, almost non-existent. Yet, since the European archive is the most extensive and spanning the largest time period, it is a crucial source for the study of the mental, historical, religious and political functions of the practice. We have only one major study by Julius von Schlosser from 1911 and then Georges Didi-Huberman's revision of its main premises from the 2000s. Though the first study offers plenty material for an exploration of the relationship between creatio ex voto and the ruling body, it is even more pertinent to contemplations of the role of technology in the construction of the group body. The most obvious feature of the ex voto is its partial representation of the body, which would explain why it was the first practice to begin to form the group body as an external object that is simultaneously destined for introjection. That this group body has required the sum total of humanity's know-how in matters of representation and prosthetic technology points to the ontological presence of a social structure that is extra-linguistic in the sense that it is not under the law of the father, which organizes the logos of linguistic circulation. Freud called this structure rather prematurely the leaderless group, Freud (1989) but as the history of the European royal effigy shows, a leader can be secondary to the group body.

Hailing from a literary source, Goeth (1995) the art historian's guiding insight for his contemplation of the wax figure is that technique gains in stature as art diminishes and vice versa. This argument enriches the historical perspective on creatio ex voto, which is neither art nor pure technique, yet its history is intertwined with the history of art and technology. In Goethe's brief art theory, the domain of art, exceeds, precedes, and succeeds state-of-the-art technology. Art is not art unless it has mastered and surpassed contemporary technical standards. It announces a new creation in the world that challenges existing standards to adapt and evolve to accommodate it. As soon as the standard has caught up with art, it no longer serves art, but quickly becomes dated and disappears in the archives of history. Yet, art survives historical decay. The question is, to what extent is creatio ex voto art and to what extent is it pure technique. If Didi-Huberman is correct and a certain aspect of the ex voto object remains unaltered by history, then what material processes can account for the representation of the symptom? The importance of the historical archive is only proportionate to the artistic achievement of the catalogued period. An archive is neither art, nor pure technical standard, as novel and valuable as it may be at the time of its implementation and ontologization. Technology and the archive are historical and transient, but art is not. Artistic achievement is only commensurate with its remains, the difference between the art object and the technological standard of the time of production.

Around the time of the Renaissance the construction of the group body shifts from royal effigy and its numerous extensions in the visual arts to the figure of the artist as producer, but the material history of the representation of the body remains rooted in the royal effigy and creatio ex voto. It was perhaps less the process of political secularization and more the ravenous narcissism of modern art that forced the ex voto into the recesses of the unconscious. Once all efforts that went into the construction of the group body focused on the producing body, the techniques developed for it disassociated themselves from religious sacrament; in other words, the production of the group body became an object of worship in itself. This initiated the era of self-reflexivity and sublime narcissism.

This brings us to the question of the valuation of ex voto objects. From our post-Hegelian, post-Marxist, and post-Darwinian perspective it would appear that the quality of the ex voto object may well reflect socio-economic status, since a wealthier patron will have access to the best and most expensive masters of the day, but it also reflects the psychic valuation of the object of exchange, of the divine subject receiving it, and of the personal worth of the giver.

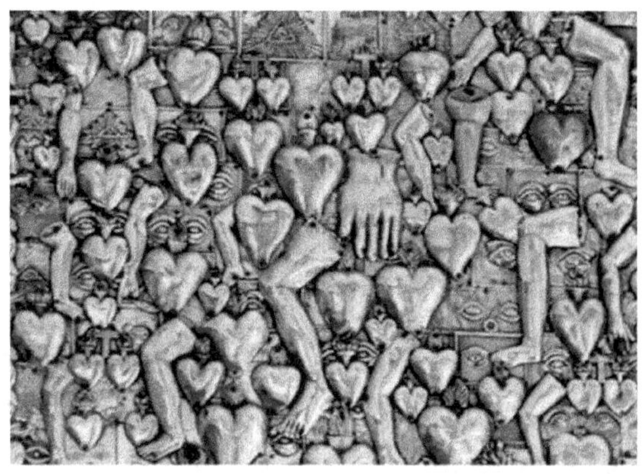

Figure 7: ex voto objects. Available from: <http://lindatoigo.files.wordpress.com>

Didi-Huberman's contemplation of the ex voto begins with a rhetorically charged statement about the repulsive organicity, vulgarity, and cultural indistinctness of these diffusely abundant objects. Indeed, witnessing ex votos in Sao Francisco de Caninde in Northeastern Brasil representing everything from arms to penises and houses, one would be inclined to agree with the art historian. But perhaps the low valuation of these objects is a much more complex phenomenon that involves the larger contemporary structures of global power distribution in the areas of finance, religion, politics, and market value and is not simply inherent in the obvious crudity of the object. In a sense, Didi-Huberman's argument would amount to accusing a prisoner or the inhabitant of a concentration camp of lack of sophisticated resources. The larger structures determining individual existence need to be taken into consideration. Quoting Didi-Huberman:

It matters little… to know exactly how far back votive rituals go: it suffices for us to state that the typical forms of the ex voto, such as the anatomical forms, have practically never evolved, neither in size, nor in the choice of materials, nor in the technique of manufacture.

This is not factually correct. The production of contemporary ex votos makes use of all available technologies. Photographs and mass-produced industrial objects are quite common. Didi-Huberman's

155

argument also directly refutes the main thesis of von Schlosser's earlier study – and only available precedent – that the medium of wax, the prime medium of ex voto creation, enjoyed a remarkable and refined evolution in the European context. Didi-Huberman dismisses this history as irrelevant, even though it represents an elaborate archive and a valuable genealogical source for contemporary aesthetics, politics, and systems of cultural value. Regrettably von Schlosser excludes the most recent chapter in the history of wax portraiture, the Mme Toussaud's museums that are now represented in every major cultural center in the world.

Didi-Huberman's claim that the ex voto object never evolved is problematic for another reason. It is true that we find the same ex voto objects in devotional sanctuaries world-wide today that were present in Neolithic times, but their historical development and cultural articulation, as well as the style, material, technique, manufacture, and aesthetic valuation do vary vastly from epoch to epoch and from culture to culture. The European development provides the only case of creatio ex voto and constitutes a material source for research in public health policy, forms of government, and forms of publicity such as health promotion. The psychology of the group structure governed by creatio ex voto is unique to the European Catholic setting, but though it originates in it, it is not limited to application only in Europe, since its dissemination is global.

In his 1912 anthropological contemplation Totem and Taboo, the father of psychoanalysis, Freud, famously said that death and the dead are powerful rulers, perhaps the greatest material power known to men. Likewise, in the age of global health, we can confirm that the symptom is a mighty ruler dictating the functional, ontological reality of a range of active agents constructing human experience encompassing everything from political power to media power and communications aesthetics. Since the symptom-free, healthy physis is a purely imaginary construction, health regulation and policies need to adapt to maximize the instrumental and technical assistance offered by medical personnel while developing new and more sophisticated tools, environments, and professional educational platforms to assist the larger cultural-religious matrix in which the symptom arises and is managed. Administrative bureaucracies need to be re-positioned and understood in the religious-cultural context in which they originated in order to guarantee if not their efficiency, which, like the healthy physis, is a mere fantasm, at least their credibility among the subjects they manage. The practice of creatio ex voto offers a reflection on the nature of contractual relations, without which no administrative power can maintain its ontological presence and influence on the subjects and environments in its care.

References

Carruthers GB, Carruthers LA. A history of Britain's hospitals. Lewes Book Guild; 2005.

DIDI-Huberman, Georges and Gerald Moore Ed. Ex-Voto: Image, Organ, Time. L'Esprit Createur, v. 47, n. 3, p. 7-16, 2007.

Freeman-Sharpe E. Pure Art and Pure Science. In: Collected Papers on Psycho-Analysis. London: Ed. M. Brierley; 1950. p. 137-154.

Freud S, Strachey J. Group Psychology and the Analysis of the Ego. The Standard Edition of the Complete Psychological Works of Sigmund Freud. New York: W.W. Norton; 1989.

Goethe J. W. Wilhelm Meister's Journeyman Years, III. 3. In: ________. Brown JK (ed.). Heurck JV, Winston K (org.). Conversations of German Refugees; Wilhelm Meister's Journeyman Years, or The Renunciants. Princeton, NJ: Princeton University Press; 1995.

Kantorowitz EH. The King's Two Bodies. Princeton, NJ: Princeton UP: 1957.

Risse GB. Mending Bodies: Saving Souls. A History of Modern Hospitals. Oxford, UK: Oxford UP; 1999.

Risse GB. Modern History of the Hospital. Gale, Cengage Learning; 2014.

Santner E. Royal remains: The People's Two Bodies and the Endgames of Sovereignty. Chicago, US: Chicago UP; 2011.

Von Schlosser J. Geschichte der Porträtbildnerei in Wachs: Ein Versuch. Wien und Leipzig; 1911.

Weitemeier H (hg.). Yves Klein: Körper, Farbe, Immaterialität. Taschen Verlag; 1995.

Winnicott DW. Transitional Objects and Transitional Phenomena. In: Collected Papers: Through Paediatrics to Psycho-Analysis. London, UK: Tavistock; 1958.

8 | PROMOÇÃO DA SAÚDE E CULTURA DE PAZ NO COMBATE À VIOLÊNCIA ESCOLAR

Mirna Albuquerque Frota
Marina Frota Lopes
Caroline Soares Nobre
Ceci Vilar Noronha
Luiza Jane Eyre de Souza Vieira

A educação social e a promoção da saúde no espaço escolar

Para se compreender melhor a estratégia de promoção da saúde, torna-se fundamental, o entendimento do conceito de educação. A educação é um processo de mudança do ser sujeito, da sua história e consequentemente da história do universo. Por décadas, o conceito e as ações de promoção da saúde vêm sendo efetivados, sob a óptica de se promover a saúde. Implica-se igualmente dirigir o olhar ao coletivo de indivíduos e ao ambiente em todas as dimensões, física, social, política, econômica e cultural. Por fim, promover a saúde implica uma abordagem mais ampla da questão da saúde na sociedade (Verdi; Caponi, 2005, p. 85).

Dentre as ações de promoção da saúde, pode-se se destacar: promoção da alimentação saudável; redução da morbimortalidade por acidentes e violência; prevenção e redução do consumo do álcool; prevenção do uso de drogas; promoção da saúde sexual e da saúde reprodutiva; educação permanente em saúde; atividade física e saúde; e inclusão das temáticas de educação em saúde no projeto político pedagógico da escola (Brasil, 2010).

Pode-se constatar a valorização do espaço escolar como propício para as intervenções educativas e promotoras da paz e da saúde. O autor acrescenta que a realização da educação para a saúde na escola é fundamentalmente justificada por quatro motivos: todas as crianças de um país passam por seu sistema de ensino; as pesquisas mostram que nossos comportamentos no plano sanitário estão situados na infância e adolescência; a escola conta com profissionais competentes, que sabem educar (Gomes, 2009).

No ano 2000, o Governo Federal desenvolveu um programa interdisciplinar e multissetorial de investimentos estudantis e pesquisas na área de violência, o *Programa Nacional Paz nas Escolas*, que objetiva a prevenção e o controle da violência nas escolas da rede pública por meio do trabalho com os temas transversais de Ética e Cidadania, gerando a formação ética dos estudantes (Matos, 2010).

Como é de conhecimento geral, a violência não somente vitimiza os jovens na rua, na favela ou na periferia. Macedo (2009) expõe que a violência os "persegue" aonde vão e se torna cada vez mais presente, sob diversas formas, nas escolas do país. O papel da escola, bem como do setor de saúde, indubitavelmente, é de superar as práticas isoladas. Granville-Garcia (2009) completa esse pensamento, revelando que a promoção de saúde é de responsabilidade do indivíduo, da família e da sociedade em geral, e que a escola é a única instituição que consegue reunir em sua égide grande parte da população – determinado momento e faixa etária.

Estudos como os de Matos *et al.* (2006) endossam algumas entidades como corresponsáveis pela violência no ambiente escolar, dentre elas a imprensa, quando divulga e reforça comportamentos violentos nos meios de comunicação. A família, a igreja e a comunidade também impõem metas para os jovens alcançarem, mas as escolas frustram, às vezes, essas expectativas. Salienta-se, também, que é exatamente para os jovens do gênero masculino que as cobranças são mais incisivas.

Logo, a promoção da saúde, enquanto espaço de manifestações práticas na realidade social, impõe uma justaposição analítica das possíveis éticas resultantes de sua aplicação, buscando-se refletir sobre as situações de vida cotidiana que são, de modo contínuo, omitidas e negligenciadas, ocupando-se com questões relativas ao fortalecimento das ações que visam à proteção da qualidade de vida e da saúde humana (Verdi; Caponi, 2005).

A promoção da saúde e da cultura de paz e a prevenção de violências contra crianças e adolescentes é papel de todos. Devem abranger ações coletivas, envolvendo instituições de educação e ensino, associações, grupos formais e informais e lideranças comunitárias e juvenis. As ações preventivas na comunidade são essenciais para a diminuição dos riscos de violência e promoção da cultura de paz no território. A atuação mais eficaz é aquela que inclui, faz alianças e se torna presente na vida cotidiana das famílias e das comunidades (Brasil, 2010, p. 14).

Educando para a paz na escola

Aliando-se aos anseios de setores variados da sociedade que buscam combater os elevados índices de violência, a Unesco (Organização das Nações Unidas para a Educação, a Ciência e a Cultura) vem direcionando seus esforços para a consolidação de uma cultura de paz, em especial entre os jovens, entre os quais se encontra o maior número de vítimas e agressores. Assim, a Unesco entendeu que a violência na escola não se resume a uma série de dados objetivos, mas a múltiplas e distintas formas de experiências vivenciadas pelas pessoas que a sofrem. O que levou a escola, porém, a se tornar um ambiente onde reina a "cultura da violência"?

Atuando como incentivadora e fomentadora, em parceria com governos estaduais e municipais, vem estimulando nos jovens a realização de atividades de esporte, cultura e lazer nos finais de semana, em áreas de concentração de população de baixa renda, por meio do *Programa Abrindo Espaços: Educação e Cultura de Paz* (Waiselfisz, 2003).

Abramovay (2002) delineia que a educação seja o principal instrumento para a elevação da concepção individual do ser humano. Além disso, há a interação que ocorre na escola, pois se constroem relações sociais, redes de amigos e contatos. Nesse sentido, a educação em conjunto com a família constitui um dos espaços tradicionais de socialização.

A educação em saúde e a educação para a paz das escolas necessita encontrar um campo fértil de ação, sendo o estudante, ser em desenvolvimento, o principal envolvido. A escola se torna o ambiente mais propício ao trabalho educativo e de incentivo de práticas de saúde, tendo a educação em saúde como uma estratégia de promover a saúde escolar.

Gomes (2009) esclarece o objetivo dos programas de educação para a saúde, expondo que, por meio dos programas, deve-se preparar o aluno para cuidar de si. Deve-se, ainda, preparar os alunos para que, ao deixar a escola, sejam capazes de cuidar da sua própria saúde e da dos seus semelhantes e, sobretudo, adotar um estilo de vida positivo, também, fora da escola.

A escola vem, ao longo dos anos, se tornando um lugar privilegiado não só para desenvolver os conteúdos construídos historicamente pela sociedade, mas, também, como um espaço rico para aprendizagem de outros saberes e práticas, como os relacionados à saúde. Para Rezende (2007), "a escola é um espaço formal onde se dá o processo educativo, mas também é um espaço institucional, social e político, permeado pela cultura".

Para Silva *et al.* (2007), torna-se necessário que se advogue pela promoção da saúde e se busque evidências de que ela realmente pode ajudar para transformar o cenário não positivo em que as escolas e a sociedade se encontram. Destaca-se a pouca literatura sobre a temática e a falta de políticas públicas que assegurem as ações das escolas promotoras de saúde.

A promoção da saúde e o esforço coletivo

O desenvolvimento da promoção de saúde se torna dificultado, pois depende de um esforço coletivo para o sucesso de suas ações, principalmente na escola pública, uma vez que há pouco envolvimento dos pais e os professores se sentem sobrecarregados com as excessivas atribuições a eles ofertadas, a deficiente formação do corpo docente na área da Saúde e a falta de apoio de órgãos públicos superiores. Freire (2007) exprime que estratégias de educação em saúde sob a perspectiva da participação social devem ser pensadas, de forma que essas estratégias possam contribuir para a formação de atores sociais.

Como instrumento de apoio aos programas de enfrentamento à violência infantil, foram efetivados os conselhos tutelares, que constituem um dos instrumentos mais respeitáveis de garantia de direitos da criança e do adolescente, como órgãos públicos encarregados pela sociedade de zelar pelo cumprimento de seus direitos.

Art. 98 – As medidas de proteção à criança são aplicáveis sempre que os direitos reconhecidos nesta Lei forem ameaçados ou violados: I – Por ação ou omissão da sociedade ou do Estado; II – Por falta, omissão ou abuso dos pais ou responsável; III – Em razão de sua conduta (Guia Prático do Conselho Tutelar, 2008, p. 28).

De acordo com o Ministério da Saúde (2005), existem várias instituições e organizações, governamentais e não governamentais, de apoio à criança, entre elas os conselhos tutelares, no total 1.635, distribuídos em 15 estados brasileiros. Esse serviço funciona desde fevereiro de 2003 e contabilizou 174.851 notificações de violações, no período de 1999 a 2004. Ainda assim, o Ministério apresenta que, infelizmente, mesmo com uma lei tão avançada como o ECA, as redes de atenção às vítimas ainda são precárias ou inexistentes, acarretando que o primeiro e o último passo de um processo de atendimento se reduzam ao tratamento das lesões e à denúncia.

Referências

Abramovay M. Juventude, violência e vulnerabilidade social na América Latina: desafios para políticas públicas. Brasília: Unesco; BID, 2002; p. 192.

Brasil. Ministério da Saúde. Secretaria de Vigilância em Saúde. Impacto da violência na saúde dos brasileiros. Ministério da Saúde, Secretaria de Vigilância em Saúde. Brasília: Ministério da Saúde; 2005. p. 340.

Brasil. Ministério da Saúde. Secretaria de Atenção à Saúde. Departamento de Ações Programáticas Estratégicas. Linha de cuidado para a atenção integral à saúde de crianças, adolescentes e suas famílias em situação de violências: orientação para gestores e profissionais de saúde. Departamento de Ações Programáticas Estratégicas. 1 ed. Brasília: Ministério da Saúde; 2010. p. 104.

Gomes JP. As escolas promotoras de saúde: uma via para promover a saúde e a educação para a saúde da comunidade escolar. Porto Alegre: Educação. Jan-abr 2009;32(1):84-91.

Granville-Garcia AF et al. Conhecimentos e percepção de professores sobre maus-tratos em crianças e adolescentes. Saúde e Sociedade. São Paulo. Mar 2009;18(1):131-140.

Macedo RMA, Bomfim MCA. Violências na escola. Rev. Diálogo Educ. Curitiba. Set-dez 2009;9(28):605-618.

Matos KSL, Nascimento VS. Escolas. Construindo uma cultura de paz: o projeto "Paz Na Escola" em Fortaleza. In: Matos KSL (org.). Cultura de Paz, Educação Ambiental e Movimentos Sociais: ações com sensibilidade. Fortaleza: Editora UFC; 2006.

Rezende R. Da saúde escolar para a formação de uma rede de escolas promotoras de saúde no Estado do Tocantins. In: Brasil. Ministério da Saúde. Organização Pan-Americana da Saúde. Escolas Promotoras de Saúde: experiências no Brasil. Série Promoção da Saúde. Brasília, DF; 2007:6.

Silva CS et al. Redes de escolas promotoras de saúde no município do Rio de Janeiro: um desafio à formulação de políticas saudáveis à cidade. In: Brasil. Ministério da Saúde. Organização Pan-Americana da Saúde. Escolas Promotoras de Saúde: experiências no Brasil. Série Promoção da Saúde. Brasília, DF; 2007:6.

Verdi M, Caponi S. Reflexões sobre a promoção da saúde numa perspectiva bioética. Texto & Contexto Enfermagem. Florianópolis. Jan-mar 2005;14(1):82-88.

Waiselfisz JJ. Revertendo violências, semeando futuros: avaliação Unesco; 2003. p. 124.

9 CULTURA, ARTE E COMUNICAÇÃO NA PROMOÇÃO DA SAÚDE: ESTUDO DE CASO DA ABORDAGEM JORNALÍSTICA SOBRE O VÍRUS EBOLA NO SITE R7

Erotilde Honório Silva

Introdução

O tema Cultura, Arte e Comunicação em Saúde pede reflexões conceituais para cada um dos termos na perspectiva de entrecruzar conhecimentos e explicitar as múltiplas faces das relações que o ser humano empreende com a própria saúde, o cuidar do corpo, tratar a doença quando ela ocorre, relacionar-se com os variados profissionais que o atendem, médicos, enfermeiros, psicólogos e técnicos de laboratórios, dentre outros, com as políticas públicas de saúde, e, enfim, decodificar as informações disponíveis na área.

Ao entrecruzar cultura, arte e comunicação na promoção da saúde como tema deste trabalho, levam-se em consideração alguns aspectos nos quais a arte entra como elemento crítico, e em outros como coadjuvante, nas ações de saúde coletiva. Para isso, será relatado, historicamente, o papel da comunicação na divulgação de ações na saúde e, em seguida, se analisará como a mídia divulga para a população as notícias sobre a área da Saúde na atualidade, tendo enfoque o caso do vírus Ebola.

Em outubro de 2014, a mídia brasileira, utilizando todos os seus veículos, cobriu, de forma intensa, um caso suspeito de ebola, dispensando um aparato jornalístico semelhante ao da cobertura de uma grande catástrofe natural. A quantidade, aliada ao teor, de notícias e matérias reverberou seus efeitos sobre a população, pois se trouxe à tona informações sobre um africano que havia pedido asilo no Brasil e teria adoecido. O sintoma de febre foi o motivo para considerá-lo o primeiro suspeito de ebola no país. Localizado no Paraná, foi notificado ao serviço de saúde local e solicitado um avião da FAB (Força Aérea Brasileira) para o transporte do paciente para a Fundação Oswaldo Cruz, referência nacional em promoção da saúde.

O paciente foi transportado para o Rio de Janeiro e instalado na área de isolamento. O sangue foi colhido para exame ainda no Paraná e o material enviado ao Pará, único centro no país equipado para detectar a presença do vírus Ebola em sangue humano. Toda a trajetória do paciente foi acompanhada pela mídia, desde sua estada no hospital do Paraná, à tomada do avião e sua chegada à Fundação Oswaldo Cruz e os passos seguintes da ação.

Os noticiários do dia inteiro produziram matérias de centralidade para dar conta do fato, entrevistando médicos, sanitaristas e infectologistas, além da palavra oficial do ministro da Saúde, em uma coletiva de imprensa sobre o assunto. Os jornais de todas as cidades noticiaram o fato, alguns alertando para a possibilidade de ocorrência da doença em outros locais. A partir desse evento, serão feitas algumas considerações sobre a atuação da mídia no campo da Saúde.

Tal viés de análise se torna importante na medida em que, na contemporaneidade, não se pode pensar em políticas públicas de saúde sem a reflexão sobre o papel dos meios como mediadores centrais para a eficácia de tais políticas. Para a compreensão holística do intento deste trabalho ao esboçar o papel da arte e, em especial, da comunicação na promoção da saúde no Brasil, será feita uma retrospectiva dessas esferas, utilizando sua interseção na História como elemento de destaque. Seguindo a linha do tempo, o trabalho chegará à atualidade para tratar do tema proposto, ou seja, de como a mídia abordou o tema do vírus Ebola durante a semana da primeira suspeita do caso no país.

Saúde, arte e comunicação na cultura brasileira

Numa breve retrospectiva da saúde na cultura brasileira, temos, na primeira década do século XX, as práticas populares de cura, curandeiros, sangradores e parteiras, que começaram a desaparecer e a se tornarem cada vez mais clandestinas. Isso se deveu, principalmente, à presença da ciência médica, que já se organizara em sociedade médica desde 1838, no Rio de Janeiro (Fundação Fiocruz, 2014). Havia, por parte dos médicos, uma nítida tensão para com as práticas populares de cura, desaconselhadas de forma autoritária por ocasião do atendimento aos pacientes no face a face da comunicação. Nesse período, as grandes cidades, como o Rio de Janeiro e São Paulo, cresciam desordenadamente e esse aglomerado humano em precárias condições de moradia e higiene estava exposto a doenças de toda ordem, como as transmitidas por pessoas infectadas vindas da Europa nos navios.

Em 1903, um surto de febre amarela atacava o Rio de Janeiro. A doença era transmitida pela picada do mosquito *Aedes aegypti*, que depositava suas larvas em poças de água parada. Para combatê-lo, o presidente Rodrigues Alves empreendeu um processo de reurbanização da cidade, derrubando casebres, canalizando esgoto, removendo o lixo das ruas e proibindo a venda de alimentos em locais de higiene duvidosa. Contratou, para assumir a Saúde Pública, o jovem Oswaldo Cruz, que, conhecedor da experiência do médico cubano Carlos Juan Finlay, prometeu fazer a mesma erradicação das condições que promoviam o desenvolvimento da doença que seu colega empreendera em Havana (Fundação Fiocruz, 2014).

Com pouco mais de 85 homens, foi iniciada a campanha de erradicação do mosquito. Os mata-mosquitos percorriam as ruas dos subúrbios do Rio de Janeiro aplicando inseticidas, adicionando petróleo na água empoçada, lacrando caixas-d'água e removendo para os hospitais os doentes para tratamento em condições de isolamento. Em uma sociedade marcada pelas desigualdades, a campanha foi estabelecida de forma coercitiva, de fiscalização e de caráter policialesco. Foi posto em exercício o princípio da autoridade científica e do poder político, sem cogitar a participação social.

As ações intempestivas do governo, a derrubada de quiosques, o apressamento dos mata-mosquitos, o burburinho da limpeza, a princípio, foram levados no bom humor, mas os proprietários prejudicados com as demolições e proibições de venda de alimentos iniciaram uma onda de protestos que tomou conta da cidade.

A imprensa desencadeou um ataque ostensivo ao presidente e a Oswaldo Cruz, incitando a desobediência da população às normas preconizadas pelo sanitarista. No entanto, no decorrer da campanha, as evidências das ações foram incontestes. Em 1903, o número de mortes, que tinha sido de 584, caiu para 48 no ano seguinte, até a patologia ser debelada, em 1907. Além da febre amarela, Oswaldo Cruz combatia a peste bubônica, transmitida pelo rato, e conseguiu erradicá-la em 1904. A campanha de desratização foi intensa nas casas, na rede de esgotos, nos terrenos baldios e nos navios que atracavam no porto (Nascimento; Silva, 2013).

Essa é uma época ainda anterior ao rádio, mas a música tocada em gramofones podia ser ouvida nos cafés e nas casas dos mais abastados. Entra em cena uma sátira referente à campanha de desratização, que faz carga sobre a compra de ratos por Oswaldo Cruz como bônus ao funcionário que mais ratos trouxesse mortos ao fim do dia. O humor satírico se faz presente na composição de Casemiro Rocha e Claudino Costa, popularizada no Carnaval de 1904.

"[...] Audacioso e malfazejo gabiru./Rato, rato, rato/Eu hei de ver ainda o teu dia final/A ratoeira te persiga e consiga,/Satisfazer meu ideal./Quem te inventou?/Foi o diabo, não foi outro, podes crer/ (…) Quando a ratoeira te pegar,/Monstro covarde, não me venhas/A gritar, por favor./Rato velho, descarado, roedor/Rato velho, como tu faz horror!/Vou provar-te que sou mau/ Meu tostão é garantido/Não te solto nem a pau" (Sousa, 2007).

À mesma época, Oswaldo Cruz enfrenta uma polêmica maior ainda, tendo os jornais, outra vez, como seus adversários. Em 1904, a varíola – doença causada por um vírus que se manifestava, sobretudo, no inverno – foi de difícil erradicação, dada a rejeição popular à vacina, o que contribuía para a disseminação da patologia. Morriam mais de 130 pessoas por semana. As informações veiculadas na imprensa não conseguiam alcançar a população e ainda reforçavam o preconceito arraigado nas pessoas sobre a aplicação e atuação da vacina.

Os jornais e revistas não se contentavam em combater a aplicação da vacina: as matérias tinham o objetivo de denegrir a imagem do sanitarista e desacreditá-lo. Exibiam caricaturas sugestivas de segundas intenções para com as mulheres por parte do sanitarista, em virtude da aplicação da vacina ser na coxa. Por essa época, o vestuário feminino guardava o corpo da mulher com muito rigor, deixava à mostra apenas os pés e as mãos das senhoras e donzelas.

O repúdio à vacinação determinada pelo Governo e imposta pela ciência médica foi tamanho que se conflagrou no conflito chamado a Revolta da Vacina, apoiada pelos cadetes da Escola Militar. O fato pode ser verificado minuciosamente nos *Cadernos de Comunicação da Prefeitura do Rio de Janeiro* (2006).

Mais uma vez, a música retrata o impacto da ciência e da tecnologia na sociedade, que não foi chamada a colaborar e a compreender as ações que beneficiavam a saúde individual e coletiva. A música gravada em 1904, de autoria desconhecida, repudiava a vacinação obrigatória, sem questionar os efeitos positivos da medicação indispensável no combate à varíola.

"Anda o palco acelerado com horror à palmatória/ Por causa dessa lambança da vacina obrigatória/ Os panatas da sabença estão teimando dessa vez/ Querem meter o ferro a pulso/ Bem no braço do freguês/ E os doutores da higiene vão deitando logo a mão/ Sem saberem se o sujeito/ Quer levar o ferro ou não [...]" (Secretaria Especial de Comunicação Social, 2006. p. 110).

Em 1910, a gripe espanhola se disseminou por todos os países que estavam envolvidos na Primeira Grande Guerra. Medidas preventivas foram tomadas pelo diretor da Saúde Pública para serem aplicadas em todas as cidades e em especial no Rio de Janeiro, Salvador e Recife, cidades portuárias. Desinfecção e quarentena eram providências que se mostraram ineficazes, dados o alastramento da epidemia e o aumento do número de óbitos. Impusera-se a necessidade de instruir a população, que se recusava a ser internada por associar a hospitalização a um veredicto de morte. Os jornais foram chamados a colaborar, divulgando as normas ditadas pelo Serviço Sanitário sob o título *Conselhos ao Povo*, publicado pelo jornal O Estado de São Paulo, em 21 de outubro de 1918, como lembra Bertucci-Martins (2003):

"Evitar aglomerações (...). Tomar cuidados higiênicos, cuidar do nariz e da garganta (...). Não fazer visitas. (...) Tomar (...) qualquer sal de quinino. O doente, aos primeiros sintomas, deve ir para a cama, pois o repouso auxilia a cura e afasta as complicações e contágio. Evitar as causas de resfriamento é de necessidade tanto para os sãos como para os doentes e os convalescentes".

Nas três primeiras décadas do século XX, o Brasil vivia uma série de conflitos sociais. As oligarquias paulista e mineira permaneciam no comando do país, a população era excluída da vida política, despossuída e desqualificada, sem capacitação profissional, sem escolaridade, massacrada pelo alto custo de vida e pela inflação, sem acesso aos meios produtivos e abandonados pelo Estado.

No tocante à saúde, a preocupação do Estado era sanear os corredores de exportação e objetivava erradicar as doenças que poderiam prejudicar o setor econômico.

Esse período foi marcado pela ação de sanitaristas e intelectuais preocupados com um projeto de nação, saída recentemente do regime escravocrata. Intelectuais, escritores, jornalistas e médicos fizeram incursões ao interior do país, com o objetivo de conferir as condições de vida da população.

O resultado dessas expedições científicas e a participação em congressos médicos no exterior fortaleceram o movimento sanitarista, que teve como marco a publicação de alguns discursos na mídia. O foco desse movimento era a criação de um Ministério da Saúde. No entanto, por temor das oligarquias regionais, detentoras do poder, de cederem espaço ao Estado e enfraquecerem politicamente, foi criado, em 1920, o Departamento Nacional de Saúde Pública (DNSP), atrelado ao Ministério da Justiça e Negócios Interiores (Hochman, 1998).

Destaco nessa relação cultura, arte e saúde outro momento, marcado, dessa vez, pela Literatura. Em sua obra *Urupês*, de 1918, Monteiro Lobato cria o personagem Jeca Tatu, trabalhador rural e o descreve como: "amarelo, franzino, inerte, que provoca a morte dos animais, (…) e possui baixa produção" (p. 82). O livro foi publicado no período de grande efervescência sanitarista no Brasil. Ao tomar conhecimento das condições de doenças como elementos determinantes do ânimo do trabalhador rural, o escritor se redime e promove a transformação de seu personagem Jeca Tatu, que passa de vilão a vítima da falta de assistência à saúde pelo poder público. Monteiro Lobato cria o personagem Jeca Tatuzinho para fazer a propaganda do laboratório de Cândido Fontoura, fabricante do antianêmico Biotônico Fontoura, ainda hoje usado como regulador do apetite. O *Almanaque do Jeca Tatu* foi editado e distribuído em todo o Brasil pelo Laboratório Fontoura.

O impresso explicava, de forma acessível à população, as doenças causadas pelos vermes e a forma de combatê-las, além de conter o *mea culpa* do escritor, como mencionam Ponte *et al.* (2010). A literatura de Monteiro Lobato reforça, ainda, a difusão do impacto social da doença de Chagas, outra praga endêmica do interior do Nordeste, no livro *Problema Vital*, editado em 1918.

Por essa ocasião, e por força da intervenção dos sanitaristas e intelectuais, as campanhas destinadas à saúde ganharam a dimensão educativa de sanear e difundir as práticas de saúde, agora utilizando os meios de comunicação de massa em pleno desenvolvimento. O rádio, instalado no Brasil em 1920, foi usado maciçamente nos anos 1930 por Getúlio Vargas na difusão de sua política governamental. Ressalte-se que o contexto em que se dá a comunicação mediada tecnologicamente, e as formas por meio das quais as mídias penetram na vida social, modificam as relações inerentes entre comunicação e saúde, principalmente quando as contextualizamos na esfera da globalização.

Atrelada ao poder, a comunicação desempenhou, e desempenha, um papel decisivo no desenvolvimento do modelo capitalista no país. De acordo com Souza (2011), em 1941, foi criado o Serviço Nacional de Educação Sanitária (SNES) que objetivava padronizar e difundir as informações sobre a saúde. Em 1942, o governo criou o Serviço Especial de Saúde Pública (SESP) e, em 1956, o Departamento Nacional de Endemias Rurais (DNERu). Os planos destinados à saúde estavam estrategicamente direcionados à proteção das áreas de relevância econômica.

A forma de conceber comunicação e saúde oscilou de acordo com as relações de poder que se estabeleciam a cada governo. Assim, temos a difusão via propaganda dos conceitos de higiene no Governo Vargas e parcerias internacionais na erradicação de endemias; o trabalho envolvendo comunidades na década de 1950 e o uso da comunicação linear (emissor *vs.* receptor), selecionando o público por faixas etárias, priorizando o saber científico como a única fala autorizada. A década de 1960 possibilitou uma participação mais efetiva das comunidades envolvidas reivindicando os saberes populares como componentes importantes na promoção da saúde, colocando em pauta as necessidades locais embasadas por uma crítica ao processo desenvolvimentista em curso. Essa perspectiva dialógica foi abortada com o regime de exceção, durante o qual o modelo médico-assistencial privatista divulgado pela propaganda televisiva e o suporte prioritário ampliou mercados e homogeneizou a informação, como definem Araújo e Cardoso (2007).

Instalada a ditadura, foram criadas as coordenadorias e assessorias de comunicação para a saúde, de forma setorial, ligadas diretamente ao Serviço Nacional de Informações (SNI). A relação entre comunicação e educação se esgarçou. Nessa nova óptica, a saúde é um bem a ser adquirido de acordo com a escala social a que se pertence e esse modelo, implantado na década de 1960, prioritariamente consumista e neoliberal, predomina até hoje, tendo como seu contraponto uma prática de promoção da saúde ampliada pela criação do SUS (Sistema Único de Saúde).

Na década de 1980, o país enfrentava as lutas pela abertura e rede-mocratização das instituições. Segundo a *Coletânea de Comunicação e Informação em Saúde para o Exercício do Controle Social*, elaborada pelo Ministério da Saúde (2006), foi realizada, em 1986, a 8ª Conferência Nacional de Saúde, cujos princípios acordados subsidiaram a Constituinte de 1988, na criação do Sistema Único de Saúde (SUS), regulamentado pela lei nº 8.080, de 19 de setembro de 1990. Esse projeto substituiu o antigo Inamps, instituição que não atendia a toda população.

Destaca-se a perspectiva de informação e comunicação teorizada pelo SUS, responsável pela aplicação das políticas públicas de saúde. Existe um esforço preferencial do Conselho Nacional de Saúde para a área da Comunicação, que, com esse objetivo, realiza seminários e oficinas de alcance nacional, no sentido de ouvir, registrar e retornar para os Conselhos Estaduais reflexões sobres esses temas oriundas de várias vertentes de pensamento.

A *Coletânea de Comunicação e Informação em Saúde para o Exercício do Controle Social* (2014) objetiva, ainda, subsidiar debates sobre questões referentes à informação e comunicação, adequando ações em todos os níveis de atendimento promovidos pelo SUS. De forma didática, expõe na primeira parte as relações entre "Comunicação, Informação e Controle Social na Saúde", apresenta o Cadastro Nacional de Conselhos de Saúde e o Projeto de Inclusão Digital, com o objetivo de democratização da informação. Resgata nos estados, na terceira e quarta partes, as experiências locais de Comunicação e Informação, encerrando-se com sugestões para lidar com a informação e induz "os conselhos de saúde de todo o país a colocarem entre as prioridades a questão da democratização das informações sobre as políticas, ações e cuidados com a saúde".

O Ebola e a comunicação de massa

Os debates políticos e acadêmicos relacionam, de forma recorrente, comunicação e democracia e reconhecem a informação como instância de poder, na medida em que esta pode funcionar tanto como instrumento de manipulação ideológica, como contribuir para a construção do respeito aos direitos e ao exercício da cidadania.

No sentido de pontuar o papel dos meios de comunicação como potenciais promotores de informações que promovam a saúde da população, coloca-se em destaque o caso da suspeita de contaminação pelo vírus Ebola pelo cidadão africano que apresentou febre logo que chegou ao Paraná. Aqui cabe breve história sobre o vírus, que surgiu na região do rio Ebola, em 1976, daí o nome pelo qual é conhecido, e apareceu inicialmente em surtos simultâneos em Nzara, no Sudão, e em Yambuku, na República Democrática do Congo. Os morcegos frutíferos são seus hospedeiros e quando contraído pelos humanos apresenta uma letalidade de 90% nas pessoas infectadas (Médicos sem Fronteiras, 2014). Dados da OMS, publicados em 14 de outubro de 2014, revelam que de 8.914 mil pessoas infectadas desde sua origem, 4.447 mortes foram notificadas.

Após receber a informação, o Ministério da Saúde determinou que o africano Souleymane Baah, de 47 anos, fosse transportado em uma ambulância do Serviço de Atendimento Móvel de Urgência — Samu por profissionais devidamente vestidos com macacões, aventais, luvas, botas, protetor cobre-botas, máscaras descartáveis e protetor facial, resistentes à contaminação, diretamente para a Fundação Oswaldo Cruz no Rio de Janeiro. O Instituto Nacional de Infectologia

Evandro Chagas - INI, da Fundação Oswaldo Cruz (Fiocruz), é referência para atender casos suspeitos de doenças infecciosas, como HIV, doença de Chagas e doenças febris agudas, como dengue e malária. Por essa razão, foi escolhido para receber os possíveis casos de contaminação por vírus Ebola.

Os meios de comunicação do país, no dia 10 de outubro, montaram uma cobertura diuturna de cada ação efetivada para o transporte do paciente, da cidade onde estava, Cascavel, no Paraná, até o Rio de Janeiro. Manchetes nos principais jornais, notícias na internet, programas de entretenimento com espaços para entrevistas com infectologistas, médicos de toda especialidade, opiniões de apresentadores, jornalistas, perguntas por e-mail e telefones abertos aos ouvintes em programas de rádio, postagens nas mídias sociais, textos de aplicativos de mensagens lidos no ar em programas matutinos e vespertinos, além de uma coletiva oficial de imprensa dada pelo ministro da Saúde sobre o fato, polarizaram a atenção do Brasil. Estava armada mais uma grande cobertura da mídia em torno de um fato que, necessariamente, deve chegar à população como um processo de informação estratégico, capaz de gerar mudanças sociais, políticas e culturais, "no qual o receptor, portanto, não é um simples decodificador daquilo que o emissor depositou na mensagem, mas também um produtor" (Martín-Barbero, 2003, p.299).

O portal de notícias R7, da Rede Record, apresentou, no *banner* de abertura, a imagem do vírus ebola captada em microscópio, compartilhada com mais duas imagens da equipe que transportava o suspeito da contaminação. As imagens dos paramédicos chama a atenção pelo aparato protetor e lhes empresta um valor e uma atração de personagens de filmes de ficção científica. O texto da chamada em caixa alta é sucinto e assertivo: SURTO DE EBOLA e, mais adiante, em menor destaque, COBERTURA COMPLETA.

Se antes, no começo do século XX, a arte se fazia presente em jingles radiofônicos, que exploravam a questão da saúde com suas letras e melodias, na contemporaneidade da internet, o uso do áudio é apenas uma das formas de chegar ao público de forma eficaz. Têm-se à disposição das notícias infográficos, fotos, vídeos e uma série de ferramentas de comunicação que fazem da mensagem, na era da web, a mensagem multimídia. No entanto, a variedade de elementos visuais e sua superexposição podem desvirtuar o conteúdo que se quer informar.

Portanto, faz-se mister afirmar que, não por acaso, determinados elementos visuais figuram na página de notícias.

"[...] A sociedade que repousa sobre a indústria moderna não é fortuitamente ou superficialmente espetacular, ela é fundamentalmente espetaculatista. No espetáculo da imagem da economia reinante, o fim não é nada, o desenvolvimento é tudo. O espetáculo não quer chegar a outra coisa senão a si mesmo (Debord, 2003, p. 17-18).

Com o objetivo de realçar o impacto no leitor, as páginas de portais de notícias surgem embutidas de mecanismos que inserem seu público em um ciclo baseado na espetacularização do fato.

O Ebola no site R7

O palco onde se desenvolve o espetáculo é o portal de notícias R7, objeto deste trabalho; o espectador, aquele que chega à página virtual, tem um cardápio rico de imagens e uma variedade de opções sobre o mesmo tema a seu dispor. Recortam-se, para análise, as seguintes notícias a serem discutidas enquanto mensagens multimídia:

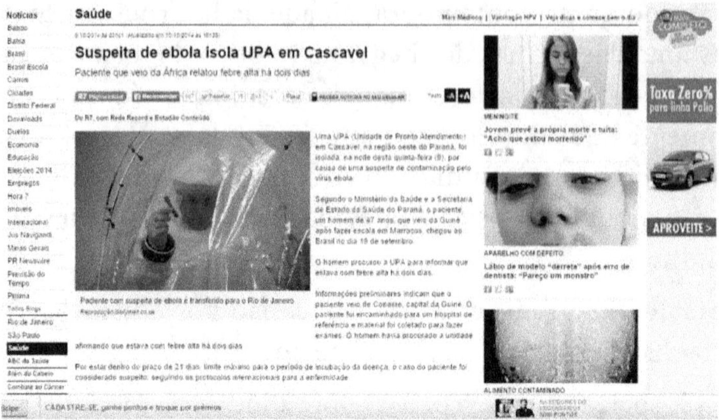

Figura 1: *Suspeita de ebola isola UPA em Cascavél. Portal R7 Notícias [Internet]. 9 out 2014 [acessado em: 10 out 2014]. Disponível em: <http://noticias.r7.com/saude/suspeita-de-ebola-isola-upa-em-cascavel-10102014>*

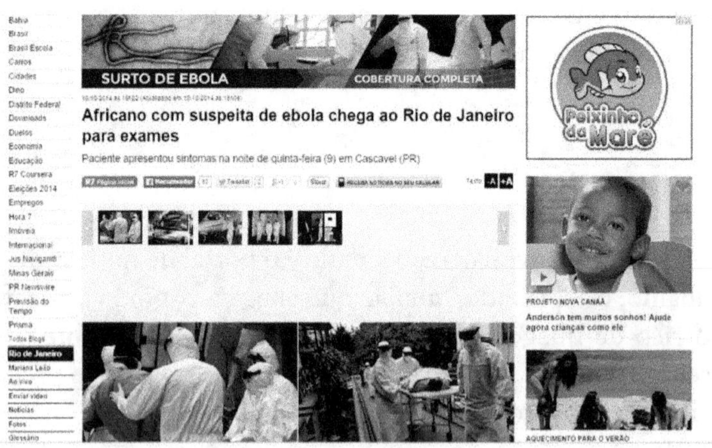

Figura 2: *Africano com suspeita de ebola chega ao Rio de Janeiro para exames. Portal R7 Notícias [Internet]. 10 out 2014 [acessado em: 10 out 2014]. Disponível em: http://noticias.r7.com/rio-de-janeiro/fotos/africano-com-suspeita-de-ebola-chega-ao-rio-de-janeiro-para-exames-10102014#!/foto/1>*

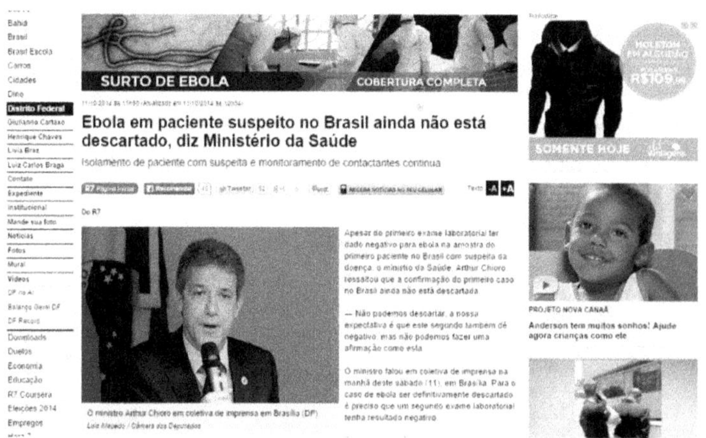

Figura 3: Ebola em paciente suspeito no Brasil ainda não está descartado, diz Ministério da Saúde. Portal R7 Notícias [Internet]. 11 out 2014 [acessado em: 11 out 2014]. Disponível em: <http://noticias.r7.com/distrito-federal/ebola-em-paciente-suspeito-no-brasil-ainda-nao-esta-descartado-diz-ministerio-da-saude-11102014>

Cultura, Arte e Comunicação se desvirtuam, nesse momento em que são colocadas lado a lado as respectivas matérias que exploram o tema. Do lado da Comunicação, a repetição do termo "suspeito(a)" reforça a ideia de tensão. No âmbito da Arte, as matérias contam com infográficos (como foi o caso da matéria do dia 10 de outubro) que abordam, por exemplo, a forma de contágio da doença, embora a chamada de nenhuma delas se posicione a fim de ressaltar este viés informativo. A respeito da infografia, De Pablos (1999, p. 52) a define como "informação gráfica, visual, que existe desde a primeira união comunicativa entre um desenho ou uma pintura enfatizada por um texto alusivo". Assim, considerando-a como ferramenta para elaboração de elementos em nível visual, pode ser inserida no contexto da Arte e Cultura, marcado, em eras anteriores, pelos meios vigentes à época, como o foi o jingle para o rádio, as produções audiovisuais para o cinema e a ilustração e a fotografia para os impressos.

A série de matérias que abordam a problemática do Ebola, seguidas no portal como sugeridas ao leitor, endossam a espetacularização e são matérias desconectadas que adentram em uma esfera de narrativa que nada acrescenta.

No quadro a seguir, vemos que as chances de não contaminação eram superiores às de diagnóstico positivo para o vírus:

Quadro comparativo de sintomas

Sintomas	Incubação	Disseminação	Sintomas
Vírus Ebola	Dois a 21 dias Período não contagioso	Contato direto com sangue, fluidos ou tecidos de animais ou pessoas contaminadas.	Dor de cabeça e dor de garganta; vômitos; dores musculares; fraqueza intensa; disfunção renal e hepática; diarreia; febre súbita; sangramento interno e externo (em alguns casos).
Sintomas do caso brasileiro	20 dias	Não houve indício de contato com portadores do vírus.	Febre

Fonte: Silva CS, 2010

As notícias são apresentadas como uma construção narrativa em série, seguindo o código da estrutura essencial do drama: o conflito, o desenvolvimento e um desfecho. É o oferecimento da emoção fácil, sem implicações subsequentes na realidade. É a banalização dos fatos da vida, que gera consequências de toda a natureza para os protagonistas e seu entorno.

O papel do jornalismo é interpretar e traduzir informações, esclarecer fatos, divulgar o conhecimento para a sociedade. Um dos riscos da informação, no atual status dos meios de comunicação, é seu nível de saturação, a repetição, a redundância, que atende, em primeira instância, à lógica da concorrência e do consumo, em nada colaborando para implantar o diálogo, a compreensão e o compromisso social, desvelando possibilidades de participação e de exercício de cidadania.

Cabe ao jornalista interpretar a notícia, atribuindo-lhe sentido e precisão, levando o receptor a também refletir e interpretar. No caso em análise, a urgência de produzir mais uma notícia sobre o mesmo tema limita a atividade jornalística à "informação da informação". Roda-se em círculos, repete-se a mesma trama e esse circuito perspassa toda a mídia — rádio, jornal, TV e Internet —, em uma escala vertiginosa, à qual Ramonet (2001, p. 13) chama de "psicodrama midiático", "choque midiático total" e "globalização emocional".

Conclusão

Na contemporaneidade da Internet, o uso de elementos visuais é uma das formas de atrair eficazmente a atenção. No entanto, essa superposição visual não garante a verdade e/ou a eficácia dos conteúdos para os receptores.

Um grande contingente populacional toma como verdadeiro o que é veiculado pela mídia nas telas da TV, computador, celular, nas páginas dos jornais e nas fotos das revistas, assegurando aos conglomerados da comunicação novas formas de cooptação de público e, consequentemente, fazendo crescer o poder econômico e a capacidade de convencimento sobre as pessoas.

Isso explica a grande soma de investimentos, publicitários, principalmente, sobre os canais midiáticos, entre eles a Internet. Segundo pesquisa recente do Ibope, a TV aberta, no primeiro semestre de 2014, teve a participação de 57% do total de investimentos publicitários. Atrás dela, respectivamente, jornal, TV por assinatura e Internet, a última com 5% desse investimento no mercado. O crescimento da Internet como meio de publicidade, nos últimos anos, assim como foi nos demais meios de comunicação na história do país, mencionados neste trabalho, corrobora para o processo de mercantilização que Ramonet (2001) preconizou.

Assim como a TV, a Internet sobrevive de audiência e matérias de cunho alardeante, como as relacionadas ao vírus Ebola, comprovando que o jornalismo subtrai o caráter informativo e democrático e se transforma em mercadoria. Se no meio televisivo os aparelhos ligados configuram uma boa audiência, na Internet é o clique o anseio dos detentores da mídia on-line.

Ou seja, os usuários são transfigurados em números que se somam, emparelhando suas funções existenciais na rede a uma só massa, que é interessante para a engorda do bolo publicitário. É precisamente a ilusão de "imediaticidade" e participação direta, tão decantada pelos novos meios tecnológicos, que facilita as oportunidades de distorção e manipulação dos conteúdos informativos.

A mídia é parte do processo de expansão do capitalismo e do controle do trabalho; portanto, por trás do discurso que enfatiza a autonomia e a opção de escolha, estão, primordialmente, a concentração de poder, o controle dos meios e a legitimação do capital. A busca pelos índices de audiência supera o verdadeiro significado da informação, exibe-se uma pirotecnia estrategicamente apresentada como se todos os artefatos criados em torno do fato e os desdobramentos forçados estivessem a serviço do bem público, mascarando o sentido mercadológico do empreendimento midiático. Foram apenas dois elementos explorados ao esgotamento: ter vindo da África e apresentar febre. A atitude do Ministério da Saúde, isolando e fazendo a remoção com o protocolo adequado ao evento, é inconteste. O que aqui se coloca em pauta é o mimetismo midiático.

O trabalho, assim, apresenta, nesta análise, a reação da mídia brasileira, a exemplo do site R7, às notícias que supostamente deveriam alertar para casos como o do Ebola. Esta análise se faz importante à medida que o mundo está em alerta para o que pode se configurar como uma das maiores ameaças à saúde global desta década. Cabe a cada um cumprir seu papel dentro dos respectivos preceitos éticos.

Referências

Araújo IS, Cardoso JM. Comunicação e saúde. Rio de Janeiro: Editora Fiocruz; 2007.

Bertucci-Martins LM. Conselhos ao povo: educação contra a influenza de 1918. In: Cadernos Cedes. Campinas. Abr 2003;23(59):103-117 [acessado em: 16 out 2004]. Disponível em: <http://www.scielo.br/pdf/ccedes/v23n59/a08v23n59.pdf>.

Debord G. A sociedade do espetáculo [e-book]. Coletivo Periferia; Ebooks Brasil; 2003.

De Pablos JM. Infoperiodismo: el periodista como creador de infografia. Madrid: Editorial Sintesis; 1999.

Ebola. Seção O que fazemos - Atividades médicas. Site Médicos sem Fronteiras [Internet]. Acessado em: 18 out 2014. Disponível em: <http://www.msf.org.br/o-que-fazemos/atividades-medicas/ebola>.

FIOCRUZ/COC. Disponível em: http://www.epsjv.fiocruz.br/upload/d/cap_3. pdf. Acesso em: 20 out. 2014.

Fundação Fiocruz. A Fundação. Acessado em: 15 out 2014. Disponível em: <https://portal.fiocruz.br/pt-br/content/fundação>.

Hochman G. A era do saneamento: as bases da política de saúde pública no Brasil. 1 ed. São Paulo: Hucitec; Anpocs; 1998.

Lobato M. Urupês. São Paulo: Brasiliense; 1997.

Martín-Barbero J. Pistas para entre-ver meios e mediações: dos meios às mediações. Comunicação, cultura e hegemonia. Rio de Janeiro: Editora UFRJ; 2003.

Ministério da Saúde. Conselho Nacional de Saúde. Coletânea de comunicação e informação em saúde para o exercício do controle social [Internet]. Brasília: Editora do Ministério da Saúde; 2006 [acessado em: 18 out 2014]. Disponível em: <http://bvsms.sau-de.gov.br/bvs/publicacoes/coletanea_comunicacao_informacao_saude_exercicio.pdf>.

Moreira IC, Massarani L. (En)canto científico: temas de ciência em letras da música popular brasileira. História, Ciências, Saúde - Manguinhos [Internet]. Out 2006;13(Supl.):291-307. Disponível em: <http://www.scielo.br/pdf/hcsm/v13s0/17.pdf>.

Nascimento DR, Silva MAD. A peste bubônica no Rio de Janeiro e as estratégias públicas no seu combate (1900-1906). Territórios e Fronteiras ([Impresso]. 2013;6:109-124 [acessado em: 16 out 2014]. Disponível em: <http://www.encontro2010.rj.anpuh.org/resources/anais/8/1276725973_ARQUIVO_resumodaAnpuh.pdf>.

Ponte CF, Lima NT, Kropf SP. O sanitarismo redescobre o Brasil. In: Reis JRF, Velasques MCC. Cantos, contos e imagens: puxando mais uns fios nessa história. 2010.

Ramonet I. A tirania da comunicação. 2 ed. Tradução de Lúcia Mathilde Endlich Orth. Petrópolis: Vozes; 2001.

Secretaria Especial de Comunicação Social da prefeitura do Rio de Janeiro. 1904: Revolta da Vacina. A maior batalha do Rio. Coleção Cadernos da Comunicação – Série Memória. 2006. ISSN: 1676-5508.

Sousa MB. Rádio e história: a indústria fonográfica e a música popular brasileira como fonte de estudos históricos. V Congresso Nacional de História da Mídia [Internet]. São Paulo. 2007 [acessado em: 20 out 2014]. p. 6. Disponível em: <http://www.ufrgs.br/alcar/encontros-nacionais-1/5o-encontro-2007-1/Radio%20e%20Historia%20-%20a%20industria%20fonografica%20e%20a%20musica%20popular%20brasileira%20como%20fontes.pdf>.

Souza EM. As práticas educativas em saúde: o Serviço Nacional de Educação Sanitária em estudo (1940-1970). In: Anais do Simpósio Nacional de História - ANPUH [Internet]. São Paulo. 2011;26 [acessado em: 18 out 2014]. Disponível em: <http://www.snh2011.anpuh.org/resources/anais/14/1308176164_ARQUIVO_TextoAnpuh2011.pdf>.

10 | ETNOGRAFIA NA PERSPECTIVA DA PROMOÇÃO DA SAÚDE

Antônia Karoline Araújo
Carina Cavalcanti Nogueira Lopez
Débora Macedo Cabral
Eduardo Vidal Melo
Ana Maria Fontenelle Catrib
Rosendo Freitas de Amorim

Introdução

A expansão industrial burguesa que ocorreu nos séculos XVII e XVIII trouxe como superestrutura, além da política do Estado, a ideologia da valorização da saúde e da descendência, ao contrário da valorização da ascendência na Idade Média (Foulcault, 1985).

Como indica Pôrto (2007), até meados do século XIX, a tuberculose era uma doença que chegava a ser almejada por alguns escritores por ser lírica, fonte de inspiração, cheia de diferentes significados. No entanto, a partir da biomedicalização das doenças, inclusive da tuberculose, essas passam a ser temidas, pois a ideologia burguesa se baseia no bem-estar da saúde e no modelo biomédico.

Mais recentemente, interesses e realizações ligadas às pesquisas qualitativas têm sido crescentes no campo da Saúde. Neste último decênio, investigadores de vários campos têm despertado a curiosidade, tanto teórica como prática, em desenvolver pesquisas qualitativas, haja vista a desilusão provocada pelos métodos quantitativos que, durante muito tempo, ocuparam posição dominante nas ciências sociais (Hammersley; Atkinson, 1994).

Diversos foram os avanços constatados quanto à utilização de métodos e instrumentos qualitativos na rede de conhecimentos e nas práticas da Saúde. Estudos antropológicos e sociais forneceram contribuições fundamentais na inovação de abordagens e concepções relacionadas às questões de saúde da população. Britten (2005) afirma que pesquisadores da área tinham seus manuscritos rejeitados devido aos trabalhos serem considerados não científicos. Era como se consistissem apenas de histórias curiosas contadas por pessoas sobre os eventos de suas vidas, sem preocupações sistemáticas, isto é, como se aquelas fossem de caráter anedótico.

Esse avanço é atribuído a diversas razões, como a importância dada, atualmente, pelas políticas sanitárias nacionais à dimensão qualitativa da prestação dos serviços assistenciais oferecidos aos cidadãos, colocando, de modo crescente, a necessidade de se introduzirem instrumentos de pesquisa e avaliação voltados à valorização do ponto de vista dos usuários (Gomes, 2003).

A etnografia, como método de investigação científica, traz algumas contribuições para o campo das pesquisas qualitativas, primeiro por se preocupar com uma análise holística ou dialética da cultura, isto é, a cultura não é vista como um mero reflexo de forças estruturais da sociedade, mas como um sistema de significados mediadores entre as estruturas sociais e a ação humana; segundo por introduzir os atores sociais com uma participação ativa e dinâmica no processo modificador das estruturas sociais. O "objeto" de pesquisa, agora "sujeito", é considerado como agente humano imprescindível no ato de "fazer sentido" das contradições sociais (Meyer, 2000).

Dentro desta moldura teórico-metodológica, Caprara e Landim (2008) citam os diversos estudos etnográficos desenvolvidos por autores da área da Saúde: o funcionamento do sistema sanitário; a avaliação da qualidade dos serviços de saúde do ponto de vista dos usuários (Andrade; Vaitsman, 2002; Atkinson, 1993); a relação médico-paciente e o ensino médico (Nations; Gomes, 2007; Bonet, 2004; Menezes, 2001; Nunes, 1993); a avaliação do Programa de Saúde da Família (Trad *et al.*, 2001); as interpretações e práticas da população (Iriart; Andrade, 2002; Nations; Nuto, 2002; Rego; Barreto; Killinger, 2002; Killinger *et al.*, 2000; Alves, 1998; Rodrigues; Caroso, 1998; Souza, 1998); a investigação epidemiológica (Almeida Filho *et al.*, s/d); até temas como a pesquisa científica de laboratório (Latour; Woolgar, 1997), a pesquisa biotecnológica (Rabinow, 1999; 1996), a pesquisa genética (Bibeau, 2004); a discussão sobre práticas de transplantes no Japão (Lock, 1995) e outros, que compõem, hoje, o abrangente campo da Saúde Coletiva (Paim; Almeida Filho, 1998).

Sustentado nesse entendimento, surgem alguns questionamentos: como foi a evolução da pesquisa etnográfica nos últimos decênios? Quais elementos caracterizam a pesquisa etnográfica aplicada em saúde? Que contribuições foram alcançadas na perspectiva da promoção da saúde com o uso da pesquisa etnográfica? Este artigo busca responder a essas questões e servir ao discernimento e ao aprofundamento sobre a temática do método etnográfico, com um recorte objeto para empregá-lo no entendimento do *setting* e do processo saúde-doença.

Aspectos históricos da formação da etnografia

Considere-se que o discurso das Ciências Naturais – a Física, a Química, a Biologia e as numerosas ciências derivadas, dentre elas as Ciências Médicas – mescla-se com o entendimento dos métodos quantitativos ou explicativos. Da mesma forma, a discussão sobre as Ciências do Homem e da Cultura mistura-se com a discussão sobre métodos qualitativos ou compreensivos.

O pensamento científico moderno emergiu há quase quatro séculos, sendo Galileu seu precursor. A ele se deve o legado de ter conferido autonomia à Ciência, distinguindo-a da Filosofia e da Religião, delimitando, assim, qual seria seu objeto, objetivo e método (observação, experimentação e indução) (Galileu, 2000). A Ciência estabeleceu, desde então, como objeto específico as coisas da natureza, ou seja, o estudo das leis que enunciam as ligações dos fenômenos entre si, enquanto a Filosofia deveria se ocupar das questões ontológicas (do ser enquanto ser) e, por fim, a Religião manteria as chamadas verdades religiosas como seu objeto (Turato, 2005).

Por sua vez, a história dos métodos qualitativos ou compreensivos é mais recente. Há pouco mais de um século, as Ciências Humanas surgiram, em contraponto às, então já organizadas, Ciências Naturais. Com seus métodos qualitativos, a Antropologia desenvolveu o método etnográfico, cuja revolução ocorreu nos anos 1920, com as publicações de Malinowski. Esse antropólogo permaneceu alguns anos convivendo com nativos da Oceania, observando participativamente o que lá ocorria. A partir desse fato, a história da Ciência atribuiu-lhe o pioneirismo na metodologia científica qualitativa, porquanto procurou descrever

188

sistematicamente como havia obtido seus dados e como ocorria a experiência de campo.

Primeiramente, entretanto, deve-se dar mérito a Marx e a Freud por terem propiciado importantes cortes epistemológicos para compreensões novas e profundas do ser humano, permitido estudos científicos autônomos para as Ciências Humanas. Esses pensadores construíram escolas que, respectivamente, ergueram o véu que oculta os mecanismos da Ideologia atuante nos grupos da sociedade e tiraram a máscara que esconde os mecanismos do inconsciente atuante no mundo psíquico dos indivíduos (Chauí, 1995). Contribuíram decisivamente para a sustentação da cientificidade das Ciências Humanas, nas quais se encontra o lócus da construção metodológica da pesquisa qualitativa (Turato, 2005).

Contribuições da etnografia às pesquisas relacionadas à promoção da saúde

A pesquisa etnográfica é um método secular que, inicialmente, destinava-se à investigação da cultura de civilizações consideradas exóticas pelo mundo ocidental. Em seu advento, valorizava-se a produção de objetos manufaturados e desprezavam-se as relações interpessoais. Nos últimos decênios, a etnografia ganhou outros espaços, permeando diversas ciências, aplicando-se ao comportamento humano e cooperando com a área da Saúde.

O campo da Saúde vem, gradativamente, descobrindo novos elementos para cuidar mais e melhor: a valorização da subjetividade e a aproximação do saber científico e do saber popular. Crenças, valores, sentimentos e representações sociais estão sendo considerados determinantes para o sucesso de ações de saúde, pois influenciam desde a relação profissional de saúde/paciente até a receptividade do indivíduo diante das orientações que lhe são dadas. (Mathias; Zagonel; Lacerda, 2006).

O estudo da cultura constitui um elemento importante para a saúde, uma vez que descreve e/ou determina o comportamento humano

(Sousa; Teixeira, 2008). Dessa forma, a etnografia surge como um caminho para desvelar sentimentos e visão de mundo, para conhecer o outro, possibilitando a empatia necessária ao redirecionamento cultural das ações de saúde.

Na década de 1940, a enfermeira Madeleine Leininger desenvolveu a Teoria do Cuidado Transcultural. Focada no comportamento humano, a teoria foi embasada na antropologia e teve a influência da visão de mundo, da linguagem, da religião e dos contextos social, político, educacional, econômico, tecnológico, etno-histórico e ambiental sobre o comportamento humano (Sousa; Teixeira, 2008). A teoria passou a integrar a enfermagem por volta dos anos 1980, por meios de cursos de formação e de pós-graduação *stricto sensu*.

Como método de pesquisa científica, a etnografia possibilita o desvelar dos valores, das crenças e da subjetividade dos sujeitos envolvidos: pesquisador e pesquisados. Diante dessa perspectiva, profissionais de saúde, utilizando-se da pesquisa etnográfica podem transcender a mera descrição de procedimentos, elucidando questões expressas nas entrelinhas das falas e dos comportamentos de uma população.

A **promoção da saúde** se traduz por meio da educação e do estímulo a estilos de vida saudáveis e ao desenvolvimento de aptidões e capacidades individuais (Fontoura, 2007). Portanto, a etnografia se torna um potente instrumento para a descrição, o desenvolvimento e a avaliação dos programas de educação e promoção da saúde. Isso se confirma pela utilização dos métodos e técnicas etnográficas nos programas de erradicação de doenças transmissíveis, combate à mortalidade infantil, combate e manejo da drogadição, incentivo à prática de atividade física e alimentação saudável.

Segundo Gattás e Furegato (2006), a reafirmação da pertinência do influxo cultural sobre o comportamento humano, sobretudo a partir de uma abordagem interdisciplinar, em que o profissional precisa estar envolvido em um processo de empatia, solidariedade, colaboração, valorização da diversidade cultural, abertura para o outro, diálogo e humildade, oferece subsídios para proporcionar uma visão ampla de fatores que porventura possam dificultar ou impedir o cuidado. "O cuidado humano satisfatório resulta da interação entre o saber popular e o conhecimento acadêmico" (Sousa; Teixeira, 2008).

Nesse sentido, a Etnografia se apresenta como uma metodologia profícua à promoção da saúde, estando em profunda sintonia com seus princípios. Buitrago e Fraga (2016), ao fazerem uso da entrevista etnográfica com índios da Amazônia colombiana, ilustram esse pressuposto:

"No depoimento anterior, é possível perceber que a escolha por aprender esse tipo de saber se dá a partir da crença e da relação do participante com as plantas medicinais, neste caso com a 'Madre Wimba'. É a partir desse diálogo e da interação direta com essa espécie da flora amazônica que é possível, no entender do entrevistado, a transmissão de saberes específicos mediante rituais com bebidas tradicionais em locais específicos, proporcionando, assim, um conjunto de experiências sensoriais, cosmológicas e de cura que dão sentido às práticas de saúde reconhecidas pelos povos indígenas habitantes daquela região" (p. 367-368).

A Saúde Coletiva, na condição de campo transdisciplinar, tem como uma das suas categorias centrais a promoção da saúde (Amorim; Rodrigues, 2013). Certamente, o protagonismo da Saúde Coletiva foi decisivo à institucionalização de uma Política Nacional de Promoção da Saúde (2014), cujo objetivo geral é: promover a equidade e a melhoria das condições e dos modos de viver, ampliando a potencialidade da saúde individual e coletiva e reduzindo vulnerabilidades e riscos à saúde decorrentes dos determinantes sociais, econômicos, políticos, culturais e ambientais (Brasil, 2014, p. 11).

Elementos que caracterizam a pesquisa etnográfica aplicada à saúde coletiva

A lógica da pesquisa qualitativa, muitas vezes, é mais do tipo indutiva que dedutiva, e consiste na descrição de pessoas e grupos em situações particulares. A pesquisa qualitativa procura entender os significados, as experiências e, muitas vezes, é flexível, dinâmica (os métodos e os aspectos relacionados ao desenho do estudo podem, em parte, modificar-se na medida em que novas informações são recolhidas). Também a análise e a interpretação dos dados mudam com o tempo, na medida em que o pesquisador acrescenta novos elementos e conhece melhor o contexto estudado, fato comum em estudos etnográficos (Rosaldo, 1993).

Em relação ao método etnográfico, este pode ser entendido como uma atividade de pesquisa no terreno, por prolongados períodos de tempo, com contato direto com o objeto de estudo, seguido pela sistematização em formato de texto da experiência (Fabietti; Remotti, 1997). Mas, além da longa estada no terreno, a pesquisa etnográfica não é o espaço empírico no qual se aplica ou avalia uma teoria antropológica. Trata-se de uma atividade durante a qual vai sendo construído o saber teórico, juntamente à coleta dos dados (Pizza, 2005). Assim, não é somente um método de pesquisa, mas um processo conduzido com uma sensibilidade reflexiva, tomando em conta a própria experiência no campo junto às pessoas com as quais o antropólogo trabalha (Geertz, 2000).

No começo, na fundação das Ciências Sociais, a etnografia era considerada como simples coleta de dados para representar a autenticidade de uma cultura. O pesquisador não explicitava como havia colhido esses dados, como havia desenvolvido o trabalho de campo, nem quais pressupostos teóricos o orientavam. De acordo com Clifford Geertz (2002), nem sempre etnografias foram escritas por antropólogos e, antes do final do século XIX, etnógrafos e antropólogos eram personagens distintos. É a partir de Boas e Malinowski que se dá a identificação da etnografia como método de investigação social característico da antropologia. Esses dois autores viveram na mesma época e ambos priorizaram o trabalho de campo e a observação participante enquanto método primordial de pesquisa etnográfica (Laplantine, 2001).

No século XX, os antropólogos, de maneiras sucessivas, começaram a contrapor as ideologias científicas dominantes sobre a saúde, a doença, o corpo e o caráter culturalmente construído desses conceitos, procurando entender as formas por intermédio das quais os indivíduos expressam e interpretam o sofrimento e a dor. Nos últimos decênios, surgiu um interesse crescente na pesquisa em Saúde Coletiva para se entender a construção cultural da saúde e da doença elaborada pelos diferentes grupos culturais e estudada por meio da pesquisa etnográfica. Nasce, assim, um interesse, por parte de pesquisadores na área da Saúde, pela experiência individual, familiar e cultural da doença, que pode ser estudada, sobretudo, por meio de métodos qualitativos.

Visto isso, o método etnográfico transpassou o âmbito da antropologia e das Ciências Sociais e revelou-se como um instrumento útil para a descrição dos determinantes sociais em saúde (Ware, 2009), para o desenvolvimento e a avaliação de programas de educação e promoção sanitárias e para abordar os desafios locais de uma saúde cada vez mais global e interdependente (Missoni; Pacileo, 2005).

Uchôa e Vidal (1994) colocam que a informação transmitida pelo corpo de saúde aos pacientes não implica uma mudança automática em seus hábitos e comportamentos. Daí a importância de a antropologia médica trazer a voz a esses pacientes que têm suas impressões e compreensões, muitas vezes, negligenciadas.

Considerações finais

Método por excelência de pesquisa da ciência antropológica, a etnografia tornou-se necessária nos contextos institucionais da Saúde Coletiva, por onde transitam grupos de contextos sociais e culturais distintos. A etnografia antropológica é capaz de trazer à luz os recônditos e ignorados significados e sentidos que ficam perdidos quando se utiliza exclusivamente o modelo biomédico para cuidar dos pacientes.

Restringir-se ao modelo biomédico implica, muitas vezes, a ineficácia das campanhas de saúde e até do tratamento medicamentoso por incompreensão do paciente sobre o que lhe é transmitido, assim como dos profissionais de saúde, que, inadvertidamente, transmitem informações não apreensíveis por seu público.

A etnografia, além de colaborar na promoção da saúde, aponta para criação de uma nova postura ética dos profissionais que atuam na Saúde Coletiva: a ética da comunicação eficaz e do diálogo posta em prática para que se possa reconhecer e respeitar a história de vida e o contexto social e cultural de cada paciente que integra a coletividade da saúde.

Referências

Amorim RF, Rodrigues F. Por uma Epistemologia da Saúde Coletiva In: Jorge MSB, Silva RM, Catrib AMF (orgs.). A transversalidade epistemológica da Saúde Coletiva. Fortaleza: EdUECE; 2013.

BRASIL. Ministério da Saúde. Secretaria de Vigilância à Saúde. Secretaria de Atenção à Saúde. Política Nacional de Promoção da Saúde: PNaPS: revisão da Portaria MS/GM nº 687, de 30 de março de 2006 / Ministério da Saúde, Secretaria de Vigilância à Saúde, Secretaria de Atenção à Saúde. Brasília: Ministério da Saúde; 2014.

Britten N. Making sense of qualitative research: a new series. Med. Educ. 2005;39(1):5-6.

Buitrago EAC, Farga AB. O uso da entrevista etnográfica em educação física e saúde: uma experiência de pesquisa com povos indígenas da Amazônia colombiana. In: Wachs F, Almeida UR, Brandão FFF (orgs.). Educação Física e Saúde Coletiva: cenários, experiências e artefatos culturais. Porto Alegre: Rede UNIDA; 2016.

Caprara A, Landim LP. Ethnography: its uses, potentials and limits within health research. Interface - Comunic., Saúde, Educ. Abr-jun 2008;12(25):363-76.

Chauí MS. Convite à filosofia. 3 ed, São Paulo: Ática; 1995.

Clifford J. A experiência etnográfica: antropologia e literatura no século XX. Rio de Janeiro: UFRJ; 2002.

Fabietti U, Remotti F. Dizionario di antropologia, voce etnografia. Bologna: Zanichelli; 1997.

Fontoura HA. A etnografia na saúde: tecendo perspectivas interdisciplinares. Rev. Socerj. Jul-ago 2007;20(4).

Foucault M. História da sexualidade II: O uso dos prazeres. Rio de Janeiro: Graal; 1985.

Galilei G. O Ensaiador. São Paulo: Nova Cultura; 2000.

Gattás MLB, Furegato ARF. Interdisciplinaridade: uma contextualização. Acta Paul. Enferm. 2006;19(3):323-27.

Geertz C. Nova luz sobre a antropologia. Rio de Janeiro: Jorge Zahar; 2000.

Gomes MHA (org.). O clássico e o novo: tendências, objetos e abordagens em ciências sociais e saúde. Rio de Janeiro: Fiocruz; 2003. p. 143-56.

Hammersley M, Atkinson P. Etnografia: Métodos de investigación. Barcelona: Paidos; 1994.

Laplantine F. Aprender antropologia. São Paulo: Brasiliense; 2001.

Malinoswski B. Argonautas do pacífico ocidental: um relato do empreendimento e da aventura dos nativos do Arquipélago de Nova Guiné. 3 ed. São Paulo: Abril Cultural; 1984.

Mathias JJS, Zagonel IPS, Lacerda MR. Processo clinical caritas: novos rumos para o cuidado de enfermagem transpessoal. Acta Paul. Enferm. 2006;19(3):332-37.

Meyer J. Qualitative research in health care. Using qualitative methods in health related action research. Br. Med. J. 2000;320:178-81.

Missoni E, Pacileo G. Elementi di salute globale. Globalizzazzione, politiche sanitarie e salute umana. Milano: FrancoAngeli; 2005.

Pizza G. Antropologia medica: saperi, pratiche e politiche del corpo. Roma: Carocci; 2005.

Pôrto A. Representações sociais da tuberculose: estigma e preconceito. Rev. Saúde Pública. São Paulo. 2010.

Rosaldo R. Culture & truth: the remaking of social analysis. Boston: Beacon Press; 1993.

Sousa LB, Teixeira MG. Pesquisa Etnográfica: evolução e contribuição para a enfermagem. Esc. Anna Nery Rev. Enferm. Mar 2008;12(1):150-5.

Turato ER. Métodos Qualitativos e quantitativos na área da saúde: definições, diferenças e seus objetos de pesquisa. Revista Saúde Pública. 2005.

Uchôa E, Vidal JM. Antropologia médica: Elementos conceituais e metodológicos para uma abordagem da saúde e da doença. Cad. Saúde Públ. Rio de Janeiro. Out-dez 1994;10(4):497-504.

Ware NC et al. Explaining adherence success in sub-Saharan Africa: an ethnographic study. PLoS Med. 2009.

11 | PROMOÇÃO DA SAÚDE NA CIDADE DE FORTALEZA

Maria do Perpétuo Socorro Martins Breckenfeld

Introdução

Promover a saúde pública é elevar e efetivar continuamente as condições necessárias e propícias ao bem-estar social. É uma missão grandiosa, complexa e desafiadora. Abrange uma multiplicidade de fatores nem sempre controláveis, que interferem direta e indiretamente na qualidade de vida das pessoas.

A lei 8080, de 19 de setembro de 1990, ao fazer referência aos condicionantes de garantia da saúde, evidencia a "formulação e execução de políticas econômicas e sociais que visem à diminuição de risco de doenças e de outros agravos e ao estabelecimento de condições que assegurem acesso universal e igualitário às ações e aos serviços para sua promoção, proteção e recuperação".

A mencionada lei, ao dimensionar a abrangência dos fatores determinantes e condicionantes para a saúde, cita, entre outros: "a alimentação, a moradia, o saneamento básico, o meio ambiente, o trabalho, a renda, a educação, o transporte, o lazer e o acesso aos bens e serviços essenciais."

O Ministério da Saúde, ao estabelecer políticas de promoção da saúde, definiu como objetivo geral as seguintes linhas de ação: "promover a qualidade de vida e reduzir a vulnerabilidade de riscos à saúde relacionados aos seus determinantes e condicionantes."

A prefeitura de Fortaleza, por intermédio da Secretaria Municipal da Saúde — SMS, articulada com as demais secretarias municipais e com o apoio da Secretaria Estadual da Saúde do Ceará e do Governo Federal, está desenvolvendo um conjunto de ações intersetoriais, visando obter uma redução dos riscos de doenças e outros agravos e estabelecer condições que assegurem a promoção, prevenção, proteção e recuperação da saúde de seus munícipes.

Desenvolvimento de ações de promoção da saúde

Como ações de promoção da saúde, a prefeitura de Fortaleza vem estimulando as pessoas a buscarem um melhor estilo de vida, por meio da realização de prática de exercícios físicos e estimulação de hábitos saudáveis. Tem, ainda, desenvolvido um conjunto de ações preventivas contra diversas patologias, por meio de campanhas educativas e aplicações rotineiras de vacinas nos postos de saúde.

Vale destacar o *Programa Nacional de Imunizações (PNI)*, que disponibiliza vacinas para a população de forma contínua, com a finalidade de prevenir e controlar a incidência de doenças, como: a tuberculose, hepatite B, difteria, tétano, coqueluche, meningite e outras infecções, poliomielite, diarreias e pneumonia.

Um conjunto de ações realizadas pela SMS, que merece destaque especial, é o rastreamento de câncer de mama, por meio de exames clínicos rotineiros, com disponibilidade de mamografia, exame de prevenção de câncer do colo, exames laboratoriais e a aplicação de vacinas contra o Papiloma Vírus Humano (HPV).

Outras linhas de ações desenvolvidas pela Secretaria Municipal da Saúde de Fortaleza estão nas áreas da epidemiologia e vigilância sanitária, concentrando esforços nas condições ambientais e de riscos biológicos, sanitários, zoonoses, como também na saúde do trabalhador. As intervenções na área da vigilância sanitária têm uma ampla abrangência, desenvolvendo-se ações de prevenção e controle de doenças, como dengue e febre chicungunha, bem como vacinações de animais contra a raiva e leishmaniose e fiscalizações sanitárias em estabelecimentos comerciais.

Outras iniciativas que permeiam as ações de promoção em saúde na prefeitura de Fortaleza e que merecem destaque: a prevenção da violência e estímulo à cultura de paz, a proteção e defesa das pessoas em situação de risco, por meio da formação de grupos de trabalho da Rede de Atenção e Proteção, bem como a revitalização das Comissões e Comitês de prevenção às violências.

A prefeitura de Fortaleza também oferece projeto em parceria com o Corpo de Bombeiros para promoção de atividades físicas em praças públicas; projeto de prevenção e controle do tabagismo e programas voltados para a redução da morbimortalidade e do uso abusivo de álcool e drogas, este em convênio com o Unicef. Além dessas iniciativas, a prefeitura criou uma Coordenadoria de Políticas sobre Drogas (CPDrogas), com o intuito de tratar, de uma forma direcionada, essa problemática.

Intersetorialização da promoção da saúde

Dada a importância da intersetorialidade para a promoção da saúde, são realizadas ações na área do meio ambiente, saneamento e planejamento urbano, a fim de prevenir e/ou reduzir danos que essas áreas possam provocar à saúde das pessoas. Nas ações de parceria com outros setores da municipalidade, busca-se, também, garantir a educação permanente dos profissionais de saúde, visando à prestação de serviços de melhor qualidade para a população da cidade de Fortaleza.

As ações de capacitação foram reforçadas com a implantação de um novo modelo de atenção primária à saúde, que tem como porta de entrada preferencial do Sistema Único de Saúde os 93 postos de saúde, que passaram a funcionar das sete da manhã às sete da noite, com oferta de consultas, medicamentos e exames laboratoriais.

Paralelamente às ações de melhoria da assistência à saúde, foram realizadas reformas, ampliações e construções de novos postos de saúde, implantação e processos de informatização de dados e contratação de novos profissionais de saúde, no sentido de oferecer, cada vez mais, uma prestação de serviços com qualidade, bem como criar novas possibilidades de intercâmbio entre as práticas tradicionais de promoção da saúde e as práticas alternativas, como: reiki, ioga, meditação, entre outras.

Os serviços ofertados, tanto nos postos de saúde quanto nos hospitais, centros de atenção psicossocial e demais unidades da rede, são pautados nos cuidados e conscientização dos usuários, evidenciando-se a importância dos tratamentos, como, também, da prevenção à saúde.

Cumprindo as diretrizes estabelecidas pelo Ministério da Saúde, a Secretaria Municipal da Saúde de Fortaleza, para o desenvolvimento de suas ações, tem enviado esforços, no sentido de cumprir os princípios de integralidade, equidade, responsabilidade sanitária, mobilização e participação social, intersetorialidade, informação, educação, comunicação e sustentabilidade.

Outra ação de grande relevância é o processo de estratificação de riscos dos pacientes realizado pelos postos de saúde no ato do acolhimento e por ocasião da consulta e recebimento do resultado dos exames, que tem por finalidade a identificação, o tratamento e o acompanhamento dos hipertensos e diabéticos, como também da gestante e da criança.

Com esse procedimento, os manejos e intervenções necessários são prestados nos diversos pontos das redes de atenção: os pacientes de baixo risco são assistidos nos próprios postos de saúde, os pacientes de médio e alto risco nos centros de assistência especializados.

O universo de ações a desenvolver no âmbito da saúde pública é imensurável e os cenários que se apresentam são repetitivos e se renovam a cada dia, fazendo gerar, nos dirigentes da saúde pública, um efetivo espírito de luta e de combate contínuo, na busca interminável da promoção, prevenção, cura e reabilitação da saúde da população como meio de oferecer uma melhoria na qualidade de vida.

Referência

BRASIL, Ministério da Saúde. Secretaria de Vigilância à Saúde. Secretaria de Atenção à Saúde. Política Nacional de Promoção da Saúde: PNa Os: Revisão da Portaria MS/GM n° 687, de 30 de março de 2006 / Ministério da Saúde, Secretaria de Vigilância à Saúde, Secretaria de Atenção à Saúde. Brasília: Ministério da Saúde; 2014.

PRECARIZAÇÃO E CONDIÇÕES DE TRABALHO DO SISTEMA ÚNICO DE SAÚDE DO ESTADO DO CEARÁ

Regina Heloisa Maciel
João Bosco Feitosa dos Santos

Introdução

Neste capítulo, discutem-se os processos de precarização do trabalho no Sistema Único de Saúde (SUS) no Ceará, com ênfase especial sobre as condições de trabalho das Unidades Básicas de Saúde (UBS).

As mutações do mundo do trabalho vêm repercutindo negativamente em diversas categorias profissionais que se deparam com processos de precarização sob várias perspectivas. Embora esse problema já venha sendo discutido fartamente na literatura do mundo do trabalho (Antunes, 2005; Alves, 2007; 2011), o trabalhador do setor da Saúde possui a especificidade de, ao ser precarizado, provocar a precarização em todo o sistema de saúde no qual está inserido, desencadeando um círculo de precariedade e precarização importante, que repercute (local e nacionalmente) nos sistemas de saúde.

Nesse cenário de precariedade, o trabalhador da saúde se encontra em meio a dificuldades de toda ordem e, via de regra, essas dificuldades são acentuadas pelas práticas e carências dos recursos humanos envolvidos, intensificando, assim, as repercussões negativas, tanto para a gestão da saúde, quanto para os profissionais e, principalmente, para os usuários do sistema, principais vítimas desse estado de precariedade do trabalho no setor Saúde.

Alves (2007) aponta uma tendência do mundo capitalista, iniciada no século XX e estendida pelo século XXI, que se configura em um modo de produção que, ao contrário dos anteriores, tem como marca principal a produção flexível e difusa. Esse modo de produção é caracterizado pela fluidez subjetiva da força de trabalho, pelo envolvimento proativo do empregado, pela flexibilização na contratação salarial, aquisição de maquinaria com alta capacidade tecnológica e pela terceirização do quadro de funcionários. Assim, de acordo com o autor, o modo de produção do chamado novo capitalismo está associado ao "controle do elemento subjetivo da produção capitalista que estaria posto no interior de uma nova subsunção da produção real do trabalho ao capital" (Alves, 2007, p. 164). Ainda segundo Alves (2011), a precariedade tem sido uma categoria analítica utilizada em estudos do mundo do trabalho capitalista, sobretudo na contemporaneidade. Portanto, é um estado em que as mudanças relacionadas à reestruturação produtiva têm provocado processos de precarização que acentuam essa condição de precariedade. Desse modo, a precariedade indica um estado e a precarização se tornou um processo que acentua a precariedade (Alves, 2007; Alves, 2011).

No campo da saúde, o profissional tem uma direta articulação com a clientela e os processos de precarização de suas funções podem causar consequências importantes para o sistema como um todo. Pensar a precariedade do setor saúde, sobretudo no âmbito do SUS, é um desafio que necessita ser discutido pelos principais sujeitos envolvidos: gestores, profissionais de saúde e usuários do sistema.

Os estudos sobre as condições de trabalho e organização do trabalho no SUS mostram realidades diferentes nos diversos estados e regiões do país. Medeiros e Rocha (2004) discutem a problemática dos modelos de administração neoliberais, largamente implantados em todos os setores econômicos, a partir dos anos 1980, e suas relações com as condições socioeconômicas dos trabalhadores da saúde, enfatizando especialmente as consequências dessa implantação na Região Nordeste do país. Conforme as autoras, na medida em que as políticas neoliberais de reestruturação do trabalho compõem as diretrizes do modelo largamente adotado no gerenciamento local dos estabelecimentos de saúde no Brasil, as dificuldades enfrentadas pelos trabalhadores do SUS aprofundam as desigualdades, injustiças e instabilidade social. Consideram como principais consequências do modelo para os trabalhadores da saúde a flexibilização da força de trabalho que ocorre em função das mudanças no processo produtivo.

Os trabalhadores se submetem a essas condições para garantir seus empregos. Ao fazerem isso, submetem-se a perdas de direitos trabalhistas, o que pode produzir tensão e insegurança no trabalhador. Por outro lado, tentam compensar as perdas salariais por meio do multiemprego, levando a estresse, fadiga e acidentes de trabalho. Consideram ainda que a feminilização da força de trabalho em saúde leva à dupla jornada, bem como à desigualdade salarial e à falta de lazer desses trabalhadores, na medida em que seu tempo livre é dedicado a outro emprego ou à realização de capacitação para se manterem no mercado de trabalho.

Sobre as condições organizacionais dos trabalhadores da saúde, Medeiros e Rocha (2004) consideram, dentre os principais problemas enfrentados pelos profissionais da saúde, tanto de nível superior, quanto técnico, a heteronomia salarial; jornada de trabalho diferenciada e desigual; critérios arbitrários para ascensão funcional; ausência de plano de cargos, carreira e salários (PCCS); falta de avaliação de desempenho ou avaliações realizadas sem critérios explícitos; ausência das diretrizes e princípios técnico-institucionais na contratação por clientelismo; baixos salários; ausência de uma política de educação continuada; polarização nas categorias majoritárias de médicos e pessoal sem formação específica (atendentes, agentes de saúde e similares); e sobrecarga de trabalho para alguns profissionais, com simultânea subutilização de outros trabalhadores.

Dadas as dificuldades gerenciais e a precariedade das condições de trabalho, os profissionais da saúde ficam sujeitos, eles próprios, a problemas de saúde. Guimarães *et al.* (2005) descrevem um estudo realizado em um hospital universitário sobre os acidentes de trabalho, concluindo que os fatores de risco associados a eles são: a divisão de tarefas insatisfatórias, excessiva concentração de atividades, acúmulo de tarefas e ocupação total da carga horária durante a jornada de trabalho. Do mesmo modo que pode haver repercussões negativas na saúde do trabalhador a partir das condições e organização do trabalho, pode haver um rebatimento na precariedade do sistema de saúde, vez que os entraves ocorridos no âmbito das unidades de saúde envolvem também os usuários e o sistema como um todo.

No Ceará, os problemas que ocorrem no sistema se tornam mais profundos, na medida em que as políticas de desenvolvimento socioeconômico não têm demonstrado avanços capazes de mudar o quadro de desigualdade de forma rápida e eficiente. Não obstante, no que se refere à implantação da Estratégia de Saúde da Família - ESF e do Programa de Agentes Comunitários de Saúde - PACS no SUS, o Ceará se destaca no Brasil, dada a sua política de descentralização de recursos e incentivos aos municípios (Marques; Mendes, 2003).

Percurso metodológico

A pesquisa, de natureza qualitativa, utilizou entrevistas semiestruturadas em nove municípios do Ceará. Foram entrevistados gestores municipais de saúde, representantes da Estratégia de Saúde da Família local e usuários do sistema SUS.

Os municípios onde foram realizadas as entrevistas foram escolhidos pelo critério da existência de equipamentos de saúde com grande movimentação de pacientes e de acessibilidade dos pesquisadores, além de se procurar abarcar as três grandes regiões de saúde da época (macrorregiões) e, dentro delas, cidades com maiores e menores Índices de Desenvolvimento Econômico (IDH). A tabela 1 mostra os municípios participantes.

Tabela 1: cidades onde ocorreram as entrevistas

Macrorregiões/Porte
Região I
Fortaleza (Grande)
Baturité (Médio)
Quixelô (Pequeno)
Região II
Sobral (Grande)
Cruz (Médio)
Assaré (Pequeno)
Região III
Juazeiro (Grande)
Mauriti (Médio)
Salitre (Pequeno)

As entrevistas, gravadas, foram realizadas a partir de roteiro semiestruturado, de modo a permitir a que a relação com os atores sociais no campo fosse construída por meio de um envolvimento compreensivo. O que dizem os sujeitos e como o dizem tiveram particular significado nesta pesquisa, pois tais significações atravessam as narrativas e considerou-se a necessidade de captação, não somente da experiência singular, por estar ligada a uma dimensão coletiva, mas também o significado que os próprios sujeitos deram as suas experiências. Há que se enfatizar que as falas dos gestores foram ricas em informações que davam pistas importantes sobre posicionamentos políticos partidários de alguns que, muitas vezes, tiveram de ser relativizados, considerando-se o lugar de onde surgia a fala.

No total, foram realizadas 45 entrevistas individuais, sendo que em cada um dos municípios foram entrevistados: o gestor municipal (Secretário), um profissional representante da Estratégia de Saúde da Família (ESF) local, pelos menos dois técnicos ou auxiliares (administrativos, de enfermagem e de saúde bucal) e três usuários. Para cada grupo de informantes foi elaborado roteiro específico, embora com tópicos comuns, no que se referia aos fatores de precarização do sistema de saúde local. Os depoimentos foram colhidos durante o ano de 2013.

A análise dos dados colhidos em campo seguiu duas etapas, a primeira, a transcrição das entrevistas gravadas e do material etnográfico coletado (diários de campo). Com a ajuda de um *software* de análise qualitativa, o QSR NVivo 9, foram criadas categorias retiradas dos objetivos da pesquisa e reavaliadas de acordo com as narrativas colhidas em campo.

A pesquisa foi registrada e aprovada no Comitê de Ética da Escola de Saúde Pública do Ceará. Os indivíduos foram informados verbalmente dos objetivos e assinaram o Termo de Consentimento Livre e Esclarecido.

Resultados

Precariedade e precarização, segundo os gestores

Os gestores consultados foram eminentemente os secretários de Saúde municipais, os coordenadores da Estratégia de Saúde da Família e alguns técnicos com cargos de chefia nas Secretarias de Saúde dos municípios.

Como condição de participação na pesquisa, elegeram-se gestores com, pelo menos, dois anos de experiência em gestão na saúde e técnicos com experiência de, pelo menos, cinco anos em cargos de chefia. Optou-se por não identificar nem o município nem o cargo ocupado por esses gestores, deixando as falas sem identificação, a fim de preservar o anonimato dos informantes.

Recursos humanos insuficientes e muita rotatividade

As queixas dos secretários entrevistados giram em torno da falta de recursos humanos, notadamente de médicos e outros profissionais de nível superior, que consigam se instalar e permanecer no município. Por via de regra, as concessões para manter esses profissionais no município são inúmeras. Os atuais programas do Governo Federal, notadamente o *Programa Mais Médicos*, vieram a melhorar a situação em relação aos médicos, mesmo considerando que estes acabem ficando no município, em geral, por um ano. No entanto, em relação aos outros profissionais de nível superior: psicólogos, fisioterapeutas, fonoaudiólogos, entre outros, o problema permanece.

Segundo um informante, quando o município sabe que um determinado profissional está sendo bem aceito em um município circunvizinho, envia pessoas para cobrir a proposta salarial ou ofertar facilidades, como o mesmo salário com menos horas de trabalho ou o mesmo salário, com vantagens de tempo livre para frequentar cursos na capital do estado, ou, ainda, inclui, no pacote de ofertas, a possibilidade de clinicarem ou darem plantões em lugares já determinados, o que aumenta os ganhos do profissional, "mesmo que nem sempre melhorem a qualidade de vida", como asseverou um entrevistado.

A ausência de concurso público para suprir a necessidade de novos trabalhadores tem sido uma reclamação uníssona entre os gestores. A demanda por profissionais qualificados na Saúde ainda supera a oferta, sobretudo porque a maioria que se forma quer ficar na capital do estado.

Além do desinteresse na interiorização, os profissionais também não conseguem ficar em municípios de área muito extensa devido aos desgastes pelos deslocamentos frequentes para atender as zonas rurais e municípios circunvizinhos. Na região norte do estado obteve-se depoimento de um profissional que se deslocava três vezes por semana para onze municípios, nos quais atende em sua especialidade (médico).

Esse esforço é acentuado, considerando as péssimas condições das estradas, sobretudo na estação chuvosa. De fato, os municípios que possuem áreas de sertão e de litoral costumam exigir dos profissionais maior disponibilidade de se deslocarem, sobretudo as Equipes de Saúde da Família. Essa situação foi apontada por grande parte dos gestores municipais de saúde como um fator de precarização que faz muitos profissionais desistirem de morar nesses municípios, provocando aumento da precariedade do sistema de saúde local.

Financiamento da saúde

O problema do financiamento da saúde tem sido apontado com precarizador do sistema, já que o recurso liberado para o município está vinculado ao número de profissionais existentes. O descaso do Ministério da Saúde (MS) com os demais profissionais de saúde das equipes da ESF foi citado como fator de precarização do sistema, por ocasionar um mal-estar nas equipes e insatisfação dos demais profissionais, que se sentem desprestigiados com o tratamento diferenciado dos médicos. A norma do MS que define o montante de recursos para o município em função do número de médicos, segundo os demais profissionais, não deveria existir. O "excesso de valorização dos médicos", como reclamou a responsável pelo programa de saúde bucal de um município pesquisado, permite que o médico se sinta cada vez mais diferenciado na hierarquia dos profissionais de saúde.

Para os secretários de saúde municipais, os recursos são sempre insuficientes, sobretudo para dar conta da manutenção de equipamentos e pagamento de profissionais qualificados para a manutenção técnica dos equipamentos e locais de trabalho. Os profissionais gestores municipais reclamam que, além das dificuldades internas, ainda se deparam com o fantasma do Tribunal de Contas da União - TCU, que pode transformar uma estratégia bem-intencionada em um escândalo na Saúde.

Parece haver uma diferença entre as estratégias do MS e as táticas dos secretários para manter seus profissionais. Nas táticas, para conseguir pagar os salários e manter os equipamentos vale qualquer tipo de procedimento, conforme observou um entrevistado:

> *A arrecadação é mínima. Agora, os gastos são grandes. Porque os procedimentos têm reajustes constantes. Os profissionais que a gente chama toda a área da Saúde. Tem valores diferenciados. É muito difícil você manter um profissional exclusivo do município. A gente tem que pegar e fazer que nem bolo, fatiando com os outros municípios, para que você possa ter um profissional aqui. Haja vista a atenção básica. Com todo respeito ao programa, com toda admiração e com todo empenho. O Ministério sabe disso, mas não toma as devidas providências. Só manda portarias dizendo que vai amarrar, que vai melhorar... Os gestores municipais também ficam sem opção. Ou seja, é aquela história do lençol: "se cobrir a cabeça, descobre os pés".*

Falta de uma política de qualificação de recursos humanos para o SUS

Nessa perspectiva, a falta de oportunidades de qualificação e valorização de todos os profissionais do SUS foi citada. A qualificação dos profissionais tem sido criticada pelos gestores mais antigos, que reclamam da falta de compromisso dos médicos com a saúde e grande interesse pelo rendimento que podem auferir do sistema.

Um dos secretários fez uma reclamação sobre os médicos atuais, que, segundo ele, "são mais mercantilistas e menos humanistas", por verem em frente de si sempre os cifrões. Além disso, seguiu afirmando que os atuais médicos não conseguem fazer um diagnóstico sem a ajuda de exames. Segundo ele, "em sua juventude, costumava ter um estetoscópio e um otoscópio e um instrumento para auscultar o feto na barriga da mãe, e bastava para atender qualquer pessoa nos municípios". Hoje, segundo o mesmo gestor, há uma diferença de postura, o que encarece o sistema e não é garantia de um bom diagnóstico. "O médico de hoje não tem perfil para atenção básica. A ESF é belíssima, mas está longe da realidade", conclui o entrevistado.

A falta de preparo dos profissionais passa também pela dificuldade de resolução de problemas nas comunidades e, sobretudo, pela flexibilização de situações adversas, que necessitam ser resolvidas com maturidade. Os conflitos de alguns profissionais médicos com a comunidade têm sido apontados como fator de precarização do sistema. Em um dos municípios visitados havia uma carta assinada pela comunidade dizendo que não aceitaria mais um determinado médico devido à rigidez do profissional no número de atendimentos. Em um dia de visita à comunidade, havia 25 pessoas para serem atendidas e o médico decidiu que atenderia apenas 16. A comunidade decidiu, então, que nenhum dos pacientes iria se consultar e foi até o secretário de Saúde solicitar o afastamento do referido médico. Curiosamente, o médico sugeriu como solução ao secretário a retirada daquela comunidade do programa de atendimento, contou o secretário, em tom de revolta.

Faz parte do plano de carreira de muitos médicos passarem alguns meses em municípios do interior do estado logo que concluem a graduação, como forma de pouparem recursos para fazerem residência ou pós-graduação em outro estado ou país. Isso é comum, inclusive para os médicos brasileiros do *Programa Mais Médicos*. Nessa perspectiva, a rotatividade de profissionais é preocupante e, mesmo com salários convidativos, muitos preferem apostar em uma qualificação em centros acadêmicos de boa reputação. Mesmo os que fazem residência em Saúde da Família costumam abandonar a especialidade quando surge outra mais lucrativa, ressaltou um gestor entrevistado. Em verdade, há muito a se discutir sobre a formação dos profissionais de saúde que focam seus esforços de aprendizagem apenas na doença, quando deveriam conhecer mais as estruturas, a conjuntura política e, sobretudo, a cultura da população que atendem, para relacionar melhor as mazelas identificadas com a dinâmica do local em que desempenham sua vocação de trabalhadores de saúde.

A infraestrutura física dos equipamentos de saúde

A estrutura dos equipamentos de saúde chega a desanimar muitos gestores, que se veem preocupados com as condições de determinados postos de saúde e hospitais. De fato, muitas estruturas estão demasiadamente deterioradas, ou não comportam o número de clientes à procura de tratamento. Não há equipamentos disponíveis e quando há, não há manutenção ou técnicos que saibam operá-los, segundo a queixa de um entrevistado.

Deslocar-se nos municípios do interior do estado, além de ser uma atividade desgastante pela infraestrutura das estradas, torna-se mais complicado quando a prefeitura não dispõe de veículos suficientes para o uso pelas equipes de saúde. A falta de veículos ou a dificuldade de agendamento para utilização dos poucos veículos do município foram fatores apontados como precarizadores do sistema. De fato, o não atendimento por falta de transporte só prejudica a população.

Salários e condições de trabalho aviltantes

Afora os médicos, os salários dos demais profissionais de saúde não correspondem ao esforço laboral empregado. Principalmente no que se refere aos profissionais de nível médio, que não possuem salários dignos e estão, geralmente, lidando com o que há de mais insalubre e periculoso na saúde. O desestímulo dos técnicos de enfermagem e demais profissionais do atendimento burocrático do sistema reflete na qualidade do atendimento e, por sua vez, na precariedade do sistema.

As condições de trabalho são precarizantes e consideradas fator de desgaste físico e mental. Não somente os trabalhadores de nível médio, mas os profissionais qualificados e gestores reclamam da falta de horário fixo para suas funções. Um deles resumiu o sentimento da maioria:

> *Não tem horário porque a saúde não marca o dia nem a hora e nem o minuto que vai precisar que a gente tome algumas decisões ou que possa resolver a situação e as necessidades dos usuários. Então, o secretário de saúde [fecha a secretaria, mas continua] de sobreaviso para qualquer demanda.*

Falta de articulação na rede de gestão municipal

Outro fator de precarização importante é a desarticulação entre as diversas secretarias municipais, porque a concepção fragmentada do exercício das respectivas pastas se torna, conforme depoimentos, um entrave para a Saúde, como explicou um secretário:

> *As secretarias têm que estar interligadas. A Saúde depende da infraestrutura para dar condição de estrada, de deslocamento de prédios público, tendo a recuperação deles. Precisam da educação para se trabalhar pontos [em] que a educação envolva os alunos, pais e família. Com isso, também traz bons resultados para a Saúde. A comunicação, a mobilização social e a cultura. Então, se o gestor maior tem uma equipe [em que] cada um vive nas suas caixinhas, cada um só cuida de sua pasta, esse município não vai render, porque vão viver em mundos isolados.*

Os trâmites burocráticos foram apontados como um fator de precarização, conforme explica uma gestora da saúde municipal:

> *Principalmente a infraestrutura das unidades de saúde. [Há] alguns insumos que, [com o] passar do tempo, a gente vai precisando renovar. Em questão de [a] infraestrutura das unidades precisar ser renovada, [cito] alguns materiais de uso permanente. E a*

gente tem essa dificuldade: os profissionais solicitam. Nós solicita-mos, repassamos ao secretário de saúde municipal, que, por sua vez, repassa para o gestor maior, que é o prefeito. Só que a gente tem uma resposta muito lenta. A gente solicita coisas que precisam ser realizadas com certa urgência, e a gente tem uma demora na resposta.

Como se não bastasse a desarticulação entre as pastas municipais, a política partidária é muito forte nos municípios do interior e se coloca como fonte de precarização do sistema, pois muitas ações que poderiam ocorrer conjuntamente entre as secretarias não são viabilizadas por diferenças par-tidárias. Um dos entrevistados ressaltou que ele teve de deixar claro que não tinha simpatia por partido algum para sobreviver como secretário, sobretu-do porque ele presenciou ações que prejudicavam a população, mas eram destinadas a tornar a situação da saúde caótica para que, nas próximas elei-ções, elas servissem de argumento contra o governo da situação.

Ainda temos que ter cuidado de conviver com aquilo que as pessoas trazem no sangue. Que é partidário se torna muito partidário. Aí fulano é desse grupo, fulano é de outro grupo. Isso acontece muito em cidade pequena [...] a gente tem trabalhado muito isso aí.

De fato, a saúde não pode ser considerada apenas como contrário de doença; outros fatores econômicos e sociais interferem diretamente nas condições de saúde de um município. Sem emprego e renda, sem edu-cação em todos os níveis e sem saneamento básico fica difícil se manter um município saudável.

Outros fatores de precarização

A discrepância entre o conhecimento formal do profissional de saúde, notadamente do médico, e a cultura local tem sido um fator de conflitos e de problemas de toda ordem. Por isso, percebeu-se que o usuário foi apontado por gestores e profissionais de saúde como fator de precariedade do sistema. O usuário é visto como um obstáculo no caso de procedimentos que não incluem a prescrição de medicamentos. Segundo um gestor entrevistado, há uma expectativa muito grande do paciente, em visita ao médico, de conseguir medicamentos, ainda que não tenha necessidade. Isso faz com que as queixas de estresse, insônia, entre outros sintomas vinculados a problemas passageiros, sejam resolvidos com prescrição de ansiolíticos. A partir de então, cria-se o vício na medicação controlada. Tem sido muito difícil, para alguns profissionais, convencer os pacientes de que eles não necessitam desses fármacos. Conforme um secretário de saúde municipal, "é estarrecedor o número de pacientes viciados em psicotrópicos ou 'remédios pros nervos', como eles dizem". Os médicos são cobrados logo nas primeiras palavras dos pacientes: "vim buscar meus remédios pros nervos". Assim, asseverou o gestor, muitos médicos preferem não contrariar o paciente e alimentam esse vício.

Um entrevistado citou a mídia entre os fatores de precarização. Segundo ele, o SUS está fazendo uma revolução na saúde do país, fornece remédios que plano de saúde algum tem capacidade de fornecer, oferece tratamentos sofisticados e exames com equipamentos de última geração em muitos hospitais, mas a mídia só anuncia a superlotação dos hospitais do sistema, os casos de morte e os erros médicos, sem compreender que muitos setores da sociedade estão em estado de precariedade, a começar pelo sistema de segurança pública, sistema de trânsito, entre outros, mas só a saúde é apontada pejorativamente pela mídia, como se resolvendo o atendimento em saúde, o resto das mazelas sociais seriam resolvidas.

Precariedade e precarização segundo os usuários

Os principais fatores e elementos que motivam e contribuem para que o quadro geral da saúde no estado se precarize, segundo os usuários do SUS, variam de lugar para lugar. No meio urbano, nas cidades de grande porte, para onde são escoados pacientes dos municípios circunvizinhos, o excesso de pacientes para o reduzido número de profissionais e a insuficiente infraestrutura dos estabelecimentos para atender com agilidade o excesso de demanda têm sido os principais fatores de precariedade apontados. Por outro lado, os usuários de municípios menores, que sequer possuem um hospital bem estruturado, queixam-se de que "o hospital daqui é a ambulância", conforme denuncia grande parte dos usuários, referindo-se à falta de infraestrutura material e de pessoal que faz com que todo caso um pouco mais grave seja direcionado para um município maior.

Amontoados em poltronas gastas e desconfortáveis, os usuários estão sempre à espera. Esperam exames, resultados, laudos, autorizações, guias, atestados e atendimento. A fila aumenta e os usuários esperam. Em uma das visitas, foi possível ouvir depoimentos de pacientes que reclamavam insistentemente da falta de atenção dos médicos e demais profissionais que lhes consultavam. Queixavam-se de consultas rápidas, pouco dialogadas e superficiais. Merece destaque o caso específico de uma paciente que sentia fortes dores abdominais e que em uma primeira visita havia sido diagnosticada como portadora de cólica, sendo medicada com um simples analgésico. Em uma segunda visita ao médico, a paciente, que havia insistido em vão por uma guia de exame, retorna à mesma unidade com o resultado de um exame feito em clínica particular. Adentrando a sala do médico, foi surpreendida pelas afirmações rápidas e atropeladas do médico que insistia em afirmar que se tratava apenas de cólicas corriqueiras. Sem tempo e oportunidade de falar para o médico sobre o exame, a paciente simplesmente estendeu o exame em cima da mesa no qual se podia ver o laudo atestando um quadro de úlcera.

Foram observadas cenas de crianças com pneumonia e febre alta que chegavam às unidades sem obter atendimento pela falta de médicos pediatras. As pessoas, às vezes, esperam duas horas por uma consulta e ainda há aqueles pacientes que chegam à procura de remédios e não conseguem obtê-los.

Reféns de um estado de precariedade permanente, os usuários do SUS se sentem desrespeitados em seus direitos básicos de serem atendidos em momentos de vulnerabilidade física ou mental. Procedimentos nem tão complexos demoram meses ou anos, incluindo os exames, geralmente solicitados pelos médicos. Vez ou outra, o paciente é transferido para outro estabelecimento para padecer em mais uma triagem. Assim, o paciente e seus familiares devem passar por uma *via crucis*, impotentes e revoltados.

Essas queixas foram referidas por todos os pacientes, em todos os municípios visitados. Resumem a precariedade da saúde pelo reconhecimento do "desrespeito dos profissionais com o outro" ou como disseram alguns, "com a desumanização da medicina", mesmo não se referindo somente aos médicos, mas aos profissionais de saúde como um todo, desde o atendente até o médico.

Entre as principais reclamações dos usuários, citam-se:

1. A falta de profissionais para atendê-los nos municípios menores, fazendo com que tenham que se deslocar aos centros urbanos de médio e grande porte;

2. A superlotação das salas de atendimento, onde os pacientes e acompanhantes se estressam e perdem o controle pelo descaso dos profissionais que os atendem antes de chegarem ao médico;

3. As consultas aligeiradas dos médicos, que nem sempre realizam procedimentos básicos necessários para o diagnóstico. Passam remédios ou exames que, por via de regra, demoram a serem realizados;

4. A falta de remédios, fazendo com que muitos tratamentos sejam interrompidos, agravando o quadro de doença dos usuários;

5. O difícil acesso a determinados equipamentos de saúde, sobretudo nos municípios do interior do estado;

6. A falta de profissionais especializados para atendê-los. No caso das cidades maiores, os usuários reclamam da falta de especialistas. Não havendo esse profissional específico, os demais presentes negam o atendimento por não ser um caso de sua especialidade e, desse modo, os pacientes remarcam suas consultas para outro dia, continuando na espera;

7. A demora. Entre a chegada do paciente, o atendimento, a prescrição de exames, a marcação desses exames, o período longo de recebimento

do resultado e o retorno ao médico, muitas vezes a demora pode ser de três a seis meses ou até anos, o que desestimula o usuário, que acaba desistindo ou sofre uma piora em seu quadro clínico.

Os usuários, diante das dificuldades, tornam-se descrentes do sistema. Algumas vezes, essa descrença se transforma em revolta e alguns respondem com cenas de violência, agressão e transtornos para os profissionais e outros usuários, o que complica ainda mais o cenário nas salas de espera do sistema.

Precariedade e precarização, segundo os profissionais de saúde

Falta de material básico para o trabalho

É comum encontrar, principalmente nas unidades básicas de saúde, a carência e, até mesmo, em situações extremas, a ausência completa de materiais de trabalho, suportes e instrumentais de manipulação diária, incluindo os Equipamentos de Proteção Individual (EPI). Nos serviços de ambulatório, em que é imprescindível a existência de materiais básicos para exames, muitas vezes, os profissionais acabam tendo de improvisar, utilizando produtos inadequados (como toalhas de papel utilizadas para cobrir as macas ou para cobrir o corpo de mulheres, por falta de batas para exames ginecológicos) e até mesmo comprando objetos e utensílios por conta própria.

Alguns profissionais conseguem alocar recursos de outras unidades através de contatos informais e com o famoso "jeitinho", ou seja, acabam retirando material de uma unidade que já enfrenta problemas com sua carência e alocam em outra. São comuns os casos em que os profissionais compram ou trazem de suas próprias casas: cadeiras, armários, mesas, teclados de computador, sem contar a própria água, que precisam beber, tendo em vista a inexistência de bebedouros nas unidades.

Certa vez, conversando com uma médica, a equipe de pesquisa se surpreendeu ao visualizar palhetas para examinar gargantas guardadas dentro de uma luva descartável, por falta de outros reservatórios e depósitos. As palhetas que futuramente seriam inseridas oralmente nos pacientes daquela médica se misturavam com pó de talco e produtos químicos conservantes. Outros casos identificados durante as visitas merecem ser destacados, como o caso de uma paciente que chegou a uma das unidades com um quadro de saúde extremamente grave, demonstrando sintomas fortes de vômito. Por falta de espaço e de uma abordagem mais qualificada na entrada da unidade (sala de evacuação ou sala de internação), a paciente vomitou em parte considerável do corredor, onde esperavam diversos outros pacientes para serem atendidos pelo serviço ambulatorial. Percebendo-se depois de um tempo que seu quadro era grave, a paciente obteve prioridade no atendimento e logo foi abordada por um médico clínico que se encontrava em atendimento. Após alguns minutos, foi constatado que a paciente estava com suspeita de meningite. Imediatamente, o médico, que estava sem máscara de proteção, pediu para que os profissionais evacuassem a unidade e que fosse feita imediatamente uma assepsia geral no local. Todos os profissionais passaram a usar as máscaras, ferramenta pouco usada e relegada como algo incômodo pelos profissionais. Essa situação ilustra a improvisação e a vulnerabilidade a que estão sujeitas as unidades de saúde devido à infraestrutura precária. Esse quadro revela, também, o despreparo profissional da equipe.

Falta de medicamentos

É comum a falta de medicamentos básicos, como fármacos para o controle de diabetes e hipertensão e antibióticos, entre outros. A essa ausência soma-se a inexistência de medicações mais caras e menos comuns em farmácias populares, utilizadas por grande parcela da população. A situação se agrava nas unidades em que os coordenadores resolvem não utilizar o suprimento de fundos (recurso acessível para casos de emergência, como compra de materiais imprescindíveis para exames e tratamento de pacientes, material de escritório de extrema utilidade, prontuários etc.) por não quererem preencher os requisitos burocráticos exigidos no caso de uso do suprimento. Segundo os profissionais, esses coordenadores acabam obrigando-os a trabalhar na precarização e no improviso.

Falta de segurança

Algumas das unidades de saúde estão situadas em áreas de risco, que se mostram vulneráveis a casos de violência, predominando, nesses casos, as tão comuns ameaças, atos de depredação, danificação de patrimônio público e roubo. Registraram-se alguns casos de pacientes que ameaçam os profissionais para serem atendidos como prioridade ou para receberem guias de medicação com o intuito de vender e traficar medicamentos (psicotrópicos principalmente). Muitos profissionais relataram ter tido seus pertences roubados em assaltos praticados dentro do próprio consultório. Afirmaram também já terem sido lesados com estragos e danos causados em seus automóveis e veículos particulares. Em casos específicos, a unidade está tão vulnerável e propícia à violência que acaba se tornando esconderijo e ponto de apoio para delinquentes em casos de tiroteios. Profissionais relataram casos de incidentes que envolveram policiais e traficantes, que culminaram com a entrada destes últimos na unidade, pois os criminosos haviam fugido para se esconder no telhado do estabelecimento. Raríssimos são os casos em que as unidades possuem guarda municipal.

Material de consumo permanente desgastado e danificado

O contexto e a realidade das unidades de saúde revelam o exemplo máximo da precarização de um serviço básico e essencial para qualquer cidadão. A base física e o suporte material para o funcionamento das unidades dependem de uma série de fatores, como a manutenção de equipamentos, repasses orçamentários, aquisição de material de consumo, licitação etc. Ao visitar as unidades, a equipe se confrontou diretamente com o sucateamento e a involução da estrutura física das unidades de saúde. Por mais que se identificassem alguns e raros prédios em situações melhores, mais novos ou reformados, a grande maioria apresentava um quadro deteriorado com paredes infiltradas, bancos danificados e gastos pelo tempo e uso, banheiros desativados, salas inativas, reformas inacabadas, armários enferrujados, birôs desgastados, colchões de macas rasgados, aparelhos de esterilização sucateados e encostados, intensificando mais ainda a atmosfera de abandono e descaso das unidades de saúde, ar-condicionado sem manutenção e limpeza, salas sem ventiladores, computadores desatualizados, instalações elétricas precárias, provocando sobrecarga e panes constantes de energia, salas pequenas e inadequadas para atendimentos e procedimentos de exames laboratoriais, lâmpadas queimadas, armários insuficientes e pequenos para a organização de grande número de documentos, prontuários e históricos.

As filas de espera não são apenas aquelas que se formam e se ajuntam nos corredores estreitos dos estabelecimentos de saúde, mas também as filas de espera virtuais, que demoram e estacionam o fluxo de cidadãos no sistema informacional dos encaminhamentos para os serviços especializados. Os profissionais revelaram que a demora ultrapassa intervalos de anos e anos. Consequentemente, os pacientes que aguardam esses serviços especializados acabam retornando para as unidades básicas com sintomas ainda mais acentuados e agravados.

Mas, para aqueles que conseguem o internamento, não há estrutura adequada para atendê-los, pois falta-lhes o básico, incluindo uma escassa alimentação. Esses mesmos pacientes contam apenas com o conforto que lhes proporcionam seus acompanhantes mal-acomodados em incômodas cadeiras nos cantos mais inconvenientes das salas de internação.

Este cenário decadente só vem a agravar mais ainda o desgaste físico e emocional dos profissionais, que, obrigatoriamente, devem trabalhar em meio ao improviso. Foram muitos os profissionais enfermeiros e técnicos/auxiliares de enfermagem que anunciaram querer desistir da profissão devido à inexistência de recursos mínimos para o trabalho e para a atividade diária. Os mais jovens já revelavam sinais de desgaste e desencantamento, comodismo e resignação diante da estrutura "inatingível" e quase que "imutável" da Saúde.

No entanto, citaram que o quadro e a situação política da gestão que encabeça a saúde é a principal causa dos "processos emperrados que não funcionam". O discurso mais forte, pontual, recorrente e comum aos profissionais diz respeito à falta de pessoas qualificadas e a existência daquelas que trabalham sem competência técnica para gerir e mudar a situação da saúde. A grande quantidade de indicações políticas para cargos foi apontada como fator de precarização da saúde, que estaria se sustentando por um quadro de recursos humanos incapacitado, inapto e mal qualificado para resolver os problemas cotidianos da área, incluindo sua gestão.

A gravidade dessa situação pode ser notada em uma das unidades visitadas, que estava sendo "praticamente" coordenada por uma agente técnico-administrativa. A profissional exercia papéis e funções de coordenação, ocupando, inclusive, o espaço físico da gestora, uma vez que esta, no momento do expediente, estava fazendo atendimentos em outras unidades. Presenciaram-se cenas em que essa mesma técnica administrava a unidade, dando ordens aos profissionais médicos e enfermeiros, preenchendo e organizando escalas e horários de trabalho.

Foram vários os casos constatados em que a unidade era coordenada por mais de um profissional, formando uma espécie de coordenação compartilhada, havendo divisões de tarefas e responsabilidades típicas de coordenação. Esse aspecto também pode ser reforçado quando se vislumbra a tão recorrente prática do desvio de função, ou seja, atribuições que são dirigidas a profissionais de áreas que não são as suas, não possuindo conhecimento, experiência e respaldo jurídico para exercer funções, tais como prescrever medicação, aplicar vacinas e medicamentos, diagnosticar quadros de saúde etc. Nesses casos, todos os profissionais, incluindo aqueles de níveis fundamental, médio e superior, invertem papéis e se responsabilizam por posições que não são as suas. Tal situação tem se intensificado cada vez mais devido à ausência dos profissionais (absenteísmo), que estão a exercendo outras ocupações no momento do expediente. Como forma de fazer valer a "resolutividade" do sistema, todos os que estão trabalhando no momento "se viram de uma forma ou de outra" para tentar resolver o quadro de saúde do paciente, que, muitas vezes, desconhece a falta de habilidade técnica e de responsabilidade daquele que "aparentemente" está lhe atendendo.

Nem sempre os profissionais se identificam com a ESF. Um dos médicos entrevistados afirmou não gostar ou se identificar com o trabalho realizado na unidade por ser ele habilitado em outra "especialidade". Tratava-se de uma médica que sequer reconhecia a saúde da família como uma especialidade. Indagava ela: "O que estou fazendo aqui se sou uma especialista?!" Bastante apressada devido às outras atribuições e empregos que lhe esperavam (cinco vínculos empregatícios), convidou o pesquisador a realizar a entrevista dentro de seu carro e alegou tomar tal atitude por se tratar de alguém "extremamente solicitada". Afirmava: "Se fizermos isso no consultório, as pessoas não vão nos deixar em paz!"

Como já citado, o deslocamento dos profissionais também é algo comprometido, devido à pouca quantidade de carros disponíveis para deslocamento das equipes de saúde da família em suas áreas de cobertura. Muitas vezes, os carros são divididos entre várias unidades e acabam tendo de ser revezados em escalas extremamente apertadas.

Outros fatores de precarização, segundo os técnicos e auxiliares da saúde

Contratação e formação

As unidades de saúde possuem de cinco a vinte profissionais, entre técnicos e auxiliares de enfermagem, de saúde bucal e administrativos. Relativamente à contratação desses técnicos, a maioria é terceirizada na capital do estado, um indicativo da precarização dos vínculos. Para alguns coordenadores entrevistados, esse aspecto não chega a ser um problema, mas, sem dúvida, influencia o compromisso e a forma de trabalhar dos técnicos, principalmente ao se levar em conta o fato de que nem sempre os profissionais são alocados segundo suas habilidades e preferências.

Outro problema apontado pelos entrevistados é a não diferenciação salarial entre técnicos e auxiliares. Segundo eles, tanto faz possuir o curso técnico ou o antigo curso de auxiliar (de enfermagem), "o salário é o mesmo". É um fator de desestímulo para os profissionais que queiram complementar sua formação para evoluir da condição de auxiliar para técnico. Apesar disso, a maioria dos entrevistados avalia positivamente sua formação, afirmando que ela permite desenvolver o trabalho adequadamente. Essa mesma afirmação transparece no discurso dos coordenadores e assistentes de diretoria (DNI).

A diferença entre auxiliares e técnicos de enfermagem está relacionada, sobretudo, à condição etária. Em geral, os mais velhos, ou que estão em atividade há mais tempo, relatam terem cursado o nível de segundo grau e recebido o certificado de auxiliar de enfermagem. Já os técnicos de enfermagem são aqueles que realizaram cursos técnicos mais recentemente, por meio do Projeto de Profissionalização dos Trabalhadores da Área de Enfermagem – Profae ou cursos particulares (Pereira; Lima, 2008).

> *Sou técnica em enfermagem... Vou terminar em janeiro. Há uns 10 anos, eu fiz o curso de auxiliar e, na época, era oferecido com nível de segundo grau. A gente recebia certificado como se tivesse feito curso de segundo grau. Porque antigamente só tinha científico e pedagógico, [e] surgiu esse curso técnico, né? Ele é reconhecido no Coren e no Governo. O que a gente aprende realmente é voltado à área e a gente consegue realmente por em prática. O que está acontecendo é que, como, na época, a gente tinha um tipo de auxiliar de enfermagem e, agora, o Coren vai extinguir essa função, então tá sendo exigido o título de técnico, por isso muitos de nós estamos fazendo complementação do curso pra ver se 'tira'.*

Embora a avaliação da formação adquirida seja boa, há críticas ao custo elevado dessa formação e queixas de que as disciplinas voltadas para a "realidade prática" do dia a dia da sua profissão ficaram aquém das expectativas, quando foram confrontadas com o cotidiano de seu trabalho.

Quantidade de atendimentos e demanda

O atendimento é regulado pela quantidade de profissionais (técnicos e de nível superior) da unidade. Assim, há uma grande variação na forma e número de pessoas atendidas em um dia de trabalho. Além disso, o número de atendimentos varia de acordo com as campanhas planejadas pelo Ministério da Saúde e Secretaria de Saúde. Quando há campanhas, por exemplo, de vacinação, cada profissional técnico chega a atender mais de 100 pacientes por dia. Na média, porém, os profissionais técnicos atendem entre 16 e 100 pessoas por dia de trabalho.

O excesso de demanda, enquanto fator que compromete a qualidade do atendimento a ser prestado, foi um dos principais problemas relatados em relação ao trabalho, quando comparado com os recursos humanos e materiais disponíveis para se prestar os serviços. Embora a relação unidades de saúde/população atendida seja, em média, de 25.451 habitantes por unidade, essa proporção leva em consideração todos os aparatos dos sistemas terciários e secundários. Todos os usuários, no entanto, devem ser primeiramente atendidos pelo sistema primário, os postos de saúde. Assim, há postos que atendem uma população de 50 a 60 mil pessoas.

> *É muita gente mesmo, porque, às vezes, chega gente fora do horário e querem ser atendidos também, fora de horário também, entende? Às vezes, nem tem médico nem nada. O pessoal procura muito mesmo. Eu ainda acho pouco, porque é muita gente pra esse posto. E a fila aumentando... Pras pessoas não ficarem estressadas na fila. A gente se preocupa com isso. Tem pessoa que tá na fila e não tem paciência. E aí a gente fica preocupada. Botar pra frente ninguém pode, porque o outro da frente vai reclamar.*

Problemas na estrutura física e equipamentos

Esse problema foi citado por todos os entrevistados: gestores, usuários e profissionais de saúde. No entanto, a precariedade é acentuada no caso dos técnicos da saúde. Esse é um dos fatores que chega a ser relatado com certa angústia, sobretudo quando a resolução de tal dificuldade está fora do alcance do profissional de nível médio, como a infraestrutura da unidade que carece de profissionais de nível superior para o atendimento ou, ainda, a carência de material disponível para realizar determinados procedimentos, como material para fazer curativos.

> *Mas, assim, o que mais incomoda a gente é a forma de trabalho... Que o material da gente é um pouquinho. A gente se vira com o que tem, né?*
>
> *Então, é como eu te digo. O nosso posto [está com] quase todas as salas interditadas. Então, por enquanto, eles não estão atendendo. A sala de odonto está toda interditada. A sala de prevenção está toda interditada. Então, as meninas normalmente só usam o computador, o sistema, e o resto é tudo feito manual. Está tudo interditado, enferrujado, já foi condenado, por isso que a gente vai sair pra reforma.*

Muitas foram as queixas e não menos foram as anotações de campo dos pesquisadores sobre o sucateamento das unidades de saúde. Nesse cenário, a população que busca atendimento nem sempre fica satisfeita. Quando não faltam recursos humanos, falta material e infraestrutura.

Equipamentos e sistemas utilizados

Os entrevistados, quando perguntados, se referem a uma série de equipamentos existentes na unidade de uso dos técnicos e auxiliares. Em geral, são equipamentos de informática (computadores e impressoras) e equipamentos médicos e odontológicos, como o sonar, medidores de pressão, estetoscópios, autoclaves, entre outros. A qualidade dos sistemas implantados e a quantidade de máquinas para a operacionalização dos procedimentos são os principais motivos de queixas por parte dos profissionais que os utilizam, chegando eles a informar que essa deficiência tem por consequência a lentidão no atendimento como um todo. Em algumas unidades, os computadores e sistemas parecem funcionar adequadamente, em outras, esses equipamentos são velhos ou permanecem sem manutenção.

Sobre essa parte aí das informáticas, né? Porque aqui, "nós que trabalha" no acolhimento não "tem" computador. Na prevenção também tinha, mas não tem mais computador lá. Está com problema; no curativo; a mesma coisa. No curativo nunca teve. É pra ter, mas nunca teve computador.

Se funcionasse! [os equipamentos] (ri). Se funcionasse, com certeza atenderia [às necessidades], né? Mas... está suspensa, o consultório "tá" quebrado. Está com cinco meses que eu estou aqui [e, até agora,] não consertaram. E agora os dentistas estão em greve, né?

Alguns dos entrevistados localizam a fonte do problema em questões administrativas, falta de apoio e ausência de organização e comunicação com as secretarias, ficando as unidades sujeitas aos desmandos políticos. Notou-se também que há um esforço por parte de muitos profissionais em solucionar com recursos da própria unidade alguns problemas que são da competência das secretarias.

Falta de profissionais, baixos salários e falta de reconhecimento

A falta ou insuficiência de médicos tem sido uma realidade identificada em todos os equipamentos de saúde observados. Esse problema se origina no acúmulo de trabalho para os profissionais de nível técnico, além dos conflitos pelas reclamações da população, já que esses profissionais são responsáveis pelo acolhimento e triagem. É nesses momentos que a falta de um médico pode incorrer em manifestações agressivas de descontentamento dos usuários com quem os atende.

Alguns se referem à questão dos baixos salários pagos aos profissionais da saúde. Muitos acentuam não ser uma área em que haja retorno financeiro adequado e alegam permanecer nela por identificação com o ofício.

Assim, há pessoas que dizem que é melhor ser um zelador do que ser um auxiliar. É, tem gente que diz assim. Porque o auxiliar não ganha como ele deveria ganhar e o zelador ganha mais do que a gente. Está entendendo? Isso acaba desestimulando.

Os entrevistados se queixaram da falta de reconhecimento de seus superiores e dos usuários das unidades. Reclamam que, a despeito dos esforços, além de não serem reconhecidos, ainda costumam ser culpados por erros de profissionais de nível superior. O não reconhecimento pode levar o trabalhador à insatisfação e a sentimentos negativos que irão repercutir no atendimento aos usuários e, por conseguinte, na ampliação do sentimento de insatisfação para além dos muros das unidades de saúde.

Treinamento e capacitação

Além da falta de profissionais, há também uma insatisfação quanto à capacitação e treinamento, embora alguns relatem haver participado de cursos de capacitação e treinamento ou citem cursos em andamento, ofertados pelas prefeituras. Quando o treinamento existe, ele parece ser bastante precário, realizado durante o próprio serviço ou por iniciativa própria.

Existem, porém, alguns cursos oferecidos pelas prefeituras, segundo depoimentos dos coordenadores. Entretanto, reconhecem que nem todos os profissionais de nível médio conseguem ser liberados para esses treinamentos, geralmente aligeirados e em horários que deveriam ser utilizados para o descanso dos trabalhadores.

Discussão

Muitos relatos denunciam que as condições de infraestrutura e a falta de material e medicamentos comprometem a qualidade do atendimento a ser prestado. Alguns dos entrevistados localizam a fonte do problema em questões administrativas, falta de apoio e de organização e comunicação, ficando as unidades sujeitas aos desmandos políticos. Foi observado nas entrevistas e visitas que há um esforço por parte de muitos profissionais em solucionar alguns desses problemas com recursos próprios, como pequenos consertos, compra de cadeiras e outros materiais.

É importante ressaltar que os vínculos com a saúde são, em geral, precarizados, com um grande contingente de trabalhadores com contratos terceirizados (Taveira, 2010).

Esse cenário de carências resulta em insatisfação de profissionais e usuários das unidades de saúde. Assim, a carga de trabalho dos profissionais é bastante pesada e o esforço despendido no trabalho pode levar a problemas de saúde, principalmente de saúde mental (Stacciarini; Tróccoli, 2001).

Outro ponto bastante citado diz respeito à falta de profissionais de nível superior e de pessoal para cobrir férias e outras eventualidades. Alguns se referem aos baixos salários pagos aos profissionais da saúde não médicos. Muitos dizem não ser uma área em que há retorno financeiro adequado e alegam permanecer nela por identificação com seu mister. É interessante notar que o Brasil não está sozinho no que se refere ao pagamento de baixos salários aos profissionais cuidadores de escolaridade mais baixa. Muntaner *et al.* (2006) estudaram a questão dos baixos salários e pobreza dos cuidadores da área da Saúde nos Estados Unidos. Na introdução do trabalho, afirmam que nos serviços de saúde americanos, 60% dos trabalhadores são mal pagos, incluindo os auxiliares de enfermagem, atendentes pessoais e cuidadores em domicílio, assinalando que o salário que ganham os mantém na fronteira ou abaixo da linha de pobreza.

As consequências do trabalho precarizado, em que as condições laborais são pouco satisfatórias e a carga de trabalho elevada, além da angústia de não poder realizar um trabalho mais eficiente e de acordo com as expectativas individuais, levam os profissionais da Saúde a relatarem problemas de saúde relacionados ao trabalho. Alguns chegam, mesmo, a afirmar que as condições precárias de que dispõem para realizar seu trabalho são um fator mais angustiante do que sua baixa remuneração.

Apesar da precariedade das condições de trabalho e dos inúmeros problemas relatados, alguns profissionais apontam aspectos positivos do trabalho que realizam. Boa parte dos entrevistados demonstra identificação com o ofício que escolheram, valorizando a importância social do seu trabalho, sua vocação e avaliam positivamente suas relações sócio-profissionais.

Muitos entrevistados asseveram a importância de oferecer treinamentos e capacitações para a melhoria do atendimento aos pacientes. Griffiths, Maben e Murrells (2011), estudando a relação entre qualidade do cuidado, formação técnica e fatores organizacionais, chegam à mesma conclusão, expressando os benefícios e a importância da educação, treinamento e desenvolvimento pessoal dos profissionais de saúde na qualidade dos atendimentos.

Ceccim, Armani e Rocha (2002, p. 375) estudaram os textos legais de ordenamento do SUS e os relatórios da Conferência Nacional de Saúde que apontam as responsabilidades da gestão do SUS com o desenvolvimento e a formação de recursos humanos em saúde. Em sua análise, atestam que o SUS é responsável pela formação de pessoal de saúde, de modo geral, e pela produção específica de conhecimento e tecnologia no âmbito do próprio Sistema. Analisando outro trecho da legislação, os mesmos autores ressaltam que a ação educacional é atribuição dos órgãos de gestão do SUS. Ao SUS são cabíveis a formulação e execução de programas que envolvam tanto a certificação/habilitação profissional, quanto à educação continuada de recursos humanos para a saúde e a produção de conhecimentos, informações e atualização técnico-profissional.

Considerações finais

Os resultados mostraram que o SUS padece ainda, após décadas de sua implantação, de inúmeros problemas e que, portanto, tanto as condições de trabalho quanto o atendimento aos usuários são precários. Os custos do trabalho realizado em condições precárias acabam se refletindo sobre a saúde dos profissionais que se mostram exaustos, física e emocionalmente. Nessas circunstâncias, acabam por deixar transparecer suas mazelas aos usuários, que, por sua vez, possuem um perfil de reféns da desigualdade e da pobreza, gerando insatisfação generalizada, tanto no interior das unidades quanto no sistema de saúde como um todo.

Como é possível existir um atendimento de qualidade em condições e organização de trabalho tão precárias? O fato de a organização do trabalho e as condições físicas das unidades ficarem aquém do esperado para um atendimento de qualidade acabam por levar o trabalhador a uma adaptação forçada, levando-o, algumas vezes, a compensar as falhas por sua própria conta e risco e prejudicar sua saúde, o que, por sua vez, reverte para o sistema, precarizando-o ainda mais. Trata-se de um círculo vicioso difícil de suplantar.

Referências

Alves G. Dimensões da reestruturação produtiva. Ensaios de sociologia do trabalho. Londrina, Paraná: Editora Praxis; 2007.

Alves G. Trabalho flexível, vida reduzida e precarização do homem-que-trabalha: perspectivas do capitalismo global no século XXI. In: Vizzaccaro-Amaral AL, Mota DP, Alves G (org.). Trabalho e Saúde: a precarização do trabalho e a saúde do trabalhador no século XXI. São Paulo: LTr; 2011. p. 39-55.

Antunes R. O caracol e sua concha: ensaios sobre a nova morfologia do trabalho. São Paulo: Boitempo Editorial; 2005.

Ceccim RB, Armani TB, Rocha CF. O que dizem a legislação e o controle social em saúde sobre a formação de recursos humanos e o papel dos gestores públicos, no Brasil. Ciência & Saúde Coletiva. 2002;7(2):373-383.

Griffiths P, Maben J, Murrells T. Organizational quality, nurse staffing and the quality of chronic disease management in primary care: observational study using routinely collected data. International Journal of Nursing Studies. 2011;48(10):1199-1210.

Guimarães RM, Mauro MYC, Mendes R, Melo AO, Costa TF. Fatores ergonômicos de risco e de proteção contra acidentes de trabalho: um estudo caso-controle. Revista Brasileira de Epidemiologia. 2005;8(3):282-294.

Marques RM, Mendes A. Atenção Básica e Programa de Saúde da Família (PSF): novos rumos para a política de saúde e seu financiamento? Ciência & Saúde Coletiva. 2003;8(2):403-415.

Medeiros SM, Rocha SMM. Considerações sobre a terceira revolução industrial e a força de trabalho em saúde em Natal. Ciência & Saúde Coletiva. 2004;9(2):399-409.

Muntaner C, Li Y, Xue X, Thompson T, Chung H, Campo P. County and organizational predictors of depression symptoms among low-income nursing assistants in the USA. Social Science & Medicine. 2006;63(6):1454-1465.

Pereira IB, Lima JCF. Educação profissional em saúde. In: Pereira IB, Lima JCF (eds.). Dicionário da Educação Profissional em Saúde. Rio de Janeiro: Escola Politécnica Joaquim Venâncio e Fiocruz; 2008.

Stacciarini JMR, Tróccoli BT. O estresse na atividade ocupacional do enfermeiro. Revista Latino-Americana de Enfermagem. 2001;9(2):17-25.

Taveira ZZ. Precarização dos vínculos de trabalho na Estratégia Saúde da Família: revisão de literatura [monografia]. Belo Horizonte: Universidade Federal de Minas Gerais; 2010.

13

PROGRAMA ANJOS DA ENFERMAGEM E O PROTAGONISMO NA HUMANIZAÇÃO DO CUIDADO À CRIANÇA PORTADORA DE CÂNCER

Francisco Antônio da Cruz Mendonça

Carlon Washington Pinheiro

Denis Lucas

Karla Maria Carneiro Rolim

Mirna Albuquerque Frota

Larissa Matias Monteiro

Jakeline Sheilla Duarte Pereira

Introdução

O câncer em crianças, até cerca de duas décadas atrás, era considerado uma doença aguda, com pouca possibilidade de cura e resultando, na maioria dos casos, em morte. Atualmente, tem-se apresentado como uma doença com perspectiva de cura, pois cerca de 80% das crianças podem ser curadas quando diagnosticadas precocemente e se tratadas em centros especializados (Fisher, 2001).

As neoplasias malignas infantojuvenis, quando comparadas aos adultos, são consideradas raras, correspondendo entre 2% a 3% dos casos gerais. Em países desenvolvidos, o câncer é a segunda causa de óbito entre crianças de 0 a 14 anos. No Brasil, também é a segunda causa de morte, porém, em uma faixa etária entre 1 e 19 anos, contabilizando 8% de todos os óbitos. Em ambos os casos, o câncer infantil só está abaixo de morte por causas externas, como acidentes e violência, o que significa dizer que é a primeira causa de morte por doença nesse período da vida (Malagutti *et al.*, 2011).

O tumor pediátrico mais comum em todo o mundo é a leucemia, apresentando-se em torno de 25% a 35% de todos os tumores infantis. Logo em seguida, os tumores do sistema nervoso central representam a segunda colocação, em países desenvolvidos, contabilizando 17% a 25% dos casos. Os linfomas ocupam o terceiro lugar, com cerca de 7% a 18%. Em países subdesenvolvidos os linfomas correspondem ao segundo lugar e os tumores do sistema nervoso central, ao terceiro (Malagutti *et al.*, 2011).

O contexto histórico desenvolvido a partir da Oitava Conferência Nacional de 1986, com a participação popular no movimento da reforma sanitária brasileira, impactou profundamente nas práticas de saúde vistas no Brasil. Naquela época, a dicotomia existente entre ações curativas de caráter individual e ações preventivas de caráter coletivo fragmentavam a assistência e, consequentemente, a visão holística do cuidado ao ser humano, o que mudou ao ser promulgada a *Constituição Federal* de 1988, com a aprovação do Sistema Único de Saúde (SUS) (Aguiar *et al.*, 2011).

Entre os assuntos mais relevantes, atualmente, no âmbito do SUS está a humanização da assistência. Com a implantação da Política

Nacional de Humanização (Humaniza SUS), de 2003, foi possível aumentar a frequência dos debates e adotar novos olhares sobre as relações entre usuários, gestores e profissionais. Os princípios metodológicos dessa política estão voltados para marcos teóricos que contemplam a transversalidade, indissociabilidade entre atenção e gestão, o protagonismo, a corresponsabilidade e autonomia dos sujeitos e coletivos. O entendimento dessas teorias se dá pela problematização dos papéis exercidos por cada elemento dentro de suas realidades (Barbosa *et al.*, 2013).

A transversalidade busca mudar as relações de poder hierarquizadas. Para isso, reforça a ampliação do contato e a comunicação entre as pessoas para que haja um papel efetivo de corresponsabilidade. A indissociabilidade entre atenção e gestão mostra que os usuários e profissionais devem participar ativamente no processo de tomada de decisão dos gestores, porque é a partir disso que a atenção é estruturada para a coletividade. O protagonismo, a corresponsabilidade e a autonomia são essenciais para que profissionais e usuários sejam respeitados em sua singularidade, sendo o usuário indispensável para a produção de saúde individual e sócio-familiar, atuando como protagonista no tratamento e na construção crítica de sua realidade política, cultural e social (Brasil, 2004).

Dentro dessa problemática, evidenciamos a criança portadora de câncer como um indivíduo que necessita crescentemente de ações em humanização, pois a terapêutica dolorosa e sua drástica mudança do ambiente domiciliar para o ambiente hospitalar configura uma nova rotina que modifica dramaticamente o contato com família, amigos e escola. O processo de adaptação a um local hostil, repleto de pessoas desconhecidas, além de outros problemas consequentes da internação, configura na criança um estado de sofrimento emocional, além daquele já vivido pela presença da doença (Cruz; Rocha, Marques, 2013).

O *Programa Anjos da Enfermagem*, que oferece educação e saúde por meio do lúdico, destaca a missão de proporcionar apoio à criança com câncer e, também, de construir uma visão ampliada e plena sobre práticas de humanização no meio hospitalar. As ações lúdicas desenvolvidas pelos voluntários flexionam o estado sério e normatizado da instituição para um estado de descontração e participação, porque melhoram a maneira de interagir e se comunicar. O impacto desse programa de responsabilidade social na enfermagem brasileira é evidenciado no momento em que os estudantes de Enfermagem, ao ingressarem nessa extensão, são capazes de desenvolver e reforçar sua cidadania com a prática do voluntariado.

A responsabilidade social desenvolvida em seus membros influencia sua formação acadêmica, tornando-se, assim, um processo de aprendizado (Vieira, 2012). Diante das considerações, objetiva-se, com o estudo, sistematizar as referências da literatura relacionadas ao protagonismo do cuidado humanizado à criança portadora de câncer.

Metodologia

Estudo descritivo com abordagem qualitativa, realizado a partir de uma pesquisa integrativa, que teve por finalidade reunir e sintetizar resultados de pesquisas sobre um determinado tema ou questão (Mendes; Silveira; Galvão, 2008). A revisão integrativa é um método de revisão mais amplo, pois permite incluir literatura teórica e empírica, bem como estudos com diferentes abordagens metodológicas (quantitativa e qualitativa). Os estudos incluídos na revisão são analisados de forma sistemática em relação aos seus objetivos, materiais e métodos, permitindo que o leitor analise o conhecimento preexistente sobre o tema investigado (Pompeo; Rossi; Galvão, 2009).

A coleta de dados ocorreu nos meses de abril e maio de 2014. A técnica utilizada na pesquisa para obtenção dos dados foi um levantamento bibliográfico junto as bases de dados Scielo, Biblioteca Virtual de Saúde e EBSCO-HOST, que proporcionaram um amplo acesso a periódicos e artigos científicos, a partir dos descritores: "anjos da enfermagem", "humanização da assistência", "humanização SUS" e "ludicoterapia", publicados em Inglês ou Português, com recorte atemporal. Foram considerados os artigos que abordam de forma mais clara a temática, os quais foram selecionados por intermédio de seu título e resumo.

Foram encontrados 32 artigos, mas somente os pertinentes à revisão foram avaliados na íntegra. Também foi realizada uma busca manual em livros-texto de referência e outras fontes, visando permitir uma exposição didática do trabalho, procurando abordar pontos ainda não explicitados. Após uma leitura exaustiva dos textos, foi realizada a síntese de cada artigo, agrupando-os de acordo com os temas previamente elaborados.

Ao final do estudo, foram destacados todos os resultados obtidos para se chegar a uma determinada conclusão, de forma geral, do que foi descrito pelos artigos, procurando, por meio desse estudo, mostrar a influência de um atendimento humanizado à criança portadora de câncer. Após a coleta de dados, buscou-se apresentar os resultados da revisão integrativa, etapa que consiste na elaboração do estudo, propriamente dito, em que se deve apresentar as etapas e os resultados principais de cada estudo, de forma a contemplar a questão problema da revisão integrativa. Os dados obtidos foram analisados e discutidos de acordo com a literatura pertinente (Pompeo; Rossi; Galvão, 2009).

Resultados e discussão

A partir de uma leitura criteriosa, selecionamos 14 artigos com o tema focado no lúdico. Além da temática lúdica, dois artigos vieram com a proposta de problematizar a Política Nacional de Humanização e um artigo trouxe o tema câncer na adolescência. Dez artigos possuíam natureza qualitativa e quatro quantiqualitativa.

O manual da Política Nacional de Humanização foi lido na íntegra, juntamente com todos os artigos já referidos e foram analisadas suas abrangências e aplicabilidades no *Programa de Extensão Anjos da Enfermagem*. Além disso, dois livros foram selecionados e os critérios de escolha dos principais capítulos foram a necessidade de embasamento mais aprofundado no âmbito da história do SUS e no lúdico aplicado à oncologia pediátrica.

O quadro 1 demonstra os dados referentes à identificação dos estudos. Pode-se observar o maior número de artigos publicados na *Revista Latino-americana de Enfermagem*, seguida da *Revista da Escola de*

Enfermagem, da USP, e da *Revista Brasileira de Enfermagem*. Esses periódicos possuem alto fator de impacto nacional e internacional.

Quadro 1: caracterização dos estudos quanto ao título, ano e periódico de publicação. Fortaleza (CE), maio de 2014

N.	Estudo	Título	Ano	Revista
1	Qualitativo	Becoming a cancer patient: a study of families of children with acute lymphocytic leukemia	1999	Journal of Pediatric Oncology Nursing
2	Qualitativo	Coping in parents of children who are chronically ill: strategies for assessment and intervention	2001	Journal of Pediatric Nursing
3	Quanti/ Quali	The needs on parents with chronically sick children: a literature review	2001	Journal of Advanced Nursing
4	Quanti/ Quali	Families with chronically ill children: a literature review examines approaches to helping them cope	2002	American Journal of Nursing
5	Quanti/ Quali	Brincar no hospital: estratégia de enfrentamento da hospitalização infantil	2004	Psicologia em Estudo
6	Qualitativo	Diversão em movimento: um projeto lúdico para crianças hospitalizadas no Serviço de Oncologia Pediátrica do Instituto Materno Infantil Prof. Fernando Figueira, IMIP	2007	Revista Brasileira de Saúde Materna Infantil
7	Qualitativo	As práticas lúdicas no cotidiano de cuidar em enfermagem pediátrica.	2009	Revista Brasileira de Enfermagem
8	Qualitativo	A brinquedoteca como possibilidade para desvelar o cotidiano da criança com câncer em tratamento ambulatorial	2010	Revista da Escola de Enfermagem da USP
9	Qualitativo	O câncer na adolescência: vivenciando o diagnóstico	2011	Psicologia: teoria e prática
10	Qualitativo	Estratégias lúdicas de coleta de dados com crianças com câncer: revisão integrativa	2013	Revista Gaúcha de Enfermagem
11	Quanti/ Quali	O lúdico na hospitalização: percepção de mães de crianças hospitalizadas quanto ao projeto de extensão "Anjos da Enfermagem"	2013	Revista de Ciências da Saúde Nova Esperança
12	Qualitativo	Política nacional de humanização e formação dos profissionais de saúde: revisão integrativa	2013	Revista Brasileira de Enfermagem
13	Qualitativo	Humanização no cuidado de enfermagem: contribuição ao debate sobre a política nacional de humanização	2013	Revista Brasileira de Enfermagem
14	Qualitativo	Olho vivo: analisando a acuidade visual das crianças e o emprego do lúdico no cuidado de enfermagem.	2013	Revista Gaúcha de Enfermagem

Oncologia pediátrica e humanização da assistência à criança

A humanização da assistência voltada à oncologia pediátrica tem caráter multidisciplinar e a necessidade de uma diversidade de profissionais que contemplem, além da cura, o desenvolvimento afetivo, motor e cognitivo das crianças. A utilização do lúdico traz uma infinidade de estratégias possíveis para atuar no cotidiano dessas crianças, entre elas, a proposta pedagógica trazida pela arteterapia, que vem sendo aplicada para a prática da educação com ênfase na psicomotricidade, com a qual as crianças desenvolvem habilidades motrizes necessárias para o desenvolvimento pessoal e interpessoal a partir de atividades como: modelagem, desenho, pintura, maquetes, trabalho com música e teatro de fantoches, entre outros (Malagutti *et al.*, 2011).

A linguagem artística permite que a criança consiga exteriorizar suas emoções, aumente sua autoestima e autoconfiança e, além disso, promove um resgate da autonomia, pois, criativamente, constroem algo próprio seu, o que melhora sua condição passiva proveniente de intervenções como a quimioterapia e radioterapia, intervenções que as crianças não conhecem e nas quais quase não podem interferir (Malagutti *et al.*, 2011). As experiências exitosas em que pedagogos foram introduzidos em hospitais oncológicos para dar continuidade ao programa educacional escolar das crianças, a partir da arteterapia, evidenciam a necessidade de ações multidisciplinares articuladas para promover ações integrais ao cliente oncológico pediátrico (Melo; Vale, 2010).

A brinquedoteca se configura como outro componente forte que permite que a criança expresse seus sentimentos, ampliando, também, visão em relação aos outros. Com isso, o estímulo ao desenvolvimento, à socialização, à criatividade e à aprendizagem se torna fundamental para a formação da criança. É preciso repensar o brincar por parte dos profissionais de saúde, porque não adianta somente possuir uma brinquedoteca e um espaço para desenvolver essas atividades, é preciso que os profissionais se coloquem empaticamente e se resgatem pessoalmente no processo de brincar (Melo; Vale, 2010).

Um estudo realizado com 28 crianças, sendo nove meninas e dezenove meninos, com faixa etária de 6 a 12 anos, em um hospital referência em serviços de Onco-Hematologia infantil, em Vitória, Espírito Santo, avaliou as estratégias de enfrentamento da hospitalização. Foi relatado que o brincar fazia parte de 92,9% do repertório dessas estratégias. As atividades lúdicas desenvolvidas apresentavam uma margem de aceitação muito acentuada, exemplos disso são: desenhar (89,2% de aceitação), brincar com o palhaço (78,6% de aceitação), montagem (89,2% de aceitação), modelagem (85,7% de aceitação), quebra-cabeças (85,7% de aceitação), ouvir histórias (89,3 % de aceitação) e brincar com uma variedade de brinquedos (89,3% de aceitação). No entanto, os autores ressaltam a necessidade de tomar cuidado para que as brincadeiras não se tornem repetitivas e mecânicas, além disso, é fundamental a integração do acompanhante no processo de participação das atividades para haver uma expressão coletiva das emoções sentidas (Motta; Enumo, 2004).

É preciso melhorar a interação profissional-criança-família, pois, muitas vezes, o profissional está imerso em uma zona de segurança pautada na impessoalidade, quando espera que o paciente e seus familiares apenas expressem ações colaborativas seguidas de atitudes e comportamentos aceitáveis. Esse modo de ser renega a responsabilidade pessoal, levando-o a praticar atos e linguagens superficiais, que em nada contribuem para a compreensão dos envolvidos. A repetição marcada pelo senso comum mostra que não há nada para se aprender, que é apenas algo vago, pois previne o erro de fracassar e, também, de se envolver. Afirmações como: "É só uma picadinha, depois passa", "Você precisa comer para melhorar", não contribuem para a melhora porque as crianças já sabem disso previamente e, por saberem, não toleram e nem precisam compreender (Melo; Vale, 2010).

A Política Nacional de Humanização propõe parâmetros para sua implementação na atenção hospitalar, como: garantia de visitas abertas; mecanismos de desospitalização; garantia de continuidade da assistência; mecanismos de escuta para a população; mecanismos de recepção e acolhimento aos usuários; e existência de grupos de trabalho de humanização. Vale salientar que os grupos de trabalho em humanização nos hospitais ainda encontram um crescimento tímido, o que precisa ser otimizado para que os usuários vejam beneficiados, principalmente clientes no setor de Pediatria (Brasil, 2004).

Programa Anjos da Enfermagem: educação e saúde por meio do lúdico

Para que a hospitalização da criança não acarrete em um rompimento total com suas atividades, o *Programa Anjos da Enfermagem* promove a educação e a saúde por meio do lúdico. Esse programa é mantido e desenvolvido em parceria com o Conselho Federal de Enfermagem (Cofen) e os Conselhos Regionais de Enfermagem (Coren) e tem como finalidade promover a cidadania dos estudantes e profissionais de Enfermagem brasileiros.

Baseado nas atividades lúdicas e sua eficácia na melhora da qualidade de vida das crianças portadoras de câncer, assim como no processo de melhora na relação profissional-usuário-cliente, os Anjos da Enfermagem se inserem em um cenário voltado para a educação e a saúde, utilizando estratégias lúdicas, envolvendo a brinquedoterapia, arteterapia, contação de histórias, jogos, musicoterapia e mágica (Vieira, 2012).

O *Programa Anjos da Enfermagem – Núcleo Ceará* é composto por 16 voluntários, acadêmicos de Enfermagem, de duas instituições de ensino superior, a Universidade de Fortaleza (Unifor) e a Faculdade Nordeste (Fanor) DeVry Brasil – Universidades do Bem, sendo quatro efetivos e quatro suplentes, pela coordenadora estadual e pelos coordenadores locais, professores das Universidades do Bem.

O *Programa Anjos da Enfermagem* conta, atualmente, com 209 voluntários diretos e 1,5 milhão de voluntários indiretos, com atuação em mais de 18 estados e prática em 20 hospitais, contabilizando 125.720 visitas intra-hospitalares, 3.168 visitas extra-hospitalares e 243.712 crianças atendidas, com um total de público em eventos artísticos de mais de 28.784 pessoas. Tais dados evidenciam a importância e o compromisso desse programa, que se tornou o maior de responsabilidade social da Enfermagem brasileira (Instituto Anjos da Enfermagem, 2014).

A experiência do *Programa Anjos da Enfermagem*, por meio de atividades voltadas para promoção de saúde, possibilita aos acadêmicos de Enfermagem o desenvolvimento de práticas assistenciais, além de crescimento pessoal. Envolve, ainda, atividades lúdicas facilitadoras do aprendizado para a criança, trazendo experiências direcionadas ao cuidado humanizado, qualificação e promoção de saúde (Instituto Anjos da Enfermagem, 2014).

Para a realização das visitas intra-hospitalares, previamente, contata-se a direção do hospital pediátrico e, após autorização, os voluntários supervisionados pelos coordenadores estadual e local começam a desenvolver atividades lúdicas de educação em saúde para as crianças em tratamento oncológico. Durante as visitas às crianças, os voluntários se dividem em duplas e adentram em cada quarto interagindo com as crianças e os familiares, promovendo atividades lúdicas e estabelecendo vínculos, conforme o ânimo e disposição das crianças.

As atividades lúdicas são desenvolvidas por meio da educação em saúde, como: mágicas, contação de histórias, musicoterapia, arte com balões, teatro, arte com pintura e desenhos, entre outros. As atividades possuem a finalidade de amenizar o medo, a angústia e a ansiedade causados pelo tratamento quimioterápico.

Vale ressaltar que educação em saúde não significa somente transmissão de informações, deve haver uma troca de experiências de vida, aspectos comportamentais, medidas terapêuticas e interacionais. Para tal, os alunos voluntários participam de uma formação, na qual recebem orientações sobre os direitos do paciente, legislação de Enfermagem, noções de prevenção e controle de infecção hospitalar e metodologia científica, por meio da qual serão ampliadas suas possibilidades de desenvolvimento de pesquisas (Coelho *et al.*, 2010; Sposito *et al.*, 2013; Britto *et al.*, 2009).

O tratamento do câncer infantil é uma vivência traumática, pois a criança não possui experiências anteriores de doença e hospitalização, além da agressividade do tratamento e em virtude dos profissionais, muitas vezes, esquecerem que a criança deve ser percebida como tal e que necessita de atenção, carinho e atividades apropriadas a sua faixa etária.

O cuidado humanizado de Enfermagem à criança em tratamento oncológico

Quanto ao processo de hospitalização e atuação dos profissionais envolvidos diretamente com a criança e familiares nesse período, ressalta-se que a hospitalização para o tratamento oncológico de uma criança pode ser considerada uma fatalidade na vida de uma família. Haja vista que a família e a criança enfrentam problemas, como longos períodos de hospitalização, reinternações frequentes, terapêutica agressiva, com sérios efeitos indesejáveis advindos do próprio tratamento, dificuldades pela separação dos membros da família durante as internações, interrupção das atividades diárias, limitações na compreensão do diagnóstico, desajuste financeiro, angústia, dor, sofrimento e o medo constante pela possibilidade de morte (Tarr; Pickler, 1999).

Revelou-se que a qualidade do cuidado à criança com câncer foi avaliada pelos pais por meio do grau de confiança e simpatia transmitido pela equipe de Enfermagem; da experiência profissional, conhecimento e habilidades em lidar com crianças; do oferecimento de informações sobre a doença e terapêutica, principalmente no início do tratamento; e da disponibilidade de equipamentos na unidade para a criança, como gravador e vídeo (Melnyk; Feinstein; Small, 2001).

Sobre os aspectos do cuidado, revelou-se que os pais indicaram a necessidade de um relacionamento efetivo entre profissionais e familiares, conhecimento específico para a assistência à criança e sua família e uma estrutura física adequada às necessidades da criança/adolescente em seu processo de crescimento e desenvolvimento (Meleski, 2002).

Na área de oncologia pediátrica, ainda se vê a resistência pela busca da singularidade das crianças, mas, em outra vertente, surge uma busca incessável para o conhecimento de novos tipos de efeitos colaterais, estados de saúde inéditos, novas formas de dor e investimentos em tecnologias pesadas. Isso se dá pela forte fragmentação entre a razão e a emoção, que resulta, igualmente, no nível hierárquico de prioridades do profissional de Enfermagem, que considera a razão, onde está seu conhecimento técnico-científico, superior à emoção, onde está seu afeto e visão humanística (Vieira, 2012).

Portanto, quanto ao desenvolvimento de estratégias humanizadoras pela equipe de Enfermagem das instituições de saúde que assistem às crianças portadoras de câncer, foi percebido, na literatura, que é preciso capacitar e sensibilizar os profissionais e, igualmente, dar suporte para que eles tenham condições de humanizar, com modelos de gestão transversais que estimulem a educação permanente (Pedrosa *et al.*, 2007).

Consoante a esse processo, é necessária uma incorporação prática e efetiva por parte da equipe de Enfermagem ao brinquedo terapêutico e suas possibilidades. O brinquedo terapêutico se torna uma ferramenta de esclarecimento frente aos procedimentos realizados, assim como, na capacidade de assimilar novas situações, esclarecer conceitos errôneos e compreender a rotina hospitalar, para que possa haver compreensão, diálogo e socialização mais eficazes entre equipe de enfermagem, a criança e a família (Martins *et al.*, 2001; Kiche; Almeida, 2009).

Articulado a tudo isso é preciso que a formação dos cursos da área da saúde entre em contato com as ciências humanas de maneira mais aplicada, para que as metodologias ativas ganhem espaço e possibilitem o desenvolvimento de estudantes problematizadores, capazes de lidar com o imprevisível. Os estudos evidenciam que a inserção de ações que promovam o lúdico em crianças internadas são relevantes para a redução dos efeitos dessa hospitalização, resultando, também, na prevenção de problemas psicológicos que possam surgir (Rezende; Schall; Modena, 2011; Pedrosa *et al.*, 2007).

Considerações finais

Após a revisão integrativa dos estudos selecionados, considera-se que o olhar holístico para o ser humano tem se tornado o objetivo de diversos trabalhos científicos e práticas assistenciais, mas ainda continua sendo um desafio para o cotidiano dos profissionais de saúde, no qual o saber técnico ainda se sobressai sobre o cuidado humanizado.

Os consultórios ainda continuam sendo apenas espaço para expor patologias, mas cabe a eles serem um espaço de encontro de culturas.

A literatura destaca que as práticas lúdicas com crianças hospitalizadas para tratamento oncológico melhoram o quadro clínico da criança internada por meio de sua participação nas brincadeiras e interação com os profissionais voluntários, propiciando, mesmo que momentaneamente, um ambiente alegre e divertido, que ameniza a dor e a tristeza, o que confirma e enaltece as práticas desenvolvidas pelo *Programa Anjos da Enfermagem*.

Para tanto, a equipe de Enfermagem deve perceber a atuação não somente como um cuidado técnico, mecânico ou normatizado. Para além disso, deve-se observar a inter-relação de valores, que vão além da expressão do cuidado. Na construção de um processo de cuidados, a Enfermagem deve verificar a natureza da manutenção e reparação da vida, a partir de situações vividas pelas pessoas que precisam deles.

Conclui-se é preciso fortalecer o protagonismo do usuário em seu processo de saúde-doença, assim como a melhoria na postura da relação profissional-usuário-família, para que as ações em saúde contemplem fatores que ultrapassem o conhecimento estático e superficial.

Referências

Aguiar ZN et al. Breve história da política de Saúde no Brasil. São Paulo: Martinari; 2011.

Barbosa GC et al. Política Nacional de Humanização e formação dos profissionais de saúde: revisão integrativa. Revista Brasileira de Enfermagem. Brasília. Fev 2013;66(1).

Brasil. Ministério da Saúde. Secretaria Executiva. Humaniza SUS. Brasília: Ministério da Saúde; 2004.

Brito TRP et al. As práticas lúdicas no cotidiano do cuidar em enfermagem pediátrica. Rio de Janeiro: Esc. Anna Nery. Dez 2009;13(4) [acessado em: 22 ago 2014]. Disponível em: <http://www.scielo.br/scielo.php?script=sci_arttext&pid=S1414-81452009000400016&lng=en&nrm=iso>.

Carvalho SR, Gastaldo D. Promoção à saúde e empoderamento: uma reflexão a partir das perspectivas crítico-social pós-estruturalista. Rio de Janeiro: Ciência & Saúde Coletiva. 2008. p. 2029-2040 [acessado em: 15 mar 2014]. Disponível em: <http://www.scielo.br/scielo.php?script=sci_arttext&pid=S1413-81232008000900007>.

Coelho ACO et al. Olho vivo: analisando a acuidade visual das crianças e o emprego do lúdico no cuidado de enfermagem. Rio de Janeiro: Esc. Anna Nery. Jun 2010;14(2) [acessado em: 22 ago 2014]. Disponível em: <http://www.scielo.br/scielo.php?script=sci_arttext&pid=S1414-81452010000200015&lng=en&nrm=iso>.

Cruz DSM, Rocha SML, Marques DKA. O lúdico na hospitalização: percepção de mães de crianças hospitalizadas quanto ao projeto de extensão "Anjos da Enfermagem". Revista de Ciências da Saúde Nova Esperança. Set 2013;11(2):131-142 [acessado em: 24 abr 2014]. Disponível em: <http://portal.saude.gov.br/portal/aquivos/pdf/doc_base.pdf>

Fisher HR. The needs of parents with chronically sick children: a literature review. Journal Of Advanced Nursing. Estados Unidos. Nov 2001;36(4):600-607.

Kiche MT, Almeida FA. Brinquedo terapêutico: estratégia de alívio da dor e tensão durante o curativo cirúrgico em crianças. Acta Paulista de Enfermagem. São Paulo. 2009;22(2):125-130.

Malagutti W et al. Oncologia Pediátrica: uma abordagem multiprofissional. São Paulo: Martinari; 2011.

Martins MR et al. Protocolo de preparo da criança pré-escolar para punção venosa, com utilização do brinquedo terapêutico. Revista Latino-americana de Enfermagem. São Paulo. Mar 2001;9(2):76-85.

Meleski DD. Families with chronically ill children: a literature review examines approaches to helping them cope. American Journal of Nursing. 2002;102(5):47-54.

Melnyk BM, Feinstein NF, Moldenhouer Z, Small L. Coping in parents of children who are chronically ill: strategies for assessment and intervention. Pediatrics and Nursing. 2001;27(6):548-58.

Melo LL, Valle ERM. A Brinquedoteca como possibilidade para desvelar o cotidiano da criança com câncer em tratamento ambulatorial. Revista da Escola de Enfermagem da USP. São Paulo. Jun 2010;44(2).

Mendes KDS, Silveira RCCP, Galvão CM. Revisão integrativa: método de pesquisa para a incorporação de evidências na saúde e na enfermagem. Texto & Contexto – Enfermagem. Florianópolis. Dez 2008;17(4).

Motta AB, Enumo SRF. Brincar no hospital: estratégia de enfrentamento da hospitalização infantil. Psicologia em estudo. Maringá, Paraná. Abr 2004;9(1) [acessado em: 15 jan 2015]. Disponível em: <http://www.scielo.br/scielo.php?script=sci_arttext&pid=S1413-73722004000100004&lng=en&nrm=iso>.

O maior projeto de responsabilidade social da enfermagem brasileira. Site Instituto Anjos da Enfermagem [Internet]. 2014 [acessado em: 20 maio 2014]. Disponível em: <http://www.anjosdaenfermagem.org.br>.

Pedrosa AM et al. Diversão em movimento: um projeto lúdico para crianças hospitalizadas no Serviço de Oncologia Pediátrica do Instituto Materno Infantil Prof. Fernando Figueira, IMIP. Revista Brasileira de Saúde Materno Infantil. Recife, Pernambuco. Mar 2007;7(1) [acessado em: 15 jan 2015]. Disponível em: <http://www.scielo.br/scielo.php?script=sci_arttext&pid=S1519-38292007000100012&lng=en&nrm=iso>.

Pompeo DA, Rossi LA, Galvão CM. Revisão integrativa: etapa inicial do processo de validação de diagnóstico de enfermagem. Acta Paulista de Enfermagem. Paulo. 2009;22(4) [acessado em: 22 ago 2014]. Disponível em: <http://www.scielo.br/scielo.php?script=sci_arttext&pid=S0103-21002009000400014&lng=en&nrm=iso>.

Rezende AM, Schall VT, Modena CM. O câncer na adolescência: vivenciando o diagnóstico. Psicologia: Teoria e prática. São Paulo. Dez 2011;13(3).

Sposito AMP et al. Estratégias lúdicas de coleta de dados com crianças com câncer: revisão integrativa. Revista Gaúcha de Enfermagem. Porto Alegre. Set 2013;34(3) [acessado em: 22 ago 2014]. Disponível em: <http://www.scielo.br/scielo.php?script=sci_arttext&pid=S1983-14472013000300024&lng=en&nrm=iso>.

Tarr J, Pickler RH. Becoming a cancer patient: a study of families of children with acute lymphocytic leukemia. Journal of Pediatric Oncology Nursing. 1999;16(1):44-50.

Vieira NHK. Anjos da enfermagem: a percepção dos acadêmicos voluntários do projeto [monografia de especialização]. Blumenau, Santa Catarina: Universidade Regional de Blumenau; 2012. 43f.

14

TECNOLOGIAS DE GESTÃO DO CUIDADO EM SAÚDE: REFLETINDO CONCEITOS E USOS CONTEMPORÂNEOS

Aluísio Gomes da Silva Júnior
Carla Almeida Alves
Letícia Maria Araujo Oliveira Nunes
Márcia Guimarães de Mello Alves
Ricardo Heber Pinto Lima

Introdução

O objetivo deste texto é refletir, ainda que de forma preliminar, sobre os rumos seguidos pela construção do Sistema Único de Saúde (SUS), no que tange à gestão dos processos de trabalho na saúde e, em especial, nas práticas de atenção à saúde. Nossa preocupação reside no clamor veiculado pela grande imprensa contra "a falta de gestão no SUS" e a necessidade vista por alguns de se proceder a "um choque de gestão" para resolver os problemas. Utilizaremos, em nossa reflexão, o que acumulamos na discussão sobre modelos tecnoassistenciais e alguns conceitos que vêm ganhando força na operacionalização de políticas de saúde, que, dependendo do sentido empregado, podem produzir resultados não desejáveis para o ideário do SUS.

Modelos tecnoassistenciais em saúde: movimentos e inflexões

A construção do SUS se materializa, em grande parte, na forma como se organizam e são prestadas as ações de saúde, o que chamamos de modelo tecnoassistencial (Silva, 1998; Silva; Alves, 2007). Ao observarmos a evolução da discussão sobre esses modelos, no âmbito da Reforma Sanitária Brasileira, podemos perceber o que já se acumulou de conhecimentos e práticas e as tensões sobre o campo científico e político (Cecílio, 1997; Paim, 2008; Silva *et al.*, 2011; Teixeira; Vilasbôas, 2014).

Cabe-nos, primeiro, alertar os leitores de que a discussão de modelos tecnoassistenciais não é uma discussão prescritiva. A ideia de que existe um modelo idealizado, que se aplicado em qualquer lugar vai dar certo, não existe na realidade. Cada lugar é um lugar; são experiências históricas que são construídas socialmente e que precisam ser compreendidas. Entretanto, há regularidades e generalidades que podemos observar e refletir. Costumamos estudá-las em três eixos: o ideológico, considerando a ideologia como um conjunto de ideias e crenças que fundamenta aquela proposta; o tecnológico, no qual são consideradas as tecnologias que dão base operacional àquela proposta ideológica;

e o político, que são as escolhas ético-políticas utilizadas na aplicação daquela formulação.

Vamos circunscrever nossa discussão a dois campos de força: um macropolítico e outro micropolítico. No plano macropolítico, pode-se referir a certa tensão entre "saúde como um direito" e "saúde como mercadoria" que, em nosso país, permeia toda a discussão.

O direito à saúde foi conquistado na Constituição de 1988, entretanto, a mesma constituição abre espaço para a exploração da saúde como um mercado privado. Constituem-se, historicamente, dentro do SUS, dois subsistemas que disputam recursos e priorização política: o público e o privado. Na esfera jurídica, a saúde tanto é encarada como um direito de cidadania quanto como um bem de consumo regulado pela proteção ao consumidor. No plano micropolítico, temos a ideia de uma materialização do modelo em processos de trabalho no cotidiano. Ou seja, quais conceitos nós estamos formulando ou adotando e como os executamos na prática?

Poderíamos, de forma simplista, observar uma tensão política em que os polos seriam "a busca pelo cuidado integral" e "a busca pela eficiência econômica que garanta margens de lucratividade". É óbvio que elementos desses polos macro e micropolíticos não são excludentes e, na realidade, se entrelaçam. Acreditamos também que a busca por uma racionalidade econômica que garanta a sustentabilidade do sistema de saúde seja necessária.

Entretanto, dependendo das escolhas que fizermos (articulações ético-política e tecnoassistencial), o desenvolvimento do SUS pode pender mais para um desses polos. Dito isso, podemos partir para nossa reflexão. Fizemos uma espécie de linha do tempo para resumir e articular historicamente os movimentos constitutivos do campo, para que possamos perceber as tensões e rumos empreendidos (figuras 1 e 2).

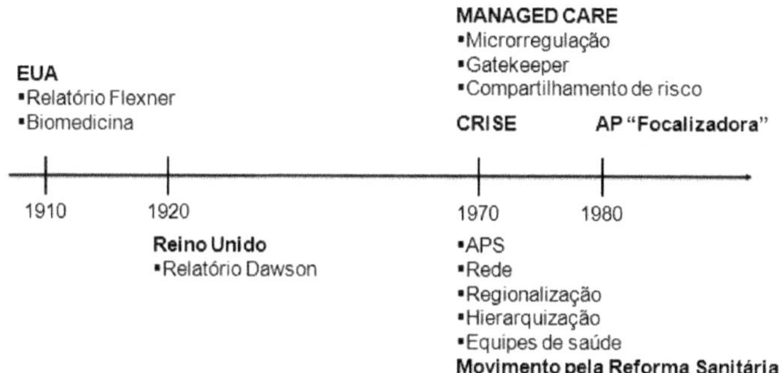

Figura 1. Fonte: Silva, 2012

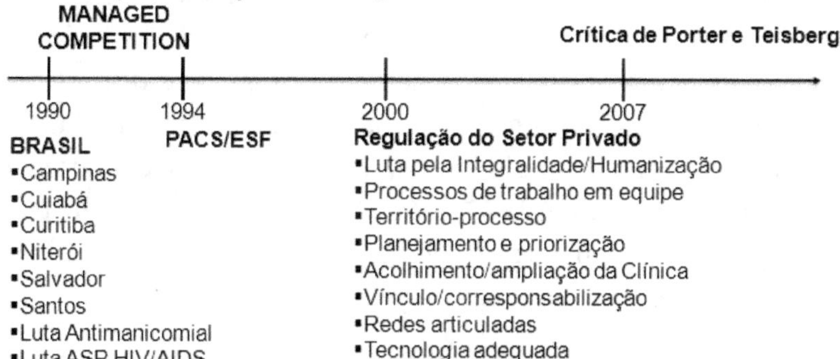

Figura 2. Fonte: Silva, 2012

Então, podemos iniciar a discussão em 1910, ano da publicação do relatório *Flexner*, que deu base ao que chamamos genericamente de biomedicina ou medicina científica: essa racionalidade do conhecimento centrado em sistemas biológicos e na doença, fragmentador do cuidado, privilegiando o uso de tecnologias duras e leve-duras, descontextualizando o sofrimento do paciente e sua comunidade, sua história e sua existência. Na mesma época, em 1920, surge um contraponto: o relatório *Dawson,* na Inglaterra, que trabalha em uma perspectiva de racionalização dessas tecnologias e de oferta social da atenção à saúde. Pensamos que esses dois marcos históricos orientam a discussão ao longo do tempo (Silva, 1998; Camargo, 2003; Mendes, 2011).

Na década de 1970, essa discussão se acirrou, na medida em que a chamada biomedicina hegemônica começou a apresentar sérias crises. Crises de efetividade, de ordem econômica e de legitimidade, que levaram grandes grupos, no mundo inteiro, a tentar formular modificações. Não é à toa que são retomadas as formulações de Dawson na discussão de atenção primária à saúde (APS), de reorganização de redes já em um formato regionalizado, hierarquizado e articulado, para racionalizar melhor, economicamente, a discussão sobre equipes de saúde e tecnologias adequadas. Isso vai, de alguma forma, fundamentar grande parte do iniciante Movimento Sanitário Brasileiro. Lembramos que grande parte das experiências do final da década de 1970 iriam se inspirar no Movimento Internacional de Atenção Primária à Saúde, cujo marco foi a Conferência Internacional de Alma-Ata, em 1978 (OMS-Unicef, 1979), para construir proposições que discutissem a redemocratização e o papel do Estado na saúde no Brasil, na vigência da ditadura civil-militar.

Essa crise também gerou outro movimento nos Estados Unidos, ou seja, uma forma de enfrentar aqueles problemas que proporcionasse, de alguma forma, a viabilidade daquele projeto de medicina anteriormente pensado. Nós poderíamos chamá-lo, genericamente, de movimento Managed Care ou Atenção Gerenciada da Saúde, que era a intervenção poderosa da figura da gestão, na intermediação entre profissionais de saúde e usuários. Esse movimento partia não só de racionalizações administrativas, mas também do compartilhamento de riscos econômicos entre a gestão e os profissionais. Uma das principais estratégias foi a microrregulação exercida pelos médicos generalistas (*gatekeepers*) aos níveis mais onerosos do sistema, salvaguardando o lado financeiro dessas operações (Dorsey, 1975; Bosch; Vásquez, 1998; Iriart, 2000; Ugá, 2002). O desafio a ser enfrentado era: como manter lucratividade e mercado no ambiente da Saúde, que é considerado pelos economistas um ambiente de mercado dos mais imperfeitos?

Dentro dessa perspectiva, também no campo das políticas públicas, apareceu a chamada Assistência Primária "Focalizadora" ou Seletiva. Muito defendida pelo Banco Mundial no final dos anos 1980, foi proposta para a América Latina em uma onda neoliberal. Previa a priorização de populações pobres com tecnologias de melhor custo-benefício, como: imunizações, atenção materno-infantil e outras, deixando de fora a atenção hospitalar que deveria ser obtida no mercado por meio da contratação de seguros de saúde (Grodos; Béthune, 1988; Banco Mundial, 1993; Costa, 1996; Mattos, 2001).

O Brasil caminhou na contramão dessa discussão, tentando viabilizar outras formas de políticas, motivo pelo qual acumulamos muitas experiências nesse sentido. Muitos estudiosos de políticas de saúde tendem a menosprezar a discussão brasileira em favor de uma correlação mais internacional. Na realidade, durante alguns anos, a discussão internacional paralisou, porém continuou avançando no Brasil. Na atualidade, temos discussões conceituais mais avançadas que a discussão internacional e que precisamos, de alguma forma, valorizá-las.

Tendo como base essas discussões, várias experiências municipais se constituíram no final da década de 1980 e início dos anos 1990. Destacaremos: Niterói, Campinas, Curitiba, Bauru, Santos, Cuiabá, Sobral, Salvador e Belo Horizonte, que forneceram propostas muito interessantes sobre o desenho tecnoassistencial das políticas de saúde em suas realidades (Capistrano Filho; Pimenta, 1989; Campos; Henrique, 1996; Campos *et al.*, 1998; Silva, 1998; Andrade; Martins, 1999; Mascarenhas, 2003; Moreira, 2012; Muller Neto *et al.*, 2012).

Noções como território-processo, planejamento estratégico situacional aplicado ao setor, vigilância à saúde, acolhimento, vínculo, corresponsabilização, processos de trabalho compartilhados, ressignificação da equipe multiprofissional, micropolítica no trabalho em saúde, ampliação da clínica e linhas de cuidado foram poderosos insumos para mudanças e construção de outras experiências.

A mítica simplicidade da atenção primária não foi tão simples assim. Além de complexa em termos de concepção, com o passar dos anos, aqueles problemas de saúde das populações a serem enfrentados no início da atenção primária, datando do final da década de 1970 (momento no qual havia um predomínio de doenças como diarreia e doenças infectocontagiosas preveníveis por vacinas), agora estão paulatinamente sendo deslocadas por doenças crônicas, como diabetes *mellitus* e hipertensão arterial, das quais a complexidade assistencial pode ser bastante séria e requerer não só uma tecnificação da atenção primária, como também uma articulação muito estreita com os demais níveis de complexidade. Se tivermos uma concepção racionalizadora desses recursos, a ideia de tecnologia adequada se tornará muito importante nesse momento e a articulação das linhas de cuidado parece bastante estratégica para tanto.

As experiências brasileiras receberam grandes contribuições de outros movimentos de saúde, como a Luta antimanicomial (Reforma Psiquiátrica) e a Luta pela Atenção à Saúde dos Portadores de HIV/aids (ASP), a partir das quais muitos dos conceitos surgiram e foram utilizados na discussão geral da saúde coletiva (Czeresnia *et al.*, 1995; Delgado, 1997; Venâncio *et al.*, 1997; Saraceno, 1999; Tenório, 1999; Portela; Lotrowska, 2006; Amarante, 2007; Honorato; Pinheiro, 2007; Villarinho *et al.*, 2013).

Destacamos também a influência dos trabalhos de Barbara Starfield, traduzidos pelo Ministério da Saúde, que trouxeram a discussão da APS nos EUA e na Europa (Starfield, 2002).

Já no plano internacional, a discussão se enveredou por todas as formas do que nós chamamos de microrregulação, que consiste na possibilidade de racionalizar e regular a prática de saúde, tendo como pano de fundo certa racionalidade econômica, a poupança de determinados procedimentos de alto custo e a valorização de alguns procedimentos que pudessem ter impacto econômico. (Choen, 1991; Gibson *et al.*, 1994; Girard, 1994; Epstein; Sherwood, 1996; Ellrodt *et al.*, 1997; Zitter, 1997; Frankel; Gelman, 1998; Cardozo-Gonzales *et al.*, 2001; Weingarten *et al.*, 2002; Casarin *et al.*, 2003; Faxon *et al.*, 2004; Chao, 2006; Dellby, 2009; Kaiser Family Foundation, 2009).

A medicina baseada em evidências muito contribuiu para essas estratégias. Em alguns países, onde prevaleciam os sistemas nacionais de saúde, os ensinamentos desse movimento foram aproveitados como uma forma de introduzir mecanismos de competição de mercado gerenciados pelo Estado - *managed competition* (Mendes, 2011).

É óbvio que nós podemos ler de outra forma. Quando analisamos, por exemplo, a adoção de protocolos e diretrizes clínicas, podemos observá-la como a adoção de escolhas mais racionais apoiadas em evidências para melhorar o cuidado. Contudo, esses movimentos e instrumentos são feitos com base na discussão de mercado e são, muitas vezes, considerados no sentido de contenção de gastos e/ou de manter a possibilidade de ganho financeiro dentro dessa operação. Então, muitas ferramentas foram inventadas dentro desse cenário. O setor privado ou suplementar brasileiro absorveu muitas dessas experiências (Malta *et al.*, 2004; Brasil, 2005).

Ganharam força nesse período algumas estratégias e práticas, como programas de promoção à saúde e prevenção de doenças; programas de fornecimento de medicamentos; avaliação de tecnologias para incorporação na assistência; diretrizes e protocolos de uso de tecnologias; gerenciamento de doentes crônicos; gerenciamento de casos complexos; monitoramento de condições de risco à saúde e outros (Cavalcante, 2006; Silva, 2008).

No Brasil, algumas experiências públicas começaram a ser influenciadas por essa discussão do que chamamos de atenção gerenciada. A partir da década de 2000, o Estado brasileiro começou a regular o setor suplementar e experiências começaram a ter visibilidade e a ser mais bem documentadas. Como resultado, mostravam como crescia, em nosso país, a ideia do gerenciamento da saúde com foco financeiro (Coelho, 2007; Pinheiro *et al.*, 2007b; Opas, 2009; Ribeiro *et al.*, 2011).

Contudo, ao mesmo tempo, em muitas das experiências públicas brasileiras, discutia-se a ideia de uma Gestão da Produção do Cuidado, ou seja, como produzir cuidado ético, democrático e adequado às necessidades da população de uma forma racionalizada e sustentável (Ayres, 2000; 2004; Amaral; Campos, 2011; Cecílio, 2011; 2012).

A introdução do Programa de Agentes Comunitários de Saúde (PACS) e da Estratégia de Saúde da Família (ESF), em 1994, coloca em escala nacional um movimento estruturante do modelo tecnoassistencial esperado pelo SUS.

Cabe lembrar que essa estratégia não se desenvolveu de forma única em todo o território nacional e, dependendo da discussão e da prática acumuladas pelos municípios, aconteceram experiências bem-sucedidas e velhas práticas nomeadas de novos termos (Franco; Mehry, 2003).

Os anos 2000 também trouxeram discussões que foram pouco desenvolvidas no início do SUS - como a luta pela integralidade em saúde — e recolocaram o desafio da desigualdade da população brasileira e o foco em políticas de saúde mais democráticas e comprometidas com as necessidades da população (Pinheiro; Mattos, 2001; Giovanella *et al.*, 2002). Nessa época, retoma-se a discussão sobre processos de trabalho mais cuidadores, em que o cuidado é mais que um procedimento ou ação de saúde: é uma atitude ético-política que defende a vida, respeita os sujeitos em sua autonomia e assegura o acesso às tecnologias de saúde e ao direito de participação de todos nas decisões políticas do país (Merhy, 1997; Ayres, 2004; Pinheiro *et al.*, 2007a).

Vários grupos de pesquisadores e militantes da saúde se envolveram nessa luta e influenciaram os rumos da política de saúde. Destacamos a Política de Atenção Básica e a Política de Humanização como exemplos, além de serem promovidas mudanças em escala nacional (Campos, 2008; Pinheiro *et al.*, 2008; Giovanella *et al.*, 2009; Santos Filho *et al.*, 2009).

Um dos temas desse movimento foi a avaliação das políticas e dos serviços de saúde, não só no sentido clássico de observação de resultados, mas também no de dar visibilidade ao andamento das coisas e tornar, em nosso entender, a avaliação algo cotidiano, tanto por parte das equipes de saúde, quanto dos gestores, mas, principalmente, para o controle pela sociedade.

Os aspectos da integralidade na atenção à saúde, como acolhimento, vínculo-responsabilização, projetos terapêuticos singulares, coordenação e integração de cuidados, foram valorizados em muitos trabalhos e instrumentalizaram a política (Mascarenhas, 2003; Hartz; Contandriopoulos, 2004; Silva; Mascarenhas, 2004; Bosi; Uchimura, 2006; Camargo *et al.*, 2006; Pinheiro *et al.*, 2008; Silva; Jorge, 2011).

O setor suplementar também recebeu influências dessa discussão, em parte pela experiência acumulada em algumas operadoras — especialmente as de autogestão sem fins lucrativos — e pela política indutora de mudanças em modelos tecnoassistenciais em saúde, empreendida pela Agência Nacional de Saúde Suplementar (ANS), em especial no período de 2003 a 2008 (Xavier *et al.*, 2008; Alves, 2009; Silva *et al.*, 2010).

Chamamos atenção para uma crítica que foi feita, em 2007, por Porter, estudioso da concorrência empresarial, que junto com outra autora, Teisberg, estudou a crise do sistema norte-americano de saúde. Eles discutem a falência do Managed Care e, muito curiosamente, discutem que uma das saídas é a integração, ou seja, em uma perspectiva muito parecida com um dos componentes de nossa discussão de integralidade, acrescentam um componente econômico: a ideia de que se pode fazer melhor e mais barato, baseando-se na integração (Porter; Treisberg, 2007). Sendo assim, o melhor resultado da saúde depende desse componente, a integralidade, como atestam os autores canadenses, ao analisar seus serviços para idosos (Mac Adam, 2008).

É curioso observar que há mais de 20 anos discutimos integralidade e, em dado momento, surge Porter, de Harvard, dizendo que a integração é mais barata, poupa recursos e dá melhor resultado. A economia ajuda a argumentar a favor da integralidade na saúde.

Na atualidade, levamos em conta um cenário de aumento da longevidade da população, o incremento das condições crônicas, que, de alguma forma, colocam um desafio no plano assistencial e um cenário das pessoas com necessidades especiais ou deficiências, que se apresentaram no último censo do Instituto Brasileiro de Geografia e Estatística (IBGE, 2010), como quase 24% da população no nosso país. Sendo assim, não estamos falando mais de uma minoria esquecida e marginalizada, mas de um grupo populacional que cresce e está no cotidiano das cidades. Falamos dos jovens que sofrem com a violência do trânsito e das cidades, passando a usar cadeira de rodas. Ou seja, todo o contingente populacional crescente que vem compor o cenário brasileiro, demandar os serviços de saúde e as políticas sociais em suas necessidades.

De que gestão estamos falando?

Crise econômica, escândalos de fraudes e corrupção sacodem mais uma vez o noticiário nacional e a necessidade de "choque de gestão" no setor saúde é clamada por políticos e técnicos, mobilizando a opinião pública.

Cabe nesse momento pensar no significado das mudanças que queremos. Selecionamos algumas noções e conceitos que pretendem instrumentalizar a gestão na saúde, para pensarmos em seus sentidos frente a duas correntes, que, em nosso entender, polarizam o campo de debates: o gerencialismo e a gestão da produção do cuidado.

O gerencialismo, tal como Vaistman (2001) nomeou, origina-se na proposição de modernização da gestão pública pela adoção de estratégias e procedimentos da gestão empresarial. No campo da Saúde, essa corrente recebeu grande aporte da atenção gerenciada norte-americana e, mais recentemente, da governança clínica inglesa (Mendes, 2011).

A Gestão da produção do cuidado reúne os esforços teóricos e práticos das correntes de pensamento que instrumentalizaram a reforma sanitária brasileira e que ainda defendem a universalidade do sistema de saúde e aprofundam a luta pelo cuidado integral e a participação dos cidadãos no controle da política (Ayres, 2004; Mehry, 2007; Silva, 2008; Grabois, 2011; Amaral; Campos, 2011; Cecílio, 2011; 2012).

Iniciamos nossa reflexão com o desenho da gestão. Por um lado, no gerencialismo o desenho é verticalizado em sua cadeia de comando e cabe "terceirizar" algumas atividades (inclusive a própria gestão operacional), abrindo o mercado para novos interesses: a exploração de um negócio potencial chamado Saúde.

Por outro lado, na produção do cuidado, estamos discutindo o plano da democratização, humanização, horizontalização, publicização da gestão, das políticas e das ações.

Ao falarmos de atenção à saúde e de algumas noções e conceitos ligados a ela, temos que, para a produção do cuidado, a atenção à saúde significa oferecer cuidado ético, intersubjetivo, vinculado, corresponsabilizado e, resolutivo e acesso a todas as possibilidades tecnológicas de maneira regulada.

Já o gerencialismo costuma significar a oferta de procedimentos otimizados, de modo a aumentar a cobertura populacional: a ideia de "pacote assistencial" como algo que possa ser "bom, bonito e barato", para que se possa manter a produtividade e, quando couber, a lucratividade.

A resolubilidade, para o gerencialismo, é a noção de que resolvemos com "procedimentos simples" e não necessitamos encaminhar para lugar algum. Se retomarmos a discussão de Ayres (2000) sobre êxito técnico e sabedoria prática, vamos enxergar essa questão de maneira diferente. Pensaremos em como a nossa atuação tem um impacto positivo ou negativo na vida das pessoas e de que maneira nós, concretamente, colaboramos para o restabelecimento do projeto de felicidade delas.

A produção do cuidado pressupõe uma mediação com a subjetividade dos pacientes na escolha das melhores possibilidades terapêuticas. É necessária a adequação das ofertas assistenciais às necessidades da população, apoiando sua emancipação.

As noções de autonomia e autocuidado, que pressupõem os usuários como sujeitos de suas vidas e que fazem escolhas apoiados pela equipe de saúde, são, muitas vezes, confundidas na prática hegemônica com a culpabilização dos usuários por seus estados de saúde, a "não busca" pelas soluções ou a "não adesão" aos tratamentos prescritos, isentando os profissionais de suas corresponsabilidades.

O gerencialismo utiliza muito a noção de risco, calculado pela antiga epidemiologia, para priorizar segmentos populacionais, de acordo com fatores verificados estatisticamente em ações promocionais ou preventivas em saúde. Na produção do cuidado, essa noção vem sendo paulatinamente aprofundada e ampliada pela discussão de vulnerabilidade (Ayres *et al.*, 2003), na qual condições sociais, subjetivas e da própria política de saúde devem ser observadas: não na média populacional, mas em situações específicas, discriminando positivamente grupos populacionais e, por meio da mobilização desses coletivos na sociedade, promover maior equidade no acesso aos serviços de saúde. A luta pela atenção aos portadores de HIV/aids é um bom exemplo dessa abordagem (Ayres *et al.*, 2003).

A integração de rede e a coordenação do cuidado para o gerencialismo dão a entender que basta normatizar a gestão e os fluxos assistenciais para que as redes funcionem como pensadas idealmente. Basta lembrar que nos documentos oficiais do Brasil, até há bem pouco tempo, a noção de rede era um aglomerado de hospitais de várias naturezas - a chamada rede de hospitais - não necessariamente interligados e não necessariamente articulados. Acresçamos a isso as demais unidades da atenção básica e especializada que foram multiplicadas nos últimos anos e a distribuição espacial em vários municípios com desiguais estruturas. Então, a noção de articulação, para nós, é uma prática muito nova, que precisa ser cuidadosamente olhada e experienciada. Vários autores já se debruçaram sobre o tema para apontar seus desafios técnicos e políticos (Roese; Gerhardt, 2008; Almeida, 2010; Maia, 2011; Medeiros, 2013; Santos, 2013).

A produção do cuidado foca a construção de coletivos que possam politicamente pactuar a gestão dessas redes, de forma colegiada, com participação popular e construir, a partir desses compromissos regionalizados, essa nova experiência (Silva *et al.*, 2005).

Para o gerencialismo, as chamadas "redes de apoio" viraram uma espécie de lugar para encaminhar pacientes crônicos sem solução dentro do sistema de saúde. Então, surge uma enxurrada de iniciativas conhecidas como *Home Care* e outras denominações, que empurram procedimentos de saúde para dentro das casas das pessoas, de modo a baratear os custos hospitalares. Reconhecemos que algumas iniciativas sejam promissoras no que tange ao cuidado. Entretanto, algumas dessas experiências, embaladas muitas vezes em estratégias de humanização da atenção ao devolver o paciente para o cuidado de seus entes queridos, transferem certos custos financeiros e emocionais para as famílias, ao interferirem em seus cotidianos e não custearem vários dos itens de assistência (Merhy; Feuerwerker, 2007).

As redes sociais de apoio, para a produção do cuidado, são pensadas nos territórios-processos, de forma a articular intersetorialmente a atenção à saúde e criar sinergia entre os recursos institucionais e familiares, visando à sustentabilidade para todos.

Uma figura muito interessante que surge na política no momento que precisamos pensar sobre as formas de sua implementação é a do apoiador institucional (Oliveira, 2011; Campos *et al.*, 2013). Na produção do cuidado, é uma figura de apoio às unidades de saúde que desenvolve práticas gerenciais horizontalizadas e participativas, que aumentam a capacidade de análise e de enfrentamento dos problemas pelas equipes. O gerencialismo investe nas figuras mais próximas das práticas dos auditores e dos supervisores, com suas históricas características policialescas e/ou punitivas de práticas não adequadas às normas da política. A cultura vertical e fiscalizadora ainda prevalece em muitas experiências, diminuindo o potencial de construção conjunta das soluções e aperfeiçoamento da gestão (Barros, 2014; Pinheiro *et al.*, 2014a; 2014b).

A proposta de apoio matricial, pensada para fortalecer o nível primário, aumentando sua capacidade resolutiva e compreensiva, é uma iniciativa muito importante. A criação dos Núcleos de Apoio à Saúde da Família (NASF) seria a materialização da estratégia de levar o conhecimento especializado a interagir com as Equipes de Saúde da Família na atenção às populações nos territórios. O mesmo se espera da chamada Telemedicina, que usaria recursos comunicacionais e informatizados para articular apoio especializado às equipes em áreas remotas (Campos; Domitti, 2007; Pena *et al.*, 2012).

Entretanto, há grande dificuldade tanto dos gestores quanto dos profissionais especializados de desenvolverem essa estratégia. O pensamento dominante materializa muitas das experiências como policlínicas de especialidades para onde se encaminham os pacientes que delas necessitam ou como consultas aos especialistas, sem a necessária interação e construção conjunta, propostas pela produção do cuidado. Recentemente, o trabalho de Patrocínio (2012) mostrou a implantação dos NASF no Estado do Rio de Janeiro e concluiu que cerca de 60% reproduziam o modelo antigo de policlínicas de especialidades. Mais um conceito novo sendo capturado por lógicas antigas e equivocadas.

Ao final, devemos falar sobre estratégias de gestão da força de trabalho.

A proposta de Avaliação de Desempenho é uma palavra de ordem hoje. Contudo, de que desempenho estamos falando? O gerencialismo se debruça no estímulo da produção e das metas quantificadas pelos indicadores desta. Gera-se competitividade entre indivíduos e equipes e a busca por indicadores mais fáceis de alcançar para cumprir as metas definidas.

A produção do cuidado também trabalha com indicadores e metas: estamos discutindo práticas avaliativas formativas, a ideia de que se aprende na equipe sobre a população, sobre determinada intervenção e que tais avaliações servem para ilustrar a própria possibilidade de criar um juízo de valor, tanto por parte da equipe, quanto por parte da população, sobre as ações de saúde. Não tem a ver com indicadores de custo-benefício, que, às vezes, são reduzidos nas análises de desempenho.

Outro ponto que gostaríamos de destacar é a capacitação das equipes — não confundir com Educação Permanente. Esta — pelo menos a que se tem defendido na produção do cuidado — é um conceito muito mais amplo do que a capacitação técnica, é a reflexão cotidiana de seu trabalho, é iluminar as questões polêmicas e éticas, tentar trazer aporte de conhecimento para as soluções e não apenas aprender tecnologias novas.

Considerações finais

Para concluir, ao utilizar alguns exemplos de usos de conceitos pelas correntes gerenciais propostas para o setor Saúde, procuramos refletir sobre seus significados e usos. Buscamos chamar a atenção sobre os possíveis desvios na construção do SUS.

A opção pelo cuidado integral, pela ética, pelo direito à saúde e pela democracia participativa deve nos levar às escolhas de caminhos e instrumentos coerentes na materialização do ideário do SUS. Mesmo adotando certos conceitos úteis funcionalmente, devemos ter clareza de seus limites e finalidades, exercendo a vigilância de seus usos.

Ao final, gostaríamos de deixar uma pergunta aos leitores: Quais sentidos queremos dar a nossa prática de gestão e de cuidado? Parece que a resposta é fácil, mas lembrem-se de que as coisas mais banais a serem feitas em práticas políticas são sua negação ou sua renomeação com termos novos. Louis Pauwels (1971) já nos alertava que "A mais bela manha do diabo está em convencer os seus discípulos de que não existe".

Referências

Almeida PF et al. Desafios à coordenação dos cuidados em saúde: estratégias de integração entre níveis assistenciais em grandes centros urbanos. Caderno de Saúde Pública. 2010;26:286-298.

Alves DC. Promoção da Saúde e Prevenção de Riscos e Doenças no Setor de Assistência Privada à Saúde: avaliação das ações de uma empresa de autogestão na prevenção de doenças cardiovasculares [tese de mestrado]. Rio de Janeiro: ENSP-Fiocruz; 2009.

Amarante P. Saúde mental e atenção psicossocial. Rio de Janeiro: Fiocruz; 2007.

Andrade LOM, Martins T Jr. Saúde da Família: Construindo um novo modelo - a experiência de Sobral. In: Sanare: Revista Sobralense de Políticas Públicas. Ano 1. Sobral, Ceará: Prefeitura Municipal de Sobral. Out-dez 1999;1(1):7-17.

Amaral MA, Campos GWS. Organização do trabalho e gestão do cuidado em saúde: uma metodologia de cogestão. In: Vecina Neto G; Malik AM (org.). Gestão em Saúde. Rio de Janeiro: Guanabara Koogan; 2011. p. 73-83.

Ayres JRCM. Cuidado: tecnologia ou sabedoria prática? Interface, Comunicação, Saúde e Educação. Rio de Janeiro. Fev 2000;6:117-120.

Ayres JRCM, França I Jr, Calazans GJ, Saletti Filho HC. O Conceito de Vulnerabilidade e as Práticas de Saúde: novas perspectivas e desafios. In: Czeresnia D, Freitas CM (org.). Promoção da Saúde: conceitos, reflexões, tendências. Rio de Janeiro: Fiocruz; 2003. p. 117-139.

______. Cuidado e reconstrução das práticas de saúde. Interface, Comunicação, Saúde e Educação. Rio de Janeiro. Fev 2004;8(14):73-92.

Banco Mundial. Relatório sobre o Desenvolvimento Mundial: Investindo em saúde. Rio de Janeiro: Fundação Getulio Vargas; 1993.

Barros MEB. Gestão, processos de trabalho em saúde e produção de subjetividade: da servidão à liberdade. In: Silva; Ramos; Damasceno (org.). Semiótica, afecção e cuidado em saúde. Niterói: EdUFF; 2014. p. 127-144.

Brasil. Agência Nacional de Saúde Suplementar. Duas faces da mesma moeda: microrregulação e modelos assistenciais na saúde suplementar. Rio de Janeiro: Agência Nacional de Saúde Suplementar; 2005. 270 p.

Bosch SJ, Vásquez EN. Atención médica gerenciada: sudefinición, historia y situaciónactual. Med. & Soc. 1998;21(3):136-146.

Bosi MLM, Uchimura KY. Avaliação qualitativa de programas de saúde: contribuições para propostas metodológicas centradas na integralidade e na humanização. In: Bosi MLM, Mercado FJ (org.). Avaliação qualitativa de programas de saúde de programas de saúde: enfoques emergentes. Petrópolis: Vozes; 2006. p. 87-117.

Camargo KR Jr. Biomedicina, saber e ciência: uma abordagem crítica. São Paulo: Hucitec; 2003.

Camargo KR Jr et al. Aspectos metodológicos da avaliação na atenção básica. In: Pinheiro R, Mattos RA (org.). Gestão em redes: práticas de avaliação, formação e participação na saúde. Rio de Janeiro: Cepesc; 2006.

Campos C, Carvalho DM, Reis AT, Santos AF, Merhy EE. Sistema Único de Saúde em Belo Horizonte: reescrevendo o público. Belo Horizonte: Xamã; 1998. p. 103-120.

Campos FCBE, Henrique CM. Contra a maré à beira-mar: a experiência do SUS em Santos. São Paulo: Página Aberta; 1996.

Campos GWS, Domitti AC. Apoio matricial e equipe de referência: uma metodologia para gestão do trabalho interdisciplinar em saúde. Cadernos de Saúde Pública. Rio de Janeiro. Fev 2007;23(2):399-407.

________. Suficiências e insuficiências da política para atenção básica no Brasil: debate. Cadernos de Saúde Pública. 2008;24(Supl. 1):17-19.

________. Cunha GT, Figueiredo MD. M. D. Práxis e Formação Paideia - Apoio e Cogestão em Saúde. São Paulo: Hucitec; 2013.

Capistrano Filho D, Pimenta AL. Saúde para todos: Um desafio ao Município - A Resposta de Bauru. São Paulo: Hucitec; 1989.

Cardozo-Gonzáles RI, Villa TSC, Caliri MHL. O processo da assistência ao paciente com lesão medular: gerenciamento de caso como estratégia de organização da alta hospitalar [dissertação]. Ribeirão Preto. Jul-dez 2001;34:325-333.

Casarin SNA, Villa TCS, Gonzáles RIC, Caliri MHL, Freitas MC. Gerencia de caso: análisis de concepto. In: Investigación y Educación en Enfermería. Medellín. Mar 2003;21(1).

Cavalcante AP. Avaliação dos Programas de Promoção e Prevenção na Saúde Suplementar, apresentados e aprovados pela ANS e Apresentação de experiências que obtiveram êxito. In: III Seminário Nacional de Promoção à Saúde e Prevenção de Doenças no Setor de Saúde Suplementar. Rio de Janeiro; 13 dez 2006.

Cecílio LCO. Modelos tecnicoassistenciais em saúde: da pirâmide ao círculo, uma possibilidade a ser explorada. Cadernos de Saúde Pública. Rio de Janeiro. Jul-set 1997;13(3).

Cecílio LCO. Apontamentos teóricos-conceituais sobre processos avaliativos considerando as múltiplas dimensões da gestão do cuidado em saúde. Interface, Comunicação, Saúde e Educação. Abr-jun 2011;15(37):589-599.

________. Escolhas para inovarmos na Produção do Cuidado, das Práticas e do Conhecimento: como não fazermos "mais do mesmo"? Saúde e Sociedade. São Paulo. 2012;21(2):280-289.

Chao SH. Patient-centric care management. Journal of Managed Care Pharmacy. Jan 2006;12(1)(Supl. 10-3).

Coelho KSC. Política de Indução das Ações de Promoção da Saúde e Prevenção de Riscos e Doenças, na Saúde Suplementar. In: V Congresso Brasileiro de Ciências Sociais e Humanas em Saúde, X Congresso da Associação Latino-americana de Medicina Social e XIV Congresso da Associação Internacional de Políticas em Saúde. Salvador: Abrasco; 13-18 jul 2007.

Cohen EL. Nursing case management - Does it pay? Journal of Nursing Administration. 1991;21(4):20-25.

Costa NR. O Banco Mundial e a política social nos anos 90. In: Costa NR, Ribeiro JM (org.). Política de saúde e inovação institucional. Rio de Janeiro: MS; Fiocruz; ENSP; 1996. p. 13-29.

Czeresnia D, Santos EM, Monteiro S (org.). AIDS: pesquisa social e educação. São Paulo: Hucitec; Rio de Janeiro: Abrasco; 1995.

Delgado PG. A psiquiatria no território: construindo uma rede de atenção psicossocial. Saúde em Foco: informe epidemiológico em saúde coletiva. Ano VI. 1997;16:41-43.

Dellby U. Drastically improving health care with focus on managing the patient with a disease: the macro and micro perspective. In: International Journal of Health Care Quality Assurance. Mar 2009;9(2):4-8.

Dorsey JL. The Health Maintenance Organization Act of 1973 (P.L. 93-222) and Prepaid Group Practice Plan Medical Care. Jan 1975;13(10):1-9.

Ellrodt G, Cook DJ, Lee J, Cho M, Hunt D, Weingarten S. Evidence-based disease management. Journal of the American Medical Association. 1997;278(20):1687-1692.

Epstein RS, Sherwood LM. From outcomes research to disease management: a guide for the perplexed. Annals of Internal Medicine. 1996;124(9):832-837.

Faxon DP, Schwamm LH, Pasternak RC, Peterson ED, McNeil BJ, Bufalino V. Improving quality of care through disease management: principles and recommendations from the American Heart Association's Expert Panel on Disease Management. Circulation. 2004;109(21):2651-2654.

Franco TB, Merhy EE. Programa de saúde da família (PSF): contradições de um programa destinado à mudança do modelo tecnoassistencial. In: Merhy EE et al. (org.). O trabalho em saúde: olhando e experienciando o SUS no cotidiano. São Paulo: Hucitec; 2003. p. 55-124.

Frankel AJ, Gelman SR. Case management. Chicago: Lyceum Books; 1998.

Gibson SJ, Martin SM, Johnson MB, Blue R, Miller DS. CNS - Directed case management. Cost and quality in harmony. Journal of Nursing Administration. 1994;6(24):45-51.

Giovanella L et al. Sistemas municipais de saúde e a diretriz da integralidade da atenção: critérios para avaliação. Saúde em Debate. 2002;26:37-61.

Giovanella L et al. Saúde da família: limites e possibilidades para uma abordagem integral de atenção primária à saúde no Brasil. Ciência e Saúde Coletiva. 2009;14:783-794.

Girard N. The case management model of patient care delivery. Association of Perioperative Registered Nurses Journal. 1994;3(60):404-411.

Grabois V. Gestão do cuidado. In: Gondim R, Grabois V, Mendes WV Jr (org.). Qualificação dos Gestores do SUS. 2 ed. Rio de Janeiro: Fiocruz; ENSP; EAD; 2011. p. 153-190.

Grodos D, Béthune X. Las intervenciones sanitárias selectivas: uma trampa para la política de saluddeltercer mundo. Social Science and Medicine. 1988;26(9):71-85.

Hartz ZMA, Contandriopoulos AP. Integralidade da atenção e integração de serviços de saúde . Cadernos de Saúde Pública. Rio de Janeiro, p. 331-336, 2004. Suplemento 20-2.

Honorato CEM, Pinheiro R. O "cuidador da desinstitucionalização": o trabalho político no cotidiano das equipes de saúde mental nos serviços residenciais terapêuticos. In: Pinheiro R, Guljor AP, Silva AG Jr, Mattos RA (org.). Desinstitucionalização da saúde mental: contribuições para estudos avaliativos. Rio de Janeiro: Cepesc; IMS-Uerj; Abrasco; 2007.

Instituto Brasileiro de Geografia e Estatística. Censo demográfico de 2010. Características gerais da população, religião e pessoas com deficiências. Rio de Janeiro: IBGE; 2010.

Iriart AC. Atenção gerenciada: instituinte a reforma neoliberal [tese de doutorado]. Campinas: Universidade Estadual de Campinas; 2000.

MacAdam M. Frameworks of Integrated Care for the Elderly: A Systematic review. CPRN Research Report. Abr 2008.

Maia MRV. Caminhos da integralidade: Dispositivos para assegurar e monitorar a acessibilidade no SUS em Piraí - RJ [dissertação de mestrado]. Rio de Janeiro: IMS-Uerj; 2011.

Malta DC, Cecílio LCO, Merhy EF, Franco TB, Jorge AO, Costa MA et al. Perspectivas da regulação na saúde suplementar diante dos modelos assistenciais. Ciência e Saúde Coletiva. 2004;9(2):433-444.

Mascarenhas MTM. Implementação da Atenção Básica em Saúde no Município de Niterói, RJ: estudo de caso em unidade básica de saúde tradicional e módulo do Programa Médico de Família [tese de doutorado]. Rio de Janeiro: ENSP-Fiocruz; 2003.

Mattos RA. As agências internacionais e as políticas de saúde nos anos 90: um panorama geral da oferta de idéias. Ciência e Saúde Coletiva. São Paulo. 2001;6(2).

Medeiros CRG. Redes de Atenção à Saúde: o Dilema dos Pequenos Municípios [tese de doutorado]. Porto Alegre: Universidade Federal do Rio Grande do Sul; 2013.

Mendes EV. As redes de atenção à saúde. 2 ed. Brasília: Organização Pan-americana da Saúde; 2011.

Merhy EE. Em busca do tempo perdido: A micropolítica do trabalho vivo em saúde. In: Merhy EE, Onocko R (org.). Agir em saúde: um desafio para o público. São Paulo/Buenos Aires: Hucitec/Lugar Editorial; 1997. p. 71-11.

______. Gestão da produção do cuidado e clínica do corpo sem órgãos: novos componentes dos processos de produção do cuidado em saúde. Desafios para os modos de produzir o cuidado centrados nas atuais profissões. In: Micropolítica do Trabalho e o Cuidado em Saúde. Rio de Janeiro: Universidade Federal do Rio de Janeiro; 2007.

______, Feuerwerker LCM. Atenção domiciliar: medicalização e substitutividade. 2007 [acessado em: 22 nov 2014]. 21 p. Disponível em: <http://www.hucff.ufrj.br/micropolitica/pesquisas/atencaodomiciliar/textos.php>.

Moreira LCH. Clínica, cuidado e subjetividade: uma análise da prática médica no programa médico de família de Niterói a partir dos encontros no território [tese de doutorado]. Rio de Janeiro: Faculdade de Medicina - UFRJ; 2012.

Muller Neto JS, Soares NRF, Schrader FT (org.). Políticas de saúde em Mato Grosso: participação social, descentralização e regionalização. Cuiabá: EdUFMT; 2012.

Oliveira GN. Devir apoiador: Uma cartografia de função apoio. Originalmente apresentada como tese de doutorado em Saúde Coletiva. Campinas: Universidade Estadual de Campinas; 2011. 171 p.

Organização Mundial de Saúde - OMS; Fundo das Nações Unidas para a Infância - Unicef. Cuidados Primários de Saúde. Relatório da Conferência Internacional sobre Cuidados Primários de Saúde. Brasília: Unicef; 1979.

Paim JS. Modelos de Atenção à Saúde no Brasil. In: Giovanella et al. (org.). Políticas e Sistema de Saúde no Brasil. Rio de Janeiro: Fiocruz; 2008. p. 547-573.

Parker RG. Na contramão da AIDS: sexualidade, intervenção, política. Rio de Janeiro: Abia; Editora 34; 2000.

Patrocínio SSSM. Núcleos de Apoio à Saúde da Família: proposta nacional e a implementação em municípios do Rio de Janeiro. Originalmente apresentada como dissertação de mestrado. Rio de Janeiro: ENSP-Fiocruz; 2012.

Pauwels L. Lettre ouverte aux gens heureux et qui ont bien raison de l'être. Paris: Albin Michel; 1971.

Pena PFA, Silva AG Jr, Oliveira PTR, Moreira GR, Libório AB. Cuidado ao paciente com Doença Renal Crônica no nível primário: pensando a integralidade e o matriciamento. Ciência e Saúde Coletiva. 2012;17(11):3135-3144.

Pinheiro R, Mattos RA (org.). Os Sentidos da Integralidade na atenção e no cuidado à saúde. 1 ed. Rio de Janeiro: Cepes; IMS; Uerj; 2001. 180 p.

______, Barros MEB, Mattos RA (org.). Trabalho em equipe sob o eixo da integralidade: valores, saberes e práticas. 1 ed. Rio de Janeiro: Cepes; IMS; Uerj; Abrasco. 2007a;1. 207 p.

______, Silva AG Jr, Mattos RA (org.). Integralidade e saúde suplementar: formação e práticas avaliativas. Rio de Janeiro: IMS; Uerj; Cepesc; Abrasco; 2007b. 254 p.

______________________________. Atenção básica e Integralidade: contribuições para estudos das práticas avaliativas em saúde. 1 ed. Rio de Janeiro: Cepesc; 2008. 360 p.

______, Lopes TC, Silva FH, Silva AG Jr. Experiênci(Ações) e Práticas de Apoio no SUS: Integralidade, áreas programáticas e democracia institucional. Rio de Janeiro: Centro de Estudo e Pesquisa em Saúde Coletiva; 2014a. 368 p.

______________________________. Práticas de Apoio e a Integralidade no SUS: Uma estratégia de rede multicêntrica de pesquisa. Rio de Janeiro: Centro de Estudo e Pesquisa em Saúde Coletiva. 2014b;1. 368 p.

Portela MC, Lotrowska M. Assistência aos pacientes com HIV/Aids no Brasil. Revista de Saúde Pública. São Paulo. Abr 2006;40.

Porter ME, Teisberg EO. Repensando a saúde: Estratégias para melhorar a qualidade e reduzir os custos. Porto Alegre: Bookman; 2007.

Regulação e modelos assistenciais em saúde suplementar: produção científica da Rede de Centros Colaboradores da ANS – 2006/2008. 1 ed. Brasília: Organização Pan Americana da Saúde; 2009.

Ribeiro CDM, Franco TB, Silva AG Jr, Lima RCD, Andrade CS. Saúde Suplementar, Biopolítica e Promoção da Saúde. São Paulo: Hucitec. 2011;1. 225 p.

Roese A, Gerhardt TE. Fluxos e utilização de serviços de saúde: mobilidade dos usuários de média complexidade. Revista Gaúcha de Enfermagem. Porto Alegre. Jun 2008;29(2):221-229.

Santos AM. Gestão do Cuidado na microrregião de saúde de Vitória da Conquista (Bahia): desafios para constituição de rede regionalizada com cuidados coordenados pela Atenção Primária. Originalmente apresentada como tese de doutorado. Rio de Janeiro: ENSP; 2013.

Santos Filho SB, Barros MEB, Gomes RS. A Política Nacional de Humanização como política que se faz no processo de trabalho em saúde. Interface (Botucatu) [internet]. 2009;13(Suplemento 1):603-613.

Saraceno B. Libertando identidades: Da reabilitação psicossocial à cidadania possível. Belo Horizonte/Rio de Janeiro: Te corá; 1999.

Silva RM, Jorge MS (org.). Cuidado em Saúde: desafios e práticas. Fortaleza: EdUECE/Unifor; 2011. 342 p.

Silva AG Jr. Modelos Tecnoassistenciais em Saúde: o debate no campo da saúde coletiva. São Paulo: Hucitec; 1998.

______, Mascarenhas MTM. Avaliação da Atenção Básica em Saúde sob a Ótica da Integralidade: Aspectos Conceituais e Metodológicos. In: Pinheiro R, Mattos RA (org.). Cuidado: as fronteiras da Integralidade. Rio de Janeiro: Abrasco; São Paulo: Hucitec; 2004. p. 241-257.

______, Alves CA, Alves MGM. Entre tramas e redes: cuidado e integralidade. In: Pinheiro R, Mattos RA (org.). Construção social da demanda: direito à saúde, trabalho em saúde, participação e espaços públicos. Rio de Janeiro: Cepesc; 2005. p. 77-89.

______. Modelos Assistenciais em Saúde: desafios e perspectivas. In: Morosini MVG, Corbo ADA (org.). Modelos de atenção e a saúde da família. Rio de Janeiro: EPSJV/Fiocruz; 2007. p. 27-41.

______. Promoção à saúde e mudanças nas práticas da saúde suplementar. In: Panorama das ações de Promoção da saúde e Prevenção de riscos e doenças no setor suplementar de saúde. Rio de Janeiro: ANS. 2008;1:71-76.

______, Constâncio TI, Werneck TEM, Nascimento-Silva VM, Mantini C. Tensões delineadoras da Integralidade na saúde suplementar. In: Pinheiro R, Lopes TC (org.). Ética, Técnica e Formação: As razões do cuidado como direito à saúde. Rio de Janeiro: Cepesc; IMS-Uerj; Abrasco; 2010. p. 235-248.

______, Alves CA, Pires AC. Modelagem tecnoassistencial em saúde no Brasil. In: Educação Médica: gestão, cuidado, avaliação. 1 ed. São Paulo: Hucitec; 2011. p. 83-98.

Silva AG Jr. Modelos Tecnoassistenciais em Saúde: movimentos e inflexões. In: X Congresso Brasileiro de Saúde Coletiva. Apresentação em mesa-redonda sobre os modelos assistenciais em saúde. Porto Alegre; 2012.

Starfield B (org.). Atenção primária: equilíbrio entre necessidades de saúde, serviços e tecnologia. Brasília: Organização das Nações Unidas para a Educação, a Ciência e a Cultura; Ministério da Saúde; 2002.

Teixeira CF, Vilasbôas ALQ. Modelos de atenção à saúde do SUS: transformação, mudança ou conservação? In: Paim JS, Almeida-Filho N. Saúde Coletiva: teoria e prática. Rio de Janeiro: MedBook; 2014. p. 287-301.

Tenório FR. A psicanálise e a clínica da reforma psiquiátrica. Originalmente apresentada como dissertação de mestrado. Rio de Janeiro: UFRJ; Instituto de Psiquiatria; 1999.

Trends in healthcare costs and spending. Kaiser Family Foundation [Internet]. 2009 [acessado em: 2 nov 2014]. Disponível em: <http://kaiserfamilyfoundation.files.wordpress.com/2013/01/7692_02.pdf>.

Ugá MAD et al. A regulação da atenção à saúde nos EUA. In: Teixeira A (org.). Regulação e saúde: estrutura, evolução e perspectivas da atenção médica suplementar. Rio de Janeiro: ANS; 2002.

Vaistman J. Gerencialismo, cultura e expectativas entre servidores públicos de saúde. RAP. Rio de Janeiro. Jan-fev 2001;35(1):29-47.

Venâncio AT, Leal EM, Delgado PG (org.). O Campo da Atenção Psicossocial. In: Anais do I Congresso de Saúde Mental do Estado do Rio de Janeiro. Rio de Janeiro:

Instituto Franco Basaglia; Te Corá; 1997.

Villarinho MV. et al. Políticas públicas de saúde face à epidemia da AIDS e a assistência às pessoas com a doença. Revista Brasileira de Enfermagem. Brasília. Abr 2013;66(2).

Weinarten SR et al. Interventions used in disease management programmes for patients with chronic illness – which ones work? Meta-analysis of published reports. British Medical Journal. 2002;325(7370):925.

Xavier AJ et al. Tempo de adesão à Estratégia de Saúde da Família protege idososde eventos cardiovasculares e cerebrovasculares em Florianópolis, 2003 a 2007. Ciência e Saúde Coletiva. 2008;13(5):1543-1551.

Zitter MA. New paradigm in health care delivery: disease management. In: Todd WE, Nash D (org.). Disease management: a systems approach to improving patient outcomes. American Hospital Association. Chicago, EUA. 1997. p. 1-25.

15

ORIENTAÇÕES SOBRE SEXUALIDADE E MÉTODOS CONTRACEPTIVOS NO CONTEXTO SOCIOFAMILIAR: PERCEPÇÕES DE ADOLESCENTES GRÁVIDAS

Gracyelle Alves Remigio Moreira
Tassianny Ferreira Nobre
Aline Veras Morais Brilhante
Ana Cléa Veras Camurça Vieira
Cleoneide Paulo Oliveira Pinheiro
Luiza Jane Eyre de Souza Vieira
Raimunda Magalhães da Silva

Introdução

Este trabalho aborda questões relacionadas à educação sexual, principalmente no que concerne ao uso de métodos contraceptivos, fornecida por equipamentos sociais como família, escola e serviços de saúde, segundo percepções de adolescentes grávidas oriundas de um município de médio porte no Nordeste brasileiro.

A adolescência é um período marcado por intensas transformações nos domínios físico, psicológico, social e espiritual (Garcia, 2010). Segundo a Organização Mundial da Saúde (OMS), essa fase da vida compreende indivíduos de 10 a 19 anos e se constitui no processo de transição da infância para a idade adulta (WHO, 2011).

Esse período é marcado pela explosão dos hormônios, mudança da composição corporal e evolução da maturidade sexual. Paralelamente às transformações físicas, ocorrem as psicoemocionais, como a busca da identidade, a tendência grupal, o desenvolvimento do pensamento conceitual, a vivência singular e a evolução da sexualidade (Camargo; Ferrari, 2009). Embora o exercício da sexualidade seja considerado uma conduta simples e cotidiana que perpassa toda a vida humana, para os adolescentes representa uma vivência complexa, tornando-se, por vezes, uma experiência conflituosa (Brilhante; Catrib; Silva, 2014).

A sexualidade na adolescência acontece de modo abrupto e permeia aspectos cognitivos que vão desde os mais primitivos (sensoriais) até esquemas de representação mais complexos, que envolvem a linguagem corporal, facial e outros sistemas de sinais. Assim como, ainda, envolve aspectos culturais também relacionados na formação e no exercício da sexualidade humana (Vitalle, 2003).

Nessa fase de intensas transformações, os indivíduos estão mais expostos à iniciação sexual sem a devida preparação para tal. Diante disso, os adolescentes podem ter relações sexuais, deixando de lado aspectos emocionais, responsabilidade, planejamento familiar e proteção à saúde. Fatores que podem acarretar, entre outras coisas, uma gravidez precoce.

A gravidez na adolescência traz sérios problemas para programas de saúde pública, para projetos educacionais e para a vida familiar, assim como para o desenvolvimento pessoal, social e profissional da jovem gestante. O aumento da gestação na adolescência se configura em um problema de saúde pública em muitos países, inclusive no Brasil (WHO, 2011).

Na população brasileira, 21,7% estão entre 10 e 19 anos e, desses, 11,1% têm de 10 a 14 anos, período em que está ocorrendo um aumento nos totais absoluto e relativo de gestações (Santos; Schor, 2003). O número de internações pelo Sistema Único de Saúde (SUS) para atendimentos obstétricos na adolescência vem crescendo consideravelmente: 37% das internações por gravidez, parto e puerpério no Ceará, em 2006, foram para pacientes dessa faixa etária (Moreira *et al.*, 2008).

Esse problema exige da saúde pública programas de orientação, preparação e acompanhamento durante a gravidez e o parto, e também cuidados pediátricos e psicológicos. Da família é requerida uma redefinição de crenças, atitudes e valores, e novos arranjos de espaço físico, de tempo e de finanças. A jovem sofrerá dificuldades com a escola ou com atividades profissionais. Sendo a gravidez desejada ou não, os planos pessoais serão revistos e as adolescentes terão que se defrontar com as dificuldades inerentes à nova realidade (Dias; Gomes, 2000).

Nas últimas décadas, a gravidez na adolescência tem sido considerada um problema e motivo de preocupação para os formuladores de políticas públicas, profissionais da saúde, educadores, famílias e sociedade em geral. O incremento do número de gestações entre adolescentes, aliado a outros fatores, impulsionou a inserção de novas dimensões relativas à saúde sexual e reprodutiva do adolescente no campo da saúde coletiva. Em contrapartida, a literatura evidencia que os adolescentes ainda se sentem abandonados em relação ao traquejo da vida sexual (Romero *et al.*, 2007; Camargo; Ferrari, 2009; Brilhante; Catrib; Silva, 2014).

A desinformação é um dos principais fatores que acarreta comportamentos sexuais desprotegidos entre adolescentes. Camargo e Ferrari

(2009) referem que há uma lacuna de informações pela falta da educação sexual nas principais instituições em que os adolescentes convivem. Entre elas, destacam-se a família, a escola e os serviços de saúde. Esse fato faz com que os adolescentes passem a buscar informações em fontes pouco seguras ou incapazes de ajudá-los.

Nessa perspectiva, a rede sociofamiliar necessitaria ser compreendida como parte de um elenco fundamental para constituir a base de ações de promoção da saúde do adolescente (Borges; Nichiata; Schor, 2006), exercendo papel estratégico na prevenção da gravidez na adolescência, por meio da realização de ações preventivas e educativas, da garantia do acesso igualitário às informações, além de disponibilizar métodos para regulação da fecundidade.

Nessa linha, torna-se necessário conhecer melhor o que adolescentes grávidas pensam, sua vivência e realidade acerca do recebimento de orientações sobre sexualidade e métodos contraceptivos pela rede sociofamiliar, de modo a contribuir para o desencadeamento de estratégias que visem ao crescimento e desenvolvimento sexual saudável nessa faixa etária.

Diante do exposto, o presente estudo teve como objetivo analisar a percepção de adolescentes grávidas sobre as orientações fornecidas pela família, escola e serviços de saúde acerca da sexualidade e dos métodos contraceptivos.

Metodologia

Trata-se de um estudo descritivo, com abordagem qualitativa, realizado com adolescentes grávidas no município de Cascavel, situado no litoral leste do estado do Ceará. Esse município tem uma população de 66.142,000 habitantes, sendo 6.633 adolescentes do sexo feminino (IBGE, 2013).

Participaram da pesquisa sete adolescentes grávidas que atenderam os critérios de inclusão: (I) ser adolescente na faixa etária entre 10 e 19 anos, (II) primigesta, (III) ser cadastrada e estar realizando o acompanhamento pré-natal no referido município e (IV) aceitar participar do estudo. Nesta pesquisa, foram seguidos os limites cronológicos da adolescência estabelecidos pela OMS (WHO, 2011).

Utilizou-se a entrevista semiestruturada para a obtenção dos dados. A entrevista foi baseada em um roteiro com perguntas abertas, contendo dados de identificação, sobre sexualidade, gravidez na adolescência e orientações fornecidas pela família, escola e serviços de saúde. A coleta de dados aconteceu no mês de maio de 2014.

Para operacionalização da coleta, contou-se com o apoio dos profissionais da Estratégia Saúde da Família (ESF), que intermediaram a aproximação com as adolescentes grávidas que atendiam aos critérios para inclusão na pesquisa. As entrevistas foram previamente agendadas e realizadas nas residências das adolescentes mediante a anuência em participar do estudo e assinatura do Termo de Assentimento e do Termo de Consentimento Livre e Esclarecido (TCLE) por seus responsáveis.

As falas das participantes foram gravadas, objetivando preservar a fidedignidade das respostas e tiveram uma média de duração de 15 minutos. As entrevistas foram transcritas na íntegra e o material transcrito foi organizado individualmente.

Na análise dos dados foi adotada a técnica de análise de conteúdo na modalidade temática, seguindo-se as etapas: pré-análise, exploração do material e tratamento dos resultados obtidos e interpretação (Bardin, 2008; Minayo, 2013). O material empírico permitiu a construção de três categorias temáticas: (I) Sexualidade: tema "tabu" nas relações familiares; (II) Lacunas na orientação sobre sexualidade no contexto escolar; e (III) Ausência de trabalho com adolescentes nos serviços de saúde.

O componente ético esteve presente em todas as etapas da pesquisa, como preconiza os preceitos éticos de pesquisa envolvendo seres humanos do Conselho Nacional de Saúde. A pesquisa foi aprovada pelo Comitê de Ética em pesquisa da Universidade de Fortaleza, sob parecer nº 625.827.

Resultados e discussão

Caracterização das participantes

As adolescentes que participaram do estudo tinham entre 14 e 17 anos de idade, quatro com 16 anos, duas com 17 anos e uma com 14 anos. Em relação à situação conjugal, quatro tinham união estável, duas eram casadas e uma era separada. A maior parte das participantes (cinco) tinha ensino médio incompleto e duas tinham o ensino fundamental completo. Quanto à religião, cinco se declararam católicas e duas evangélicas. As adolescentes iniciaram a vida sexual com idade entre 12 e 16 anos e encontravam-se com idade gestacional entre oito e 38 semanas.

Sexualidade: tema "tabu" nas relações familiares

Os depoimentos de todas as adolescentes entrevistadas evidenciaram que elas não mantinham conversas sobre sexualidade e uso de métodos contraceptivos no ambiente familiar. A abordagem do tema com o pai e a mãe é cercada por receios e desconfortos, configurando-se em um assunto "tabu" nas relações familiares.

"Meu pai é meio antigo, ai, ele, eu acho que ele não ia aceitar não, quando passava algumas cenas de novelas, ai, ele ficava meio assim já, ai, eu não tinha coragem de conversar, não" (A1).

"Não quis compartilhar com eles não, porque meu pai, ele era assim, um pouco bruto. Ele não é daquelas pessoas que conversam, é o que ele diz e pronto, se ele disser assim você não vai namorar, você não vai fazer essas coisas, aí pronto (...) Aí eu não conversava sobre essas coisas com ele, não. E com a minha mãe é que eu tinha vergonha. Com a minha mãe, as coisas sempre eu tive vergonha de conversar, nunca conversei, não" (A2).

"Não, sei lá porque, acho que era medo. Vergonha, também, posso dizer" (A7).

É compreensível que o assunto sexualidade seja delicado entre pais e filhos, logo, existem dificuldades nesse diálogo. Os filhos se sentem constrangidos ou temem a desaprovação de seus pais. Os pais, por sua vez, sentem-se despreparados e desajeitados para abordar o assunto.

De acordo com Dias e Gomes (1999), conversar sobre sexualidade requer enfrentar barreiras como timidez, medo, vergonha, idade e valores, em favor de uma proximidade entre pais e filhos, mediada por diálogos que não sejam restritivos e nem permissivos. Ainda segundo esses autores, os pais se encontram diante de um dilema para efetivar essa comunicação: a orientação sexual poderia levar à iniciação sexual precoce? Ou a falta de orientação poderia resultar em doenças sexualmente transmissíveis (DST) ou gravidez indesejada? Essa ambiguidade dos pais quanto ao seu papel na orientação dos filhos, aliada às características da adolescência, torna difícil uma comunicação efetiva sobre sexualidade e contracepção.

A família é a principal reguladora da sexualidade e suas orientações são indicadoras de proibição. Hoga *et al.* (2010) argumentam, em seu estudo sobre reflexos da gravidez, que os pais compreendem a sexualidade como o ato sexual, fazendo com que essa abordagem com as filhas se caracterize como proibição do sexo, mantendo uma postura repressiva. Diante disso, há ausência de diálogo, o que gera interdição na comunicação sobre sexualidade na família.

Na medida em que os pais não efetivam esse diálogo com os adolescentes, estes buscam por informações sobre sexualidade em meios não seguros como revistas, internet, amigos(as), colegas de escola, longe do alcance e da interferência da família.

"Falava com minhas amigas, porque, assim, eu acho quando nós, tudo da mesma idade, acho que o interesse é o mesmo, aí a gente se relaciona bem" (A1).

"Com o meu pai eu nunca tive esse tipo de conversa não, mas com as minhas amigas eu tive" (A4).

As falas das adolescentes revelam que elas não conseguem conversar com os pais sobre os comportamentos sexuais, evidenciando a ausência de participação deles na educação sexual das filhas, que mencionam terem maior abertura com as amigas para trocarem informações sobre sexo.

Esse fato também foi constatado na investigação de Dias e Teixeira (2010), que verificaram que os amigos são as principais fontes de informação sobre sexualidade. Os círculos de amizade são característicos da adolescência e torna-se importante participar de um grupo em que se justifiquem suas atitudes, uma vez que encontrem amizade e cumplicidade. Porém, essa maneira informal de orientação pode trazer prejuízo em virtude de essas informações não conterem fundamento teórico adequado ou não serem suficientemente esclarecedoras, deixando dúvidas sobre a validade do conteúdo e a seriedade do diálogo.

Nesse estudo, os pais não percebem que a família deveria estar disponível para oferecer tais orientações. No entanto, a educação sexual leva os indivíduos a modificarem atitudes. Sendo os pais os principais responsáveis pela formação dos filhos, a eles também compete a função de educador sexual. A identidade sexual e social de cada pessoa é construída, segundo a família como miniatura da sociedade, através da visão de mundo e valores que são herdados, principalmente, pela figura dos pais (Camargo; Ferrari, 2009). Dessa forma, eles são os modelos que contribuem para a construção da identidade sexual de seus filhos e desempenham papel-chave no desenvolvimento da sexualidade dos adolescentes (Janeiro, 2008).

Algumas pesquisas (Borges; Nichiata; Schor, 2006; Brandão; Heilborn, 2006; Romero *et al.*, 2007) indicam que uma comunicação eficiente sobre sexualidade entre pais e filhos no início da vida sexual auxilia na redução do comportamento de risco e aumenta os índices de uso dos métodos preventivos e contraceptivos nos contatos sexuais. Brandão e Heilborn (2006) advogam que quando as famílias têm conhecimento da prática sexual dos adolescentes e participam desse momento, estes adotam uma postura contraceptiva mais segura.

Em virtude do reconhecimento da competência da família e de seu papel-chave no desenvolvimento dos papéis sexuais dos filhos, torna-se necessária a criação de um espaço possível de diálogo baseado na confiança mútua. Portanto, a comunicação sobre sexualidade nas relações familiares deve ser baseada em um relacionamento mais íntimo e profundo, que transpasse a superficialidade e em que seja possível o esclarecimento seguro dos cuidados com a iniciação sexual e a utilização adequada dos métodos contraceptivos.

Lacunas na orientação sobre sexualidade no contexto escolar

O ambiente escolar complementa o papel da família nos esclarecimentos de dúvidas, mantendo o adolescente informado sobre a sexualidade. As adolescentes entrevistadas relataram já ter recebido algum tipo de orientação sobre sexualidade e contracepção na escola, contudo percebemos que se tratavam de informações superficiais, as quais não se mostram suficientes.

"Às vezes, na escola, tinha pessoas que falavam sobre a camisinha, os comprimidos, mas não dá para aprender muito não, é rápido" (A3).

"Já recebi sim, quando fazia a 5ª serie. Não me lembro muito não, eles falavam sobre como colocar camisinhas para não estourar" (A5).

"Na escola, lembro que teve uma vez, mas não prestei muita atenção" (A6).

A partir dos depoimentos das adolescentes, nota-se que a educação sexual é abordada de maneira pontual e não sistemática pela escola, não proporcionando o entendimento, o interesse, a participação e a reflexão do público alvo. Isso pode indicar o despreparo dos educadores na condução e no manejo do assunto.

A pouca familiarização dos docentes com a temática e a dificuldade em abordá-la pode ter como razão a formação do professor de ensino fundamental e médio, que não privilegia questões que não estejam incluídas nos conteúdos específicos de Português, Matemática, História, Geografia e Ciências, constituindo-se uma formação fragmentada que traz obstáculos à introdução de uma educação holística (Brilhante; Catrib, Silva, 2014).

Considerando que o profissional de educação é um dos que acompanha o processo de desenvolvimento de adolescentes e a escola é um espaço que contribui na construção da identidade dos jovens, é de suma importância que esse equipamento assuma seu papel de promotor de educação sexual. A escola é um ambiente social onde o indivíduo passa grande parte de sua vida, constituindo-se em um dos principais meios para contatos interpessoais, devendo promover uma educação sexual que contribua com o desenvolvimento de senso de autorresponsabilidade nos adolescentes (Gonçalves, 2004).

De acordo com Brilhante, Catrib e Silva (2014), a sexualidade, até há pouco tempo considerada assunto de cunho íntimo, passou a ser vista como um aspecto fundamental da formação integral do ser humano, requerendo a participação da escola, em decorrência da preocupação dos educadores com o aumento da gravidez precoce e do risco de contaminação pelas DSTs, principalmente HIV/aids.

Não há dúvida de que, atualmente, o tema está sendo mais abordado no contexto escolar. Contudo, o modo de trabalhar o assunto precisa ser repensado. Percebe-se, na presente pesquisa, que a educação sexual transita na superficialidade, ocorre em momentos esporádicos e se configura na transmissão de informações de forma vertical, o que não favorece a compreensão, o interesse e o empoderamento dos adolescentes sobre a questão.

Como indicam Brandão e Heilborn (2006, p. 1425), "o domínio da contracepção inscreve-se em um processo de aprendizado e de tomada de decisões no qual o conhecimento dos métodos não é decisivo". Isso implica que a apropriação das informações pelos adolescentes não é automática e não modifica de forma imediata as suas práticas sexuais. O manejo e a introdução dos métodos são lentos, exigem um aprendizado gradual, discussão entre os parceiros, autoconfiança e apoio social (Brandão; Heilborn, 2006). Desse modo, os programas de educação sexual no contexto escolar necessitam ser avaliados sistematicamente, averiguando o alcance desse conhecimento/aprendizado, a metodologia empregada, a forma de explanação e envolvimento dos adolescentes.

Outro ponto observado é que as orientações fornecidas se limitam a informações sobre os métodos contraceptivos, contudo, a sexualidade é uma questão mais ampla. Na concepção de Damiani (2003), a sexualidade é um conjunto de expressões, valores, atitudes, comportamentos, uma necessidade individual, independentemente da idade ou gênero, que o ser humano desenvolve e manifesta através de sua personalidade. Os Parâmetros Curriculares Nacionais (PCN) ressaltam que a educação sexual deve ser abordada a partir de três principais eixos: o corpo como matriz da sexualidade, relações de gênero e prevenção das DST (Brasil, 1998).

A escola é um ambiente altamente favorável ao desenvolvimento da sexualidade, proporcionando instrumentos, como o processo de socialização e o convívio entre os gêneros (Janeiro, 2008). Nesse contexto, há necessidade de se investir na capacitação dos profissionais de educação, motivando-os a trabalhar com essa temática de forma positiva e adequada às expectativas dos adolescentes, tendo em vista a promoção da saúde no âmbito escolar.

Ausência de trabalho com adolescentes nos serviços de saúde

Os serviços de saúde não foram mencionados como espaço de orientação sobre sexualidade e uso de métodos contraceptivos pelas adolescentes, apenas uma participante referiu ter buscado os equipamentos de saúde antes de engravidar.

"Eu ia no posto, mas descobri que estava grávida. Aí não fui mais, não. Engravidei com nove meses de namoro" (A1).

Achados semelhantes também foram constatados em um estudo realizado com adolescentes do sexo masculino e feminino com idades entre 12 e 19 anos no município de Embu, São Paulo, em que foi observado que apenas 1% do sexo feminino procurava orientações sobre sexualidade em serviços de saúde (Brêtas *et al.*, 2011).

Ferrari, Thomson e Melchior (2006) chamam a atenção para a dificuldade de afirmar se a relativa ausência dos adolescentes nos serviços de saúde se deve à pouca oferta de ações voltadas para eles ou à baixa procura, tendo em vista que esses dois aspectos se encontram interligados e se referem à forma como o serviço de saúde está estruturado atualmente no país.

Essa realidade revela o distanciamento entre os adolescentes e os serviços de saúde, fato que vai de encontro ao preconizado pelo programa de planejamento familiar. De acordo com o Ministério da Saúde, a assistência ao planejamento familiar para os adolescentes deve ser composta por ações preventivas e educativas, pela garantia do acesso igualitário às informações, métodos e técnicas disponíveis para regulação da fecundidade (Brasil, 2002).

Alguns autores (Romero *et al.*, 2007) tentam explicar que, possivelmente, o pouco tempo para o atendimento e as dificuldades de acesso aos profissionais de saúde, principalmente na rede pública, fazem com que eles tenham sua atenção voltada mais para o tratamento de doenças e disponham de poucas oportunidades para abordar a prevenção. Outra discussão é que as dificuldades dos profissionais de saúde no trabalho com adolescentes sejam provenientes da formação, que, por vezes, não contempla, na grade curricular, o tema adolescência e sexualidade humana, em um enfoque além do biológico (Loyola, 2003; Ferrari; Thomson; Melchior, 2006).

Os serviços de saúde se configuram em um importante veículo para a prevenção da gravidez na adolescência, pois oferecem informações esclarecedoras e essenciais para os jovens acerca da sexualidade, por meio do diálogo e do fácil acesso aos profissionais de saúde, possibilitando promoção de saúde empregada na qualidade de vida desse grupo.

A falta de informação sobre métodos anticoncepcionais é particularmente importante. Muitas vezes, as informações são mediadas por pessoas não preparadas gerando mitos e controvérsias. A contracepção na adolescência é um tema bastante discutido, sobre o qual os profissionais de saúde devem estar preparados para respeitar o direito de livre escolha à sexualidade, garantindo informações, acompanhamento adequado e oferecendo assistência de qualidade.

Nessa perspectiva, são imprescindíveis maiores investimentos na educação permanente dos profissionais nos serviços de saúde para, assim, viabilizar a assistência integral à saúde do adolescente (Ferrari; Thomson; Melchior, 2006). Também há urgência de estratégias que comtemplem os adolescentes no que se refere às necessidades de saúde para a promoção efetiva da saúde reprodutiva e sexual dessa faixa etária.

Considerações finais

A partir da percepção de adolescentes grávidas, constata-se a ausência de orientações sobre sexualidade e métodos contraceptivos fornecidas pela família e pelos serviços de saúde, assim como se verificam lacunas na abordagem do tema pela escola no município investigado.

Apesar dos avanços no campo da sexualidade humana, esse tema ainda é impregnado de mitos, tabus e preconceitos. Nos contatos com as adolescentes grávidas, percebeu-se a falta de experiência, a resistência e o despreparo dos pais e dos profissionais de educação e saúde em conversar e explorar a temática. Essa realidade pode ser atribuída a aspectos educacionais, culturais, desconhecimento, insegurança e preconceitos, entre outros.

De modo geral, as adolescentes não recebem orientações consistentes que possam absorver sobre o desenvolvimento e a saúde sexual. Além disso, elas têm pouco acesso à orientação e a serviços de planejamento familiar, sendo a fonte de seu saber, muitas vezes, conceitos equivocados, oriundos de amigas que também não tiveram acesso à educação sexual.

Caberia ao Estado, à sociedade, à família e à escola oferecer apoio e condições para que se diminua a incidência de gravidez precoce, permitindo que os adolescentes vivenciem essa fase conturbada sem interromper seus sonhos, seus estudos e, com isso, possam almejar uma melhor qualidade de vida.

Há necessidade do comprometimento de se aplicar as políticas públicas e programas de atendimento direcionados para os adolescentes e seus agravos sociais, e os equipamentos sociais devem sistematizar e transcender a teoria.

A família, a escola e os agentes promotores de saúde pública devem se responsabilizar em relação à educação sexual dos jovens. Essa articulação é uma forte ferramenta na ampliação do conhecimento e da reflexão crítica sobre a sexualidade, visando à obtenção de resultados positivos para a vida dos adolescentes.

Nesse sentido, a educação sexual deve ser abordada pela família em conjunto com a rede de educação e saúde, e esses equipamentos sociais necessitam manter uma mesma linguagem e preocupação com a transversalidade da temática. Também se torna relevante o investimento na capacitação dos profissionais de saúde e dos educadores, tendo em vista que suas intervenções possam alcançar as perspectivas física, psicológica, emocional, cultural e social, indo além da esfera biológica. Só assim, a educação sexual corresponderá às necessidades dos adolescentes e alcançará com mais pertinência a promoção de sua saúde.

Referências

Bardin L. Análise de conteúdo. Lisboa: Edições 70; 2008.

Borges ALV, Nichiata LYI, Schor N. Conversando sobre sexo: a rede sociofamiliar como base de promoção da saúde sexual e reprodutiva de adolescentes. Revista Latino-Americana de Enfermagem. 2006;14(3):422-427.

Brandão ER, Heilborn ML. Sexualidade e gravidez na adolescência entre jovens de camadas médias do Rio de Janeiro, Brasil. Cadernos de Saúde Pública. 2006;22(7):1421-1430.

Brasil. Secretaria de Educação Fundamental. Parâmetros Curriculares Nacionais: terceiro e quarto ciclos: apresentação dos temas transversais. Brasília: MECSEF; 1998.

______. Ministério da Saúde. Assistência em Planejamento Familiar. Série A. Normas e Manuais Técnicos. Cadernos de Atenção Básica, n° 40. Brasília: Ministério da Saúde; 2002.

Brêtas JRS et al. Aspectos da sexualidade na adolescência. Ciência & Saúde Coletiva. 2011;16(7):3221-3228.

Brilhantes AVM, Catrib AMF, Silva RM. Educação sexual na adolescência como estratégia de promoção em saúde. Fortaleza: Edições UFC; 2014.

Camargo EAI, Ferrari RAP. Adolescentes: conhecimentos sobre sexualidade antes e após a participação em oficinas de prevenção. Ciência & Saúde Coletiva. 2009;14(3):937-946.

Damiani FE. Gravidez na adolescência: a quem cabe prevenir? Revista Gaúcha de Enfermagem. 2003;24(2):161-168.

Dias ACG, Gomes WB. Conversas sobre sexualidade na família e gravidez na adolescência: a percepção dos pais. Estudos de Psicologia. 1999;4(1):79-106.

______________________. Conversas, em família, sobre sexualidade e gravidez na adolescência: percepção das jovens gestantes. Psicologia: Reflexão e Crítica. 2000;13(1).

Dias ACG, Teixeira MAP. Gravidez na adolescência: um olhar sobre um fenômeno complexo Gravidez na adolescência: um olhar sobre um fenômeno complexo. Paideia. 2010;20(45):123-131.

Ferrari RAP, Thomson Z, Melchior R. Atenção à saúde dos adolescentes: percepção dos médicos e enfermeiros das equipes da saúde da família. Cadernos de Saúde Pública. 2006;22(11):2491-2496.

Garcia C. Conceptualization and measurement of coping during adolescence: a review of the literature. Journal of Nursing Scholarship. 2010;42(2):166-185.

Gonçalves E. Educação sexual em contexto escolar: da formação do professor a sala de aula. São Paulo. 2004 [acessado em: ago 2014]. Disponível em: <http//:www.redemulher.org.br/teses39html>.

Hoga LAK et al. Razões e reflexos da gravidez na adolescência: narrativas dos membros da família. Escola Anna Nery Revista de Enfermagem. 2010;14(1):151-157.

Instituto Brasileiro de Geografia e Estatística. Cidades. 2013 [acessado em: 9 out 2013]. Disponível em: <http://www.ibge.gov.br/cidadesat/xtras/perfil.php?codmun=230350&search=ceara|cascavel>.

Janeiro JMSV. Educar sexualmente os adolescentes: uma finalidade da família e da escola? Revista Gaúcha de Enfermagem. 2008;29(3):382-390.

Loyola MA. Sexualidade e medicina: a revolução do século XX. Cadernos de Saúde Pública. 2003;19:875-884.

Minayo MCS. O desafio do conhecimento: pesquisa qualitativa em saúde. 13 ed. São Paulo: Hucitec; 2013.

Moreira TMM et al. Conflitos vivenciados pelas adolescentes com a descoberta da gravidez. Revista da Escola de Enfermagem da USP. 2008;42(2):312-320.

Romero KT et al. O conhecimento das adolescentes sobre questões relacionadas ao sexo. Revista da Associação Médica Brasileira. 2007;53(1):14-19.

Santos SR, Shor N. Vivências da maternidade na adolescência precoce. Revista de Saúde Pública. 2003;37(1):15-23.

Vitalle MSS. Alguns pontos conceituais sobre sexualidade na adolescência. Revista Paulista de Pediatria. 2003;21(2):89-93.

WORLD HEALTH ORGANIZATION. The sexual and reproductive health of young adolescents in developing countries: Reviewing the evidence, identifying research gaps, and moving the agenda. Geneva: Department of Reproductive Health and Research; 2011.

16 | EDUCAÇÃO EM SAÚDE BUCAL: DESENVOLVENDO CAPACIDADES OU VEICULANDO IDEOLOGIA DOMINANTE?

Paulo Leonardo Ponte Marques
Maria Vieira de Lima Saintrain
July Grassiely de Oliveira Branco
Karyne Barreto Gonçalves Marques
Mirna Albuquerque Frota
Fátima Luna Pinheiro Landim

Introdução

A cárie é reconhecida como a doença bucal mais comum entre os populares, sendo lembrada por uma associação com as odontalgias e as "arrancações". Destarte, a inserção dos trabalhadores de saúde bucal na Estratégia Saúde da Família (ESF) ampliou o campo de práticas nessa área, de maneira que a atuação desses profissionais, que antes se concentravam no curativismo, migra cada vez mais para procedimentos e atividades de promoção e de educação em saúde nas comunidades (Souza; Roncalli, 2007).

Incorporada às ações dos trabalhadores de saúde, a educação se torna um grande instrumento capaz de levar os sujeitos ao conhecimento e à consciência de sua participação nos bons estados da própria saúde. De acordo com as concepções freirianas, os sujeitos podem de "posse" desses conhecimentos, passar a ter a opção de agir modificando seu cotidiano, na busca por melhores condições de saúde e de vida (Freire, 2011).

Existe uma compreensão da saúde bucal como se tratando de componente inseparável da saúde geral dos indivíduos. Nessa perspectiva, está relacionada com as condições sociais, de educação para uma "vida saudável" (Santos, 2010). Integrando a educação com a saúde, realizam-se as práticas educativas em saúde. Essa é uma perspectiva histórica de transformação que somente se concretiza com mudanças culturais e o reconhecimento/compreensão de que a educação é ferramenta de destaque nas ações de promoção desenvolvidas por dentistas.

Uma ebulição de pesquisas nessa área é o que motivou a iniciativa de se organizar este trabalho, o qual tem intenção de analisar, do ponto de vista crítico, uma experiência prática ocorrida no decorrer das disciplinas de Saúde Coletiva de um curso de Odontologia, no qual se desenvolviam ações de educação em saúde bucal na população escolar assistida por equipes da Estratégia Saúde da Família.

Como processo complexo (Freire, 2011), não existe definição única para o que é educação e, mais particularmente, sobre "educação em saúde".

Pode-se dizer desta última que tanto o conceito como os propósitos se adaptaram às mudanças ocorridas no âmbito pedagógico de um modo geral - em especial, quando propostas pedagógicas revolucionárias como as de Paulo Freire encontram aplicação no campo da saúde — como sofrem, também, influência das transformações históricas do conceito e de paradigmas de intervenções do próprio campo da saúde (Maciel, 2009).

Campo multifacetado para o qual convergem diversas concepções das áreas tanto da Educação, quanto da Saúde, volta-se para o desenvolvimento de capacidades individuais e coletivas. Ou seja, as práticas educativas visam munir pessoas comuns com um conhecimento que promova mudanças comportamentais, com consequente melhoria nos padrões e na qualidade de vida. A educação é compreendida, assim, como conjunto de medidas que orientam práticas corretas, mas também que ampliam os conhecimentos das populações na perspectiva de desenvolver nelas "capacidades" no âmbito das decisões em saúde. No caso específico da Odontologia, trata-se de promover autonomia de decisões pautadas em conhecimentos técnico-científicos transmitidos com pertinência e exatidão.

Nessa conjuntura, a educação em saúde espelha diferentes compreensões de mundo, demarcadas por distintas posições: a do profissional-cientista e a da população em geral. Uma complementando a outra. Por isso, sua perspectiva é a de poder manter o diálogo, onde ocorrem as trocas de saberes, ao mesmo tempo em que se consolidam práticas mais justas, pautadas no incentivo à autonomia do cuidado em saúde e também à participação do indivíduo no controle e fiscalização do serviço e práticas profissionais.

Constata-se, daí, que as metodologias de educação em saúde que mais se coadunam com o discurso do século XXI preservam o componente do saber popular, enquanto buscam uma melhoria em sua qualidade de vida. Esse modelo de educação em saúde se caracteriza pelo diálogo bidirecional profissional de saúde e comunidade. Rompe com as práticas educativas tradicionais, além de contribuir para um exercício político que amplie o controle social do sistema de saúde pelo usuário.

De acordo com Costa Silva *et al.* (2010), talvez, esse seja um dos grandes desafios na formação dos profissionais de saúde: considerar os saberes da comunidade em busca de uma verdadeira cidadania compartilhada.

Destarte, a "educação em saúde", como a "educação" dentro dos discursos filosóficos, tem se destacado por seu viés de transmissão das ideologias dominantes. Nas práticas educativas realizadas por profissionais dentistas junto a escolares, ela pode sofrer ainda de certa "infantilização" dos discursos. No contexto das estratégias "educativas", ao mundo mágico da criança — já povoado pelo "monstro do armário", "bicho que mora embaixo da cama", o "velho do saco que carrega crianças desobedientes" etc. — acrescenta-se o "bicho da cárie", que destrói o dente e traz outras consequências para crianças que comem mal ou não escovam os seus dentes.

Com a implantação da Equipe de Saúde Bucal (ESB) no Sistema Único de Saúde (SUS), o acesso às informações e a troca de experiências relativas à saúde bucal passou a acontecer principalmente com escolares. A atuação deixou de ser esporádica para ser sistemática, programada, de forma que obtivesse efetivas alterações no cotidiano dos sujeitos sociais participantes de um processo. Ao considerar que a saúde bucal é parte integrante da saúde geral e que na adolescência ela representa um bom indicador de saúde individual (Washington, 2010), cada vez mais se torna importante introduzir ações de cunho educativo para este grupo populacional.

Entende-se que é relevante tomar as necessidades dos usuários do sistema de saúde, procurando saber deles se os conhecimentos e a compreensão que adquirem passam por algum critério de reflexão que contribua para o entendimento de realidades locais do processo saúde-doença, como também para a construção de conceitos e práticas das ações de educação em saúde bucal.

Espera-se que o conteúdo fomente outros debates no campo e que, para além dos processos de prevenção a doenças e promoção da saúde, as ações se ampliem na direção da formação de pessoas comprometidas com práticas holísticas e solidárias.

Metodologia

Trata-se de um relato de experiência da abordagem de formandos em Odontologia a escolares do município de Acaraú, no Ceará.

Acaraú está a 235km da capital cearense e consta como sendo um dos mais antigos redutos dos tempos coloniais. Emancipado como município em 1849, seu nome é uma palavra de origem tupi que significa "Terra do Rio das Garças", designada pela grande quantidade dessas aves que havia nas margens do rio que limita a cidade pelo Oeste, o rio Acaraú. Com área de 842km² e população de 57.551 habitantes, o município é sede da 12ª Coordenadoria Regional de Saúde.

Esse município iniciou suas atividades de saúde bucal na ESF em 2002, desenvolvendo atividades clínicas individuais e atividades coletivas voltadas para a prevenção e promoção da saúde. Entre as atividades coletivas realizadas se encontram as de educação em saúde, realizadas principalmente nas escolas.

Quatro escolas foram selecionadas para se constituírem espaço do trabalho de campo: uma no distrito de Aranaú, duas em Celsolândia e uma em Juritianha. Os participantes foram alunos, em uma média de vinte por turma, que estiveram presentes em atividades educativas nas áreas abrangidas pelas equipes da ESF. Nesse contexto, Minayo (2008) enfatiza que, na pesquisa qualitativa, busca-se privilegiar os sujeitos detentores dos atributos sociais que o investigador pretende conhecer. Portanto, utilizaram-se como critérios de inclusão: crianças com idade entre 11 e 12 anos; alunos em escola com abrangência de equipe de saúde bucal da ESF; e participação mínima de duas atividades educativas por ano, realizadas entre 2002 e 2004. À referência inicial atrelou-se o fato de que somente a partir do ano de 2002 passou a haver um registro diário das atividades educativas que eram realizadas.

A opção por essa idade se deveu também ao fato de que esses estudantes se encontram no final da fase operatório-concreto e iniciam sua abstração, o pensar, possibilitando maior resposta aos questionamentos. De acordo com os pressupostos de Piaget sobre o desenvolvimento cognitivo, a pessoa, nesse estágio operacional, já se mostra capaz de raciocinar indutivamente, não tratando cada experiência como algo isolado e, sim, como parte de um todo (BEE, 1986).

Para a seleção dos escolares, utilizou-se as folhas de registro de procedimentos coletivos, formulários em que são coletados os nomes de todos os participantes das ações de educação em saúde e que ficam arquivados nas unidades de saúde.

Foram realizadas sessões educativas sobre diversos temas relativos à saúde bucal, seguidas de avaliação da aprendizagem. Ou seja, findadas as sessões de educação em saúde, aplicou-se a cada participante uma entrevista, onde se questionou sobre o que havia sido aprendido nas atividades educativas, incluindo aspectos preventivos e conhecimento sobre as doenças bucais.

A análise foi iniciada com uma leitura exaustiva e repetida dos textos, para apreender as estruturas de relevância dos atores sociais, as ideias centrais que tentam transmitir e os momentos-chaves sobre os conhecimentos a respeito das doenças bucais e utilização de métodos para prevenir os danos daquelas mais comuns. Conseguiu-se definir categorias analíticas capazes de desvendar as relações essenciais e facilitar a compreensão e interpretação do conhecimento dos entrevistados.

O aprendizado extraído das entrevistas e que representa o imaginário da saúde bucal foi agrupado em três temas de análise extraídos do dado empírico: as doenças da boca; culpa do indivíduo; e bicho que rói.

De posse das transcrições, aplicou-se ao *corpus* a técnica de análise da hermenêutica-dialética. Proposta no diálogo entre Harbemas e Gadamer, em 1987, consiste em uma metodologia de abordagem da comunicação, superando o formalismo dos outros tipos de análise, indicando "um caminho do pensamento". Na hermenêutica-dialética, faz-se uma explicação e interpretação de um pensamento, seja esta interpretação literal, por meio de expressões linguísticas, ou temática, na qual importa mais a compreensão simbólica de uma realidade a ser aprofundada (Minayo, 2008).

Utilizou-se um Termo de Consentimento Livre e Esclarecido para os participantes e para seus pais ou responsáveis. A pesquisa foi submetida ao Comitê de Ética da Universidade Estadual Vale do Acaraú - Sobral, sendo aprovada sob o parecer nº 204/2004 por estar em harmonia com a resolução nº 196/96 do Conselho Nacional de Saúde. Para preservar a identidade dos sujeitos pesquisados, seus nomes foram simplificados para letras do nosso alfabeto. Assim, utilizamos as letras A, B, C, D, E, F, G, H, I.

Resultados e discussão

As doenças da boca

"Uma criança tem dor num dente porque come muita besteira. Ela chora quando o dente dói, fica podre, cheio de cárie... não tem outro jeito, só arrancar" (C).

A cárie foi, de longe, a doença bucal mais citada pelos escolares e, normalmente, bastante vivenciada através de suas consequências, como as odontalgias e as temíveis "arrancações". O choro representa o forte envolvimento emocional, que deve impedir a realização das atividades diárias comuns.

Diante das falas, constata-se que os mitos relacionados com a doença, enraizados na própria cultura da comunidade e passados de geração a geração parecem ser mais fortes do que os conceitos propostos cientificamente. Assim é que a falta de cuidados é para C a razão dos problemas na boca, sendo único tratamento a extração.

A dor de dente, por ser possivelmente a sintomatologia mais lembrada, até mesmo por afetar o psicológico, é indicada como doença bucal, passando a ter lugar de destaque nas falas dos escolares. Além da vivência com a doença em si ou visualização de suas sequelas em amigos e familiares, a cárie parece ser o grande objeto de enfoque dos escolares nas atividades educativas realizadas em Acaraú.

Ainda de acordo com C, a dor de dente se deve à alimentação inadequada, com consequente estímulo a agentes externos (o microbiozinho) para que ele destrua o dente:

"Quando a criança come besteira: bombons e chicletes [...]Um microbiozinho que tem dentro do dente, que faz com que ele fure, rói o dente, pode acabar com o dente, deixar só o tronco" (C).

O dente estragado é uma das piores considerações que pode acontecer após o não cuidado com a saúde bucal, na visão dos escolares. O estudante I diz que os dentes apodrecem e ficam doendo. Sua definição gera uma interpretação de que a linguagem construída por eles prevalece e influencia bastante a forma como são designadas as cavidades cariosas e as pulpites. Outras denominações para lesões de cárie foram: "dente furado e preto" (B), "dente com buraquinho... todo furado" (A) e "parte corroída do dente" (E).

O conhecimento dos problemas dentários, a respeito dos efeitos da cárie, normalmente é tratado de forma que, sempre, os sujeitos sociais pensem no pior prognóstico para os dentes. Na interpretação de H:

"Se os dentes não forem cuidados, 'vai' ficando com um maior buraco, aí tem que arrancar" (H).

Por vezes também foi citada até a repercussão no tratamento realizado pelo cirurgião-dentista, ou seja, era feita relação pelos entrevistados de como os dentes que estão com maiores destruições coronárias dificultariam a realização da exodontia. Neste contexto, C expressa que:

"O dente vai ficando todo estragado, prejudica, se fizer um tratamento melhora, mas se continuar o dente fica pior, todo furado e vai ser mais difícil de extrair, dá mais dificuldade...".

O participante B consegue identificar também outro problema que surge em pessoas que não possuem "cuidados com a higiene bucal". O mesmo cita que o "queixo da pessoa fica inchado e a pessoa tem dor de dente". Nessa interpretação, o estudante faz uma clara alusão ao abscesso crônico, que, infelizmente, é relativamente comum nas comunidades mais distantes das unidades de saúde no município de Acaraú, podendo o sujeito fazer uma rápida correlação de que o aparecimento do queixo inchado ocorre pelo simples descuido da pessoa. A partir de nossa vivência, detectamos inúmeros casos de fístulas extraorais, decorrentes de abscessos, inclusive em crianças abaixo dos dez anos. Esse fato, vivenciado pelos pesquisados ou por pessoas próximas, é também bem representado em suas falas.

Outras doenças bucais também parecem estar presentes nos saberes dos escolares, como o câncer de boca. Porém, limita-se apenas ao conhecimento da doença, se restringindo no máximo a descreverem um dos fatores de risco e que ocorre através de feridas. Considerando esse problema, o pesquisado D comenta sobre seus conhecimentos a respeito do câncer de boca dizendo: "A única coisa que sei é que uma das principais coisas que causam o câncer de boca é o cigarro". A mesma referência é feita por I, que também acrescenta: "Não pode fumar... nasce umas feridas se fumar".

No âmbito da saúde bucal, é necessário pensar a Educação e a Saúde não mais como se a saúde pudesse ser um estado que a pessoa atingisse depois de ser educado. É preciso dimensionar a educação e estabelecer as articulações entre ela e a saúde como práticas que se abraçam e que, entre os escolares, devem estar articuladas com a cultura local, no sentido de desmistificar ideias formuladas, ao mesmo tempo em que respeitem o grau de desenvolvimento e as necessidades de aprendizado do adolescente.

Culpa do indivíduo e "bicho que rói"

Constatou-se haver, decorrente do tipo de atividade oferecida pelos profissionais da saúde ao escolar, uma simplificação acerca da real etiologia da doença cárie, bem como das relações desta com o contexto sociocultural.

Nos depoimentos das crianças acerca dos cuidados para prevenir as doenças bucais é fortemente considerada a escovação dentária, e em menor proporção citado o uso do fio dental, como recursos bons e suficientes. E declarou: "[...] tendo os cuidados de escovar os dentes e passar o fio dental todo dia, as doenças da boca têm zero por cento de chance de aparecer".

Esse tipo de depoimento é o que leva a pensar no (des)conhecimento ou subconhecimento proporcionado por práticas consideradas de educação em saúde. Muitos outros fatores podem gerar a doença em pauta, não estando limitada exclusivamente à falta de escovação ou à ausência de fio dental.

Uma abordagem próxima do ideal acerca da doença cárie passa por informar do fenômeno da desmineralização dos dentes, que pode ser causada por ácidos provenientes do ciclo de existência das bactérias, mas também existem outros agentes com mesma propriedade. Entretanto, parece ser mais simples incutir uma determinada prática na população, ficando evidente a massificação das ideias, ou seja, a cárie tendo origem na falta de escovação não é representação social, mas, sim, uma construção ideológica.

Na mesma linha de discurso F e B esclarecem: "O dente furado apareceu porque esqueceu de escovar os dentes!". Já no depoimento de H, entram em cena os vilões para protagonizarem o episódio da cárie: o bombom e o chiclete. "As doenças da boca aparecem porque não escova todos os dias. Chupa chiclete, bombom e não escovamos os dentes". Do mesmo modo pensam outros colegas de seu grupo:

"Comer muito pirulito, chiclete, biscoito, bombom, chocolate, muito doce... quando não escova os dentes fica um resto dentro do dente, aí vem umas cáries comer" (C).

Pode-se concluir que a escovação, por ser constantemente comentada pelos educadores de saúde durante as atividades educativas, acaba influenciando nos discursos dos participantes. Eles, então, reproduzem esse discurso como fosse uma sua prática diária, habitual - o que não é verdade. Apesar da aparente percepção da importância da escovação, nem sempre os escolares a realizam cotidianamente.

Prova de que as crianças somente reproduzem um discurso criado pelo profissional de saúde é que o número de escovações é algo mencionado mecanicamente, ou seja, sem que sofra de uma crítica por parte delas: "Três vezes ao dia."

Falando do tema, o escolar identificado como I diz:

"Escovo três vezes por dia, para o dente não apodrecer: uma antes do café, outra depois de almoçar e outra quando vou dormir". [Quando os pesquisadores questionam sobre suas motivações para agir assim, o escolar não consegue justificar. Sua resposta é evasiva:] "Porque eu acho que tá bom, se quiser escovar mais pode. Mas três é suficiente para não ficar bactérias nos dentes, pra não apodrecer e não ficar com mau hálito". [Na colocação da criança:] "Precisa escovar os dentes depois do café, depois do almoço e depois da janta".

As falas levam a pensar o realizado junto às crianças pesquisadas como algo que se distancia da educação em saúde, aproximando-se mais da verticalidade dos slogans básicos em higiene bucal. Do ponto de vista freiriano, o antidiálogo, a sloganização, a verticalidade e os comunicados são todos instrumentos de "domesticação" e não de educação. Do mesmo modo, não são essas crianças observadas como sujeitos com capacidades reflexivas, mas como objetos alvos de uma prática massificadora de ideias preconcebidas (Freire, 2005). O ato de conhecer é simplificado no processo de "repetição" de procedimentos.

Outro achado na pesquisa aponta para um olhar puramente biológico ao ato subjetivo de indicar o fator tempo dentro da etiologia da cárie. Do alto de seus dez anos de idade, F explicou: "Se a gente escovar os dentes só uma vez, elas [se referindo às bactérias cariogênicas] aproveitam quando a gente tá dormindo".

Esse olhar biológico parece predominar dentro das atividades de educação em saúde bucal, fazendo com que os educandos desenvolvam a percepção de que a doença se deva ao ataque de bactérias. O folclore relacionado à doença, e originário no próprio discurso do profissional de saúde, povoa o imaginário das crianças entrevistadas e surge, em certos momentos, com mais força e significado do que os conceitos propostos cientificamente. Os comentários de C levam a conhecer o vilão "bicho da cárie": "Há um bicho dentro do dente que rói o dente. Ele pode acabar com o dente, deixar só o tronco". E segue o depoimento: "Depois que o bicho come os dentes, a pessoa sente dor de dente".

A denominação das bactérias cariogênicas pelos escolares como "bichos que roem", revela ainda influência biológica no conhecimento dos escolares, que passam a citar as bactérias como as causadoras diretas da cárie.

As crianças passam, assim, a representarem as bactérias como "monstrinhos ou fantasmas" que roem o dente. Tipicamente, essa representação se deve ao fato de os trabalhadores de saúde bucal utilizarem frequentemente a figura de "criaturas" para designarem as bactérias, possivelmente com o objetivo de amedrontar os sujeitos sociais para que não descuidem de sua saúde bucal.

São utilizados monstrinhos de diferentes tamanhos e cores para ilustrar as bactérias, que acabam sendo muito bem retratados pelos escolares. Essas imagens podem trazer repercussões negativas, ao passo que, no momento em que os escolares compreendem que todos os sujeitos possuem bactérias na boca, pode vir a causar uma preocupação, medo de "ter o bicho" roendo e provocando dor.

Isso reflete, em parte, o que é repassado nas atividades educativas pelos profissionais de saúde, que, por sua vez, tiveram sua formação no modelo biomédico e são incapazes de atenderem às necessidades da população e permitirem o empoderamento dos indivíduos (Giudice; Pezzato; Botazzo, 2013).

Esse método já se mostrou ineficaz para atingir tais propósitos. Em algumas situações, contribuiu para agravar ou criar outros problemas, havendo a necessidade de se adotar novas formas de educação em saúde (Maciel, 2009).

Conclusão

A prática educativa dentro dos serviços de saúde é relativamente comum aos trabalhadores de saúde, e rotineira para os engajados na estratégia de saúde da família em Acaraú. Porém, para que ela sirva como instrumento de transformação social, é necessário uma avaliação contínua e processual sobre como ela vai se expressar. Os dados analisados levaram a interpretar que as ações educativas, realizadas com o propósito de promover mudanças, estão se limitando a pura "transmissão de conhecimentos" e "culpabilização" dos escolares, que, por vezes, são vítimas dentro do processo saúde-doença, no qual se conhece a grande influência dos fatores externos determinantes.

Os participantes das atividades educativas conhecem as doenças bucais, principalmente a cárie dentária e suas consequências, como as dores de dentes e as consequências pós-extração. A estética e a preocupação no relacionamento social se mostraram como fatores importantes dentro do contexto social em que os escolares estão envolvidos. Os depoimentos revelaram principalmente o lado negativo dos problemas bucais, com dentes cariados e dores com envolvimento psicológico. O reconhecimento da doença cárie, em si, está presente no imaginário dos escolares, porém outras doenças, como as periodontites e as más oclusões, não são mencionadas e não podem ser desprezadas, tendo em vista as mudanças nos perfis epidemiológicos em idade mais avançadas.

O entendimento dos escolares sobre a evolução das doenças bucais se limita ao aspecto biológico, provavelmente devido ao olhar biomédico centrado e predominante nas atividades educativas. Os educandos passam a conhecer a evolução das doenças como dependente da atuação de micro-organismos que "furam e roem" os dentes.

O descuido na escovação e a ingestão de alimentos com açúcar são fatores primordiais, na opinião dos escolares, para evolução das doenças da boca. Dessa forma, as alterações nos hábitos preventivos que ficaram perceptíveis na pesquisa se limitaram a modificações nos hábitos de escovação e na quantidade de açúcar na alimentação. Por ouvirem com frequência nas ações educativas, o bordão escovar os dentes "três vezes ao dia", foi muito utilizado entre os escolares, que o memorizam e o repetem sem haver reflexão consistente. Além disso, a escovação é muito vista como a salvação para evitar ou minimizar os danos das doenças bucais, onde a falha nesta, ou a "falta de cuidados", parece ser o fator mais importante no desencadeamento do "estrago" nos dentes.

Conclui-se, por fim, que existe a necessidade de uma revisão das teorias de ensino-aprendizagem para os trabalhadores de saúde bucal de Acaraú, capacitando-os para realização de atividades educativas à população com base em metodologias ativas. O aporte construído em atividades educativas rígidas, com transferência de conhecimentos desmotivadores, torna a população alienada, dependente e pouco consciente de seus problemas, impossibilitando mudanças para melhoria das condições de saúde bucal.

Referências

Acaraú. A saúde em Acaraú: Ações Implementadas pelo Sistema Público Municipal em 2003. 2004. 40 p.

Bee H. A criança em desenvolvimento. 3 ed. São Paulo: Harbra; 1986. p. 187-218.

Brasil. Ministério da Saúde. Conselho Nacional de Saúde. Resolução nº 196, de 10 de outubro de 1996. Dispõe sobre diretrizes e normas regulamentadoras de pesquisas envolvendo seres humanos.

Freire P. Pedagogia da autonomia: saberes necessários à prática educativa. 43 ed. São Paulo: Paz e Terra; 2011. 144p.

___. Pedagogia do Oprimido. 45 ed. Rio de Janeiro: Paz e Terra, 2005; 213p.

Giudice ACMP, Pezzato LM, Botazzo C. Práticas avaliativas: reflexões acerca da inserção da saúde bucal na Equipe de Saúde da Família. Saúde em Debate. 2013;37(96):32-42.

Maciel MED. Educação em saúde: conceitos e propósitos. Cogitare Enfermagem. Out-dez 2009;14(4):773-6.

Minayo MCS. O desafio do conhecimento: Pesquisa qualitativa em saúde. 11 ed. São Paulo: Hucitec; Rio de Janeiro: Abrasco; 2008. 269 p.

Oral Health. Washington State Department of Health Adolescent Needs Assessment [Internet]. Jan 2010 [acessado em: 15 jun 2010]. p. 1-4. Disponível em: <www.doh.wa.gov>.

Santos SF, Campinas LLSL, Sartori JAL. A Afetividade como Ferramenta na Adesão às Orientações Sobre Educação Em Saúde Bucal na Saúde da Família. O Mundo da Saúde. 2010;34(1):109-119.

Secretaria Estadual de Saúde do Ceará. Anais da 1ª Conferência Microrregional de Saúde de Acaraú. Acaraú; 2000. 59p.

Silva CMC, Meneghim MC, Pereira AC, Mialhe FL. Educação em saúde: uma reflexão histórica de suas práticas. Ciência & Saúde Coletiva. 2010;15(5):2539-2550.

Souza TMS, Roncalli AG. Saúde bucal no Programa Saúde da Família: uma avaliação do modelo assistencial. Cadernos de Saúde Pública. 2007;23(11):2727-2739.

17 | ALTERAÇÕES VOCAIS E AS REPERCUSSÕES NA VIDA PESSOAL E PROFISSIONAL DAS PROFESSORAS DO ENSINO FUNDAMENTAL

Christina Cesar Praça Brasil
Jéssica Cardoso Bastos
Jarlideire Soares Freitas
Mirian Barroso de Albuquerque
Carmem Cintra de Oliveira Tavares
Raimunda Magalhães da Silva

Introdução

A voz é uma das extensões mais fortes da personalidade do ser humano, é um instrumento de comunicação interpessoal e um meio essencial para atingir o outro, expressar sentimentos e emoções (Behlau, 1995). A saúde vocal é considerada um aspecto importante para a qualidade de vida do professor, pois a voz é o seu principal instrumento de trabalho e um importante recurso na relação professor-aluno, com implicações relevantes no processo ensino-aprendizagem (Penteado, 2007).

Espera-se que os profissionais da voz (professores, atores, radialistas, operadores de telemarketing, vendedores, entre outros) adotem boa projeção vocal, articulação precisa, coordenação pneumofonoarticulatória, boa sonoridade, ritmo e velocidade adequados, mostrando, assim, clareza de ideias. Entretanto, Fabricio, Kasama e Martinez (2009) defendem que faltam a muitos desses profissionais informações a respeito da produção vocal, além de orientações sobre o próprio uso e cuidados para preservá-la, o que poderia evitar abusos, posturas e hábitos inadequados. Morais, Azevedo e Chiari (2012) confirmam essa ideia, ressaltando que a voz só passa a ser um problema quando causa desconforto e interfere negativamente nas atividades diárias.

Ruído ambiental excessivo, falta de higiene no ambiente, iluminação deficiente e tamanho da sala inapropriado são alguns dos fatores de risco que estão associados aos distúrbios vocais do professor. As características pessoais, como o hábito de falar muito ou gritar, além dos aspectos biológicos, como a presença de alergia ou refluxo faringolaríngeo, também podem predispor a instalação de alterações na voz, podendo afetar psicologicamente o trabalhador, principalmente se intensificados por tempo de exposição ou ritmo da organização do trabalho (Giannini; Latorre; Ferreira, 2012).

Segundo os mesmos autores, como variáveis indicadoras de estresse associadas aos distúrbios da voz em professores, encontram-se as experiências de violência na escola, as dificuldades de relacionamento no trabalho, a baixa autonomia, a pouca possibilidade de criatividade nas atividades, a falta de tempo para correção de tarefas e provas, além das más condições de trabalho e das mudanças político-educacionais constantes. Tais características do trabalho docente podem favorecer o adoecimento físico ou psíquico do professor.

Professores que apresentam mais alterações na voz acreditam ter maior limitação no trabalho e redução das atividades sociais e, como consequência, fazem-nos cogitar a mudança de ocupação devido à voz (Zenari; Latorre, 2008).

Vozes alteradas ou disfônicas podem produzir um impacto negativo no ouvinte ou, até mesmo, prejudicar os relacionamentos interpessoais, a vida social e o desempenho profissional. Por isso, a voz deve ser levada em consideração quando se fala na saúde geral do indivíduo, pois comprometimentos vocais podem ser considerados como fatores de impacto sobre a qualidade de vida, uma vez que podem provocar sofrimento, dificuldades, limitações e restrições nas esferas física, psicoemocional, social e profissional, com prejuízo devastador na vida diária.

O Censo Escolar 2009 (Brasil, 2009) mostra que, no Brasil, há, aproximadamente, dois milhões de docentes na Educação Básica, que vai da Educação Infantil até o Ensino Médio. Esses profissionais são responsáveis por lecionar para mais de 52 milhões de alunos, estando mais de 60% lotados no Ensino Fundamental. Parte dos professores exerce suas atividades em mais de uma etapa do ensino. Essa pesquisa também mostra que 81,5% dos docentes da Educação Básica brasileira são constituídos de mulheres, 58% do total têm até 40 anos e aproximadamente 23% trabalham em mais de uma escola para complementar a renda familiar.

A realidade brasileira não diverge dos números contabilizados na Educação Básica da rede municipal de ensino do município de Fortaleza, que dispõe de 9.191 docentes, sendo que mais de 83% (7653) são mulheres. Destas, 5.654 estão em sala de aula, concentrando-se mais de 80% no Ensino Fundamental. As demais realizam atividades burocráticas ou estão licenciadas por problemas de saúde - a maioria de natureza vocal e/ou emocional (Fortaleza, 2012). Diante das condições ambientais e relacionais no ambiente escolar, essas professoras expõem-se a uma diversidade de fatores de risco para a saúde, incluindo a voz. Além disso, a maioria nunca participou de programas de formação em saúde vocal, o que gera impactos sobre a saúde e a qualidade de vida dessas mulheres.

Os problemas de voz têm implicações sobre a autoimagem, os relacionamentos sociais e afetivos, as necessidades comunicativas diárias, as opções de lazer, os projetos pessoais, o exercício da profissão e as investidas para a obtenção de um emprego ou, ainda, para a almejada ascensão social e profissional - especialmente naquelas funções que demandam comunicação oral e o uso da voz (Park, Behlau, 2009) e fazem parte da rotina diária do professor.

Diante do exposto, questiona-se sobre os impactos das alterações vocais na saúde e na qualidade de vida das professoras do Ensino Fundamental, com o objetivo de identificar quais impactos essas alterações causam na saúde e na qualidade de vida dessa população, levando-se em consideração suas experiências de vida.

Metodologia

Este estudo quanti-qualitativo, realizado em duas etapas, constitui um recorte da tese de doutorado intitulada *A voz da professora não pode calar: sentidos, ações e interpretações no contexto da integralidade em saúde*, aprovada pelo Comitê de Ética da Universidade de Fortaleza sob o parecer nº 899.798. Ressalta-se que todos os preceitos éticos propostos pela resolução 466/12 do Conselho Nacional de Saúde (CNS), que regula investigações com seres humanos, foram criteriosamente seguidos em todas as etapas da pesquisa. Para constituir a amostra, as professoras assinaram um Termo de Consentimento Livre e Esclarecido que as habilitaram a participar de ambas as etapas, após o convite para a participação do estudo e com o aceite voluntário.

A pesquisa iniciou com a aplicação de um questionário semiestruturado com 351 professoras do ensino fundamental, com idades entre 24 e 66 anos, dos seis distritos de educação da rede municipal de ensino de

Fortaleza, alocadas em 60 escolas (dez escolas em cada um dos distritos), de dezembro de 2013 a maio de 2014. O questionário investigava questões relacionadas aos aspectos socioeconômicos, formação e vida profissional, condições de saúde e percepções sobre a voz, na vida pessoal e profissional. O instrumento foi aplicado pela pesquisadora e por quatro bolsistas, que visitaram cada uma das escolas, reuniram os grupos de professoras interessadas em participar da pesquisa, explicaram os objetivos do estudo e o questionário em detalhes e mantiveram-se presentes por um tempo de 30 a 35 minutos até que todas as participantes respondessem individualmente o questionário.

Em seguida, foram realizados três grupos focais, nos meses de maio e junho de 2014. Cada grupo focal foi composto de sete a 12 professoras, totalizando 26 participantes, oriundas de todos os distritos de educação. O roteiro do grupo focal foi elaborado com questões norteadoras relacionadas aos pressupostos do Interacionismo Simbólico (Blumer, 1969) - sentidos, ações e interpretações, uma vez que esta teoria configura como método significativo para os pesquisadores e profissionais de saúde interessados em juízos de valor sobre o assunto estudado (Lopes; Jorge, 2005).

Assim, o roteiro do grupo focal abordou as seguintes questões, para identificar as ações, os sentidos e as interpretações relacionadas à voz: a) Como usa sua voz (na vida pessoal, social e profissional)?; b) Você muda a voz (intensidade, frequência, entonação etc.) de acordo com a mensagem que quer transmitir? Exemplifique; c) Como cuida da sua voz? E da sua saúde?; d) O que faz quando sua voz está alterada?; e) O que significa voz?; f) O que acha da sua voz?; g) O que os outros acham da sua voz?; h) Qual é a importância da voz para sua vida pessoal, social e profissional?; i) O que acha que prejudica sua voz (emoções, período pré-menstrual, envelhecimento, uso excessivo, condições ambientais adversas etc.)?; j) Percebeu alterações em sua voz ao longo de sua carreira como professora (Como era sua voz no início e como está agora? O que conseguia fazer com a voz e não consegue mais?)?; k) Apresenta ou já apresentou algum problema vocal? Como se sente ou se sentiu?; l) Como professora e mulher, acha que tem mais chance de ter problemas na voz? Por quê?

Segundo Minayo (2010), o grupo focal é uma ferramenta importante para se abordar as questões de saúde sob o ângulo pessoal e social. Essa estratégia permitiu compreender as nuances qualitativas do problema, fazendo com que as professoras pudessem relatar as estratégias de enfrentamento que utilizam frente aos fatores de risco para a voz e a consciência sobre o cuidado para a manutenção da saúde vocal. Para proteger a identidade das participantes, utilizaram-se letras e números da seguinte forma: a letra "P" significa professora e os números (1 a 26) foram utilizados para representar cada uma das participantes. Para fins de exemplificação, temos a denominação P1 para representar a professora número 1; P2 para representar a professora número 2 e assim sucessivamente.

Todos os preceitos éticos propostos pela resolução 466/12 do Conselho Nacional de Saúde (CNS), que regula investigações com seres humanos, foram criteriosamente seguidos em todas as etapas da pesquisa. Após o convite para a participação do estudo e com o aceite voluntário das professoras, elas assinaram um Termo de Consentimento Livre e Esclarecido que as habilitou a participar de ambas as etapas.

Ressalta-se que, para este recorte da tese, foram consideradas as análises das respostas obtidas nos grupos focais, de onde emergiram as temáticas "mudanças na voz" e "repercussões na vida pessoal e profissional", as quais foram identificadas por meio da Análise de Conteúdo (Bardin, 2009) e analisadas à luz do Interacionismo Simbólico (Blumer, 1969) e da literatura pesquisada.

Os dados quantitativos, obtidos a partir da aplicação do questionário semiestruturado, foram processados no SPSS versão 20.0, reafirmando a complementaridade aos dados qualitativos.

Resultados e discussão

Os problemas vocais fazem com que as professoras precisem se reorganizar em seu ambiente de trabalho para continuar o exercício da sua profissão, diante dos impactos que causam sobre a saúde física e mental. Jardim, Barreto e Assunção (2007) constataram que a disfonia é um fator limitante do trabalho do professor, uma vez que compromete sua qualidade de vida e o seu desempenho profissional.

A fim de compreender as condições de saúde das professoras, investigou-se a ocorrência de problemas crônicos, dentre os quais se destacaram: refluxo e/ou gastrite (43,6%), sinusite e/ou rinite (30,5%), estresse (29,1%) e ansiedade/nervosismo e/ou alterações psicológicas (26,2%), os quais, segundo os estudos analisados, predispõem à ocorrência de alterações na dinâmica de vida e na saúde vocal. Vale ressaltar que a média de problemas crônicos por professora foi de 1,8, expressando associações significativas com o número de sintomas vocais ($< 0,0001$), a faixa etária ($0,0001$), o número de turnos de trabalho ($0,003$) e o tempo de atividade em sala de aula ($0,015$).

Além dos problemas crônicos, as professoras enfrentam fatores de risco que predispõem a alterações na saúde vocal e geral, dentre os quais se destacaram a indisciplina dos alunos (76,9%), o abuso vocal (72,9%), o estresse (58,1%) e a exposição ao ruído ambiental (56,7%). Contabilizou-se uma média de 5,93 fatores de risco por professora. Holmqvist *et al.* (2013) e Costa *et al.* (2013) asseveram que as mudanças físicas causadas pelas reações de estresse podem resultar em sintomas vocais (tosse, tensão muscular na garganta, dificuldade de ser ouvido, rouquidão, cansaço vocal e falhas na voz), sendo estes mais comuns em mulheres. Esses fatores evidenciam a predisposição das professoras para o desenvolvimento de alterações vocais causadas pelo estresse, pela ansiedade e nervosismo, diante da exposição a situações de violência e desconfortos ambientais que levam ao mal-estar físico e mental.

Os sintomas autorreferidos pelas professoras com maior frequência foram: garganta seca (77,8%), rouquidão (76,4%), ardor na garganta (63,5%), cansaço ao falar (62,4%), falhas na voz (54,1%), coceira na garganta (53%) e pigarro (46,2%). A média de sintomas por professora foi de 7,25, o que mostra uma elevada frequência de acometimentos vocais, os quais podem ocasionar impactos importantes na saúde e na qualidade de vida dessas mulheres. Tais indicadores se assemelham a estudos brasileiros, como os de Caporossi e Ferreira (2011), Pizolato *et al.* (2013) e Ferraciu (2013), que reconhecem os seguintes sintomas vocais como os mais frequentes: garganta seca, disfonia, cansaço ao falar, ardor na garganta e pigarro.

Verificou-se que o número de sintomas dependeu do número de fatores de risco (p < 0,0001) e do número de problemas crônicos (p < 0,0001). Esse resultado constata que, quanto maior for a exposição aos fatores de risco, maior o número de sintomas referidos pelas professoras. A mesma associação foi verificada com relação aos problemas crônicos, visto que a frequência de sintomas aumenta com a elevação dos problemas crônicos.

A análise dos dados qualitativos convergiu para os temas sobre as "mudanças na voz" e "repercussões na vida pessoal e profissional". Na perspectiva do primeiro tema, as professoras relataram perceber uma piora significativa em sua qualidade vocal com o passar dos anos. Algumas participantes informaram que chegaram a perder completamente a voz no momento da aula, gerando um sentimento de angústia e nervosismo, como observado nesta fala:

"Eu sempre tive a voz boa, mas, quando eu entrei para a prefeitura, acho que nos dois [primeiros] anos logo [a voz] já começou a falhar, já começou a disfonia e, em dois mil e oito, eu estava em sala de aula e, de repente, eu perdi a voz. Eu falo e até hoje eu me emociono, porque os meus alunos disseram "tia, a gente não tá te ouvindo" e foi muito difícil pra mim... aí, eu saí da sala muito nervosa, achando até que tinha acontecido realmente algo muito errado; me deu logo um entalo e eu fiquei sem poder falar" (P10).

Dados semelhantes foram encontrados no estudo de Cezar-Vaz *et al.* (2013), que apresenta que o tempo de trabalho e a carga horária semanal são relevantes para o desenvolvimento de disfunções vocais em professoras. Já o estudo de Pizolato *et al.* (2013) percebeu que o nível de ensino que a professora leciona tem um papel significativo no desenvolvimento de sintomas. Professoras de séries iniciais têm mais predisposição ao desenvolvimento de problemas vocais, uma vez que usam a voz para dominar o ambiente e chamar a atenção das crianças, sem perceber os prejuízos que podem advir dessa prática. Nesse caso, a ação está descontextualizada do sentido real sobre a voz, não possibilitando mudanças de atitude (interpretação) frente ao mau uso e/ou abuso vocais, conforme preconiza o Interacionismo Simbólico (Blumer, 1969).

A perda vocal completa, o cansaço vocal, as falhas ao tentar completar uma frase, a tosse ao elevar a intensidade vocal e a rouquidão por tempo prolongado foram muito citados pelas professoras: "Quando eu falo muito em sala de aula, eu sinto dificuldade, a minha garganta resseca, eu tusso muito, entendeu?" (P5) e "... trabalho com crianças de primeiro ano, programa de alfabetização, que demanda muito o uso da voz e, nos últimos três anos, eu percebi a minha dificuldade com a voz, quando começaram os picos de cansaço e rouquidão" (P3). Outras, por fazerem tratamento com o fonoaudiólogo ou com o otorrinolaringologista, já conhecem o motivo dos seus problemas na voz e mencionam fendas, calos e nódulos nas cordas vocais:

"Eu estou na prefeitura desde noventa e cinco e já tenho alguns anos na escola particular também. Já fiz alguns acompanhamentos com fonoaudiólogos, tenho fenda, tenho refluxo, que desenvolve, né? Parece natural desenvolver, e durante todo esse tempo que eu estou na prefeitura eu já passei por algumas experiências" (P11).

O cansaço ao falar é um dos sintomas mais referidos, em virtude da sua fácil percepção, uma vez que impactam de forma muito evidente na qualidade de vida, como mostram Jardim, Barreto e Assunção (2007) e Costa *et al.* (2013), ao investigarem professores com e sem queixas vocais.

Os sintomas vocais trazem consequências não só na vida profissional dessas mulheres, como também na vida pessoal: "... às vezes, a gente força tanto de maneira errada a nossa voz que, quando a gente chega em casa, não consegue... não tem mais nem ânimo para conversar ou chamar atenção do filho..." (P25).

A rouquidão e os outros sintomas configuram como fatores limitantes para o trabalho e para a qualidade de vida, conforme mostram os relatos:

"Eu, particularmente hoje em dia, quando faço isso [aumentar o volume da voz], começo a tossir e já nem me levanto mais; e já faço exatamente o contrário: silencio e espero realmente que eles vejam a necessidade de parar... mas, às vezes, quando não dá, aí a gente tem que realmente [falar alto], aí vem a tosse, vem a rouquidão, né?, vem tudo" (P7).

"[...] a coisa mais séria que eu constatei... é que eu tenho que respirar fora de hora para poder falar. Eu tenho que parar fora das vírgulas... Eu fico tonta porque está tudo ligado aqui dentro... E, assim, se eu começar a falar muito, eu fico tonta... só porque eu estou forçando a voz..." (P15).

Costa *et al.* (2013) relatam que a sensação de o ar acabar rápido durante a fala sugere que a coaptação glótica está imperfeita. Esse espaço remanescente compromete a vibração das pregas vocais, deixa o ar fonatório escapar, gera esforço e facilita a recarga pulmonar fora de hora, caracterizando a incoordenação pneumofônica, o que pode causar tontura associada em alguns casos.

Essas alterações vocais exigem das professoras a busca por tratamento. A disfonia é consequência do mal uso vocal e a sua instalação merece atenção, porque negligenciá-la pode trazer sérios riscos à saúde dos professores, chegando, inclusive, a afastá-los definitivamente de seu ambiente de trabalho (Reyes; Rivas; Valdes, 2014).

Assim, foi possível perceber que o aparecimento dos problemas vocais faz com que elas passem a perceber a necessidade de cuidar da voz e, a partir daí, buscar orientação profissional, procurando o otorrinolaringologista e/ou o fonoaudiólogo. O que merece atenção é o fato de que muitas professoras só buscam o cuidado com a voz após o aparecimento dos primeiros sintomas, não havendo um cuidado preventivo a favor da saúde vocal dessas profissionais, como expressa a participante:

"Porque quando eu comecei, eu tinha dezoito anos e eu não sabia que eu não era pra gritar, eu não sabia que eu tinha que tomar água o tempo todo, né? Ninguém me explicou sobre isso... Eu não tinha noção sobre como é que eu respirava, a minha postura, eu não sabia... realmente eu dava aula e todos os professores ouviam na escola [por que falava muito alto]" (P2).

Quanto ao tema "repercussões na vida pessoal e profissional", as professoras relataram que as consequências dos problemas vocais impactam no corpo, nas relações profissionais e sociais, além de repercutirem negativamente no exercício profissional e, até mesmo, no nível de atenção dos alunos e dos familiares.

A maioria das professoras faz o tratamento fonoaudiológico por meio do IPM (Instituto de Previdência do Município) e este oferece um número limitado de consultas por mês. Em muitos casos, elas reclamam que continuam necessitando de consultas, mas o plano não cobre, sendo necessário esperar o mês seguinte para dar seguimento ao tratamento, mesmo ainda apresentando sintomas:

"Eu, agora, vou ter que ir [ao fonoaudiólogo] nem que eu não queira, porque eu estou num ponto tão crítico que está me incomodando profundamente... A minha voz está me incomodando porque já está atrapalhando eu falar normalmente... e não é nem só para trabalhar, é para me comunicar mesmo" (P16).

"Sem a voz, fica praticamente impossível você se comunicar. Já imaginou professor na sala de aula sem voz? Fica muito complicado..." (P22).

Penteado e Bicudo-Pereira (2007) e Gampel, Karsch e Ferreira (2010) acentuam que a maioria dos professores, apesar de expressarem dificuldades com a voz, não se percebem como profissionais da voz, sendo este um dos motivos que leva a uma dificuldade de cuidar e avaliar a própria voz. Por isso, muitas vezes, só percebem as alterações e os impactos quando o problema já está instalado.

Outro aspecto a se considerar é que os professores têm pouca percepção sobre as relações entre a voz e as emoções, os sentimentos e os relacionamentos pessoais. Essa percepção é necessária para que possa haver uma compreensão sobre todas as dimensões da voz, seja no contexto de saúde, seja no âmbito social. Os impactos emocionais causados pelas alterações vocais podem ser verificados no seguinte relato: "Eu me sinto irritada... pois, às vezes, eu quero falar e a voz tem dificuldade de sair..." (P21).

Destaca-se, ainda, o fato de que o tratamento fonoaudiológico, geralmente, é longo e ocorre semanalmente, o que exige das professoras a disponibilidade para comparecer às sessões, o que nem sempre é possível diante da carga horária na escola, conforme o seguinte relato: "... hoje, eu amanheci rouca. Mas, vem acontecendo isso assim com frequência, mas tenho procurado o otorrino e estou, assim, fazendo um tratamento, mas a gente, na sala de aula, como é que você pode tratar?" (P2). Isso fica ainda mais complicado para aquelas que moram em pontos mais afastados da cidade, fazendo com que muitas não consigam aderir ao tratamento de forma continuada.

Outra queixa encontrada na maioria das falas das professoras é a incompreensão dos gestores escolares quando elas precisam se afastar de sala de aula por motivo de saúde, especialmente se for por alteração vocal. Além disso, em algumas situações, elas precisam faltar ao trabalho para comparecer ao tratamento, o que também não é compreendido pelos gestores, fazendo com que elas se desestimulem e abandonem o acompanhamento fonoaudiológico, a exemplo do que diz esta professora:

"... o nosso instrumento de trabalho é, basicamente, a voz e não há nenhuma preocupação do empregador, seja ele privado ou não, com o cuidado com a nossa voz. Então, chega o momento que o professor vai ter que buscar. E ainda tem uma questão muito complicada que eu sinto, que são as nossas ausências ao trabalho pra tratar da voz. Isso é visto como algo que não é muito relevante. Faltou pra ir na fono, vai ter que faltar toda semana pra ir a fono, então eu acho assim super necessário que haja esse pensar nosso enquanto profissional... de reivindicar esse cuidado para com a nossa voz..." (P3).

Esse tratamento também tem repercussões em suas vidas pessoais. Elas afirmam que, por causa da jornada excessiva de trabalho (Karmann; Lancman, 2013), 2013) dispõem de pouco tempo para a família e para os afazeres domésticos. Aderir a um tratamento longo em um horário diferente do seu horário de trabalho seria, para algumas, uma grande dificuldade, pois precisam arcar com suas obrigações do lar, o que constata o relato que segue:

"Porque, realmente, pra quem é professor com uma carga horária como a minha [é difícil ir para a fono]... a gente sabe que é um sufoco ser mãe, ter família, marido, escola e trabalhar duzentas horas é muito puxado, e, às vezes, a gente realmente descuida do cuidado..." (P7).

O desgaste vocal faz parte do cotidiano profissional do professor, chamando atenção para que o acompanhamento profissional especializado seja fundamental e continuado para as professoras. Assim aponta o estudo de Xavier, Santos e Silva (2013) realizado na cidade de Recife (PE), constatando que 80% das professoras referiram melhoras em sua condição vocal após o tratamento fonoaudiológico. O ideal, entretanto, é que houvesse um programa oficial para a promoção da saúde vocal dos docentes, evitando os prejuízos pessoais e ocupacionais causados pelas alterações vocais.

Blumer (1969) defende que os grupos humanos existem em ação e assim devem ser vistos em um processo contínuo de interação, que pode ser modificado pelo contexto e necessidade. As interações sociais geram ações e reações, as quais podem mudar as interpretações das situações e objetos da vida diária. A voz das professoras de ensino fundamental, como objeto estudado, na maioria das vezes, não recebe cuidados preventivos, não é vista como instrumento de trabalho e não recebe a atenção que precisa para ser otimizada, ter seu uso alinhado às diferentes situações cotidianas e adaptada às exigências da profissão.

Conclusão

Com este estudo, identificaram-se as alterações vocais referidas pelas professoras e que estas geram impactos negativos sobre a saúde e a qualidade de vida dessas mulheres, trazendo repercussões para a vida pessoal e profissional. Observou-se que as mudanças vocais relatadas ocorrem com o avanço do tempo de exercício profissional e que as fazem buscar tratamento especializado. Essa busca, entretanto, deveria ser preventiva, antes da instalação dos problemas vocais, uma vez que estes se associam a uma série de repercussões físicas, mentais e profissionais.

Outro aspecto que vale ser ressaltado é que, ao serem acometidas por alterações vocais, as professoras precisam enfrentar a resistência dos gestores e da escola para que possam realizar o tratamento, além de sacrificarem o tempo destinado à família e aos afazeres domésticos para serem cuidadas. Isso, muitas vezes, inviabiliza o tratamento e faz com que as docentes continuem em sala de aula com dificuldades vocais, o que interfere no bem-estar e na performance profissional.

Preservar a voz, para as professoras, é muito importante, uma vez que significa conservar seu instrumento de trabalho e garantir a continuidade da atuação em sala de aula, o que sinaliza para a necessidade de prevenção dos efeitos ocupacionais sobre a saúde vocal e a redução dos impactos dessas alterações na vida pessoal e profissional. Portanto, diante das dificuldades observadas, sugere-se que as escolas sejam munidas de recursos materiais e humanos que possibilitem o desenvolvimento de ações de promoção da saúde vocal e prevenção de agravos voltadas aos docentes.

Referência

Bardin L. Análise de Conteúdo. Lisboa, Portugal; Edições 70; LDA; 2009.

Behlau M, Pontes P. Avaliação e tratamento das disfonias. São Paulo: Lovise; 1995.

Blumer H. Symbolic interacionism: perspective and method. Los Angeles: University of California Press; 1969.

Brasil. Ministério da Educação. Censo Escolar 2009. Brasília: Ministério da Educação; 2009.

Caporossi C, Ferreira LP. Sintomas vocais e fatores relativos ao estilo de vida em professores. Revista Cefac. São Paulo. Jan-fev 2011;13(1):132-139.

Cezar-Vaz MR et al. Voice disorders in teachers. Implications for occupational health nursing care. Investigación y Educación en Enfermería. Medellín. Jul 2013;31(2):252-260.

Costa DB et al. Fatores de risco e emocionais na voz de professores com e sem queixas vocais. Revista Cefac. São Paulo. Ago 2013;15(4):1001-1010.

Fabricio MZ, Kasama ST, Martinez EZ. Qualidade de vida relacionada à voz de professores universitários. Revista Cefac [Internet]. 2010;12(2):280-287.

Ferraciu CCS. Distúrbio de voz relacionado ao trabalho e estratégias de enfrentamento em professoras da rede pública estadual de Alagoas [tese de doutorado]. Rio de Janeiro: ENSP; 2013. 153 f.

Gampel D, Karschu UM, Ferreira LP. Percepção de voz e qualidade de vida em idosos professores e não professores. Ciência & Saúde Coletiva. Rio de Janeiro. Set 2010;15(6):2907-2916.

Giannini SPP, Latorre MRDO, Ferreira LP. Distúrb Pública. Rio de Janeiro. Nov 2012;28(11):2115-2124. io de voz e estresse no trabalho docente: um estudo caso-controle. Cadernos de Saúde Pública. Rio de Janeiro. Nov 2012;28(11):2115-2124.

Holmqvist S et al. The association between possible stress markers and vocal symptoms. Journal of Voice. New York. Nov 2013;27(6):787.

Jardim R, Barreto SM, Assunção AA. Condições de trabalho, qualidade de vida e disfonia entre docentes. Cadernos de Saúde Pública. Rio de Janeiro. Out 2007;23(10):2439-2461.

Karmann DF, Lancman S. Professor - intensificação do trabalho e o uso da voz. Audiology - Research. São Paulo. 2013;18(3).

Lopes CHAF, Jorge MSB. Interacionismo simbólico e a possibilidade para o cuidar interativo em enfermagem. Revista da Escola de Enfermagem da USP. São Paulo. 2005;39(1):103-108.

Minayo MCS. O desafio do conhecimento: pesquisa qualitativa em saúde. 12 ed. São Paulo: Hucitec; 2010.

Morais EPG, Azevedo RR, Chiari BM. Correlação entre voz, autoavaliação vocal e qualidade de vida em voz de professoras. Revista Cefac [Internet]. 2012;14(5):892-900.

Park K, Behlau M. Perda da voz em professores e não professores. Revista da Sociedade Brasileira Fonoaudiologia. 2009;14(3):463-9.

Penteado RZ. Relações entre saúde e trabalho docente: percepções de professores sobre saúde vocal. Revista da Sociedade Brasileira Fonoaudiologia. 2007;12(1):18-22.

Penteado RZ, Pereira IMTB. Qualidade de vida e saúde vocal de professores. Revista de Saúde Pública. 2007;41(2):236-243.

Pizolato RA et al. Avaliação dos fatores de risco para distúrbios de voz em professores e análise acústica vocal como instrumento de avaliação epidemiológica. Revista Cefac. São Paulo; 2013.

Reyes MR, Rivas MAB, Valdes MO. El cuidado de la voz en la actividad docente. Revista Habanera de Ciências Médicas. Havana, Cuba; 2014.

Secretaria Municipal de Ensino de Fortaleza. Relatório sobre docentes da rede municipal de ensino 2012. Fortaleza; 2012.

Zenari MS, Latorre MRDO. Mudanças em comportamentos relacionados com o uso da voz após intervenção fonoaudiológica junto a educadoras de creche. Pró-Fono Revista de Atualização Científica. 2008;20(1):61-66.

Xavier IALN, Santos ACO, Silva DM. Saúde vocal do professor: intervenção fonoaudiológica na atenção primária à saúde. Revista Cefac. São Paulo. Ago 2013;15(4):976-985.

www.ingramcontent.com/pod-product-compliance
Lightning Source LLC
LaVergne TN
LVHW020315200726
843507LV00012B/2103